Erich Fenninger (Hg.)
Ich bin, wer ich war

Erich Fenninger (Hg.)

Ich bin, wer ich war

Mit Demenz leben

Residenz Verlag

Herausgeber: Erich Fenninger / Volkshilfe Österreich
Idee, Konzept und Gesamtleitung: Erich Fenninger
AutorInnen: Erich Fenninger, Dagmar Fenninger-Bucher und
Teresa Millner-Kurzbauer unter Mitarbeit von Daniela Ingruber
Fotos und Umschlagbild: Jürgen Pletterbauer
Internes Lektorat und Textmontage: Dagmar Fenninger-Bucher

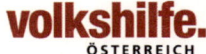

Mit freundlicher Unterstützung des Bundesministeriums für Arbeit,
Soziales und Konsumentenschutz und der Wiener Städtischen Versicherung
Vienna Insurance Group

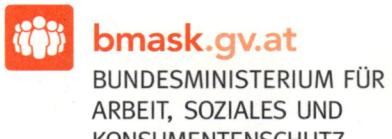
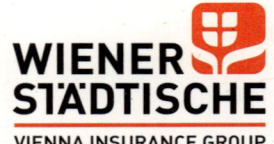

Bibliografische Information der Deutschen Nationalbibliothek
Die Deutsche Nationalbibliothek verzeichnet diese Publikation in der
Deutschen Nationalbibliografie; detaillierte bibliografische Daten sind
im Internet über http://dnb.dnb.de abrufbar.

www.residenzverlag.at

© 2014 Residenz Verlag
im Niederösterreichischen Pressehaus
Druck- und Verlagsgesellschaft mbH
St. Pölten – Salzburg – Wien

Alle Rechte, insbesondere das des auszugsweisen Abdrucks
und das der fotomechanischen Wiedergabe, vorbehalten.

Umschlaggestaltung und grafische Gestaltung/Satz: BoutiqueBrutal.com
Schrift: Vollkorn
Lektorat: Bärbel Schaller
Gesamtherstellung: Grasl FairPrint

ISBN 978-3-7017-3332-3

Inhalt

Zum Inhalt des Buches   8
Widmung   11
Einleitung   13

MIT DEMENZ LEBEN

Ich bin verwirrt   17
Meine Veränderung 17 | Meine Verunsicherung wächst 20
Angst vor der Diagnose 21 | Auch mit der Diagnose bin ich,
wer ich war 24 | Welche Art von Erkrankung habe ich? 26
Recht auf Wissen und Unwissen 31 | Ich habe ein Leben hinter
mir und auch eines vor mir 35 | Ich habe gelebt, ich habe
eine Biografie 36 | Vergesst bitte nicht meinen Charakter 38
Ich dementiere, ich habe nicht Demenz 39 | Ich bin ein Mensch
und keine Krankheit 40 | Wie kann ich meine Erkrankung
entschleunigen? 41 | Niemand kennt meine Veränderung so
wie ich 43 | Ich habe Angst 44 | Verwirrt mich nicht
in meiner Verwirrung 45 | Liebe Freunde, lasst mich nicht
allein 47 | Meine Aggression richtet sich nicht gegen dich 49
Vergiss mich nicht, wenn ich mich selbst vergesse 50
Ich brauche Liebe, auch wenn ich sie euch nicht zeigen kann 51

Ich betreue und pflege ein Mitglied meiner Familie   54
Die ersten Vorboten der Demenz 54 | Das Drängen auf den
Arztbesuch 55 | Demenz in meiner Familie – was bedeutet das für mich? 56 | Warum pflege ich? 57 | Niemand
kennt meine Mutter, meinen Vater, meinen Mann, meine
Frau so gut wie ich 60 | Wie lerne ich Akzeptanz? 60 | Der
Stellenwert des Vertrauens 62 | Was kann ich tun, um den
Prozess zu verlangsamen? 63 | Wie kann ich aufmerksam
sein, ohne Aufmerksamkeit zu bekommen? 64 | Warum sind
die meisten pflegenden Angehörigen Frauen? 65 | Welchen Wert
hat Freundschaft? 66 | Wie soll ich das aushalten? 68 | Wo
bleibe ich, wo bleibt mein Leben? 69 | Wie pflege und betreue
ich richtig? 71 | Die körperliche Gesundheit 74 | Versage ich,
wenn ich mir helfen lasse? 75 | Welche Hilfen gibt es? 76

Ich habe finanzielle Probleme 77 | Was ist für uns das Beste? 78
Darf ich loslassen? 78 | Ich trage Liebe in mir 79 | Ich habe
Aggressionen 79 | Kann Tagesbetreuung eine Entlastung
sein? 80 | Wann ist stationäre Betreuung eine gute Alternative
zur häuslichen Pflege? 81

Konkrete Hilfen 83
Objektive und subjektive Belastung durch Pflege 83
Der Pflegekompass 85 | Die Ecomap 89 | Validation 92

**Dementierende Menschen,
pflegende Angehörige und wir** 94
Zur Lage der pflegenden Angehörigen 94 | Pflegende Angehörige
erleben ihre Aufgaben als persönlich und sozial einschränkend 95
Die große Belastung der permanenten Verfügbarkeit 96
Pflegebedürftigkeit als gesellschaftlich zu lösendes Risiko 97
Verhindern wir, dass Pflege weiblich bleibt 97 | Wie kann
Pflege auch als männliche Aufgabe erkannt werden? 101
Der Ausbau von maßgeschneiderten und bedürfnisorientierten
Pflegeleistungen 103 | Bundesweit einheitliche Standards und
Regelungen für die Pflege 105 | Zur Vereinbarkeit von Berufs-
tätigkeit und Pflege 106 | Pflege muss finanziell abgesichert
werden 106 | Pflegefreundliche Unternehmen 107

DIE PORTRÄTS
Mathilde und Helmut 113
Isolde und Alois 133
Jean-Jacques und Sandrine 149
Gottfried und Renate 161
Hannah erzählt von ihrer Mutter Laura 175
Waltraud und Ernst 189
Valerie und Sophia 205
Wolfgang und Hildegard 219
Thomas Holzer 231
Respekt 249

SERVICETEIL

Prävention und Abklärung	252
Informationen zur Pflege	256
Informationen zu finanziellen und rechtlichen Fragen	262
Was bietet professionelle Pflege?	269
Das Pflegeangebot der Volkshilfe	272
Kontaktadressen der Volkshilfe	278
Glossar	280
Empfehlungen	282
Bezugsquellen	283
Danksagung	287

Zum Inhalt des Buches

Ich bin verwirrt
Menschen, die erkranken und pflegebedürftig werden, wollen nicht unser Mitleid, sondern unseren Respekt. Sie sind Menschen und keine Krankheit. Sie sind, wer sie waren. Nehmen wir ihre Stärken wahr und reduzieren wir sie nicht auf die Erkrankung. Pflege und Betreuung sind dazu da, ihnen zu helfen, und nicht, um sie hilflos zu machen. Nehmen wir ihren Willen ernst, ermutigen und ermächtigen wir. Nehmen wir ihren Blick auf und teilen wir ihre Bedürfnisse, Sorgen und Ängste. Formulieren wir daraus Wünsche an die Pflege.

Ich betreue und pflege ein Mitglied meiner Familie
Hören wir den pflegenden Angehörigen zu, lernen wir von ihnen. Sie dürfen nicht alleingelassen werden, denn Menschen, die Hilfe geben, benötigen auch welche. Pflege von heute ist nicht nur Aufgabe der Frauen, sondern von uns allen. Pflege ist belastend, fordernd und einnehmend. Sie wird aus Sicht der pflegenden Angehörigen beschrieben. Im Anschluss werden konkrete Methoden und Hilfen vorgestellt sowie für die eigene Anwendung aufbereitet.

Dementierende Menschen, pflegende Angehörige und wir
Wir leben nicht allein. Wir haben Verantwortung gegenüber anderen Menschen. Als Zivilgesellschaft sind wir gefordert, die Interessen der Menschen zu vertreten, die Hilfe brauchen. Sie finden Informationen und Vorschläge zur Verbesserung der Situation von erkrankten Menschen und ihren pflegenden Angehörigen.

Die Porträts
Wir stellen Ihnen an Demenz erkrankte Menschen und ihre Lebensgeschichten vor. Sie lesen sich wie Romane, mit Höhen und Tiefen und vor allem mit jeder Menge Leben ausgestattet. Lernen wir von pflegebedürftigen Menschen und von denen, die sie im Familienverband pflegen. Sie kommen zu Wort und haben viel zu erzählen. Sie sind die ProtagonistInnen, ExpertInnen und AkteurInnen. Wir hören ihnen zu und erfahren, was sie erleben.

Serviceteil
Wir informieren über Prävention und Abklärung, finanzielle und rechtliche Belange und stellen die Angebote der professionellen Pflege vor. Hier finden Sie Kontaktadressen und Empfehlungen.

Dieses Buch richtet sich an
Menschen, die an Demenz erkrankt sind,
pflegende Angehörige,
betroffene Familien,
jene, die sich mit Demenz auseinandersetzen wollen,
potenzielle pflegende Angehörige,
sozial engagierte Menschen,
Fachkräfte der sozialen Arbeit und Pflege,
die Gesellschaft,
uns alle.

Widmung

Dieses Buch ist den vielen Menschen gewidmet, die miteinander den Alltag der Pflege und des Gepflegt-Werdens meistern. Die nicht die Krankheit, sondern den Menschen sehen. Die einander den Willen lassen und sich nicht gegenseitig brechen. Es soll Kraft und Hoffnung erzeugen, die eigene Lebenswelt bewältigen zu können. Es soll zeigen, dass Hilfe zu geben und sie auch annehmen zu können ein Zeichen von Stärke ist.

Dieses Buch ist allen Menschen gewidmet, die an Demenz erkrankt sind. Sie sind Menschen und keine Krankheit, sie haben Respekt, Liebe und die beste Form der Betreuung verdient. In diesem Buch sollen sie eine Plattform für ihre Anliegen, Ängste und Bedürfnisse finden, sie sollen Wertschätzung und Verständnis erhalten, sie sollen ernst genommen und als jene Persönlichkeiten gesehen werden, die sie waren und die sie sind.

Dieses Buch ist allen pflegenden Familienmitgliedern gewidmet, die an Demenz erkrankte Menschen begleiten, unterstützen, betreuen und pflegen. Sie leiden und sie quälen sich, sie sind in Sorge und haben Angst, sie sind stark und hilfreich, sie lieben und freuen sich. Sie leben Solidarität im unmittelbarsten Sinne des Wortes. Lassen wir sie mit ihrer Aufgabe nicht allein.

Erich Fenninger

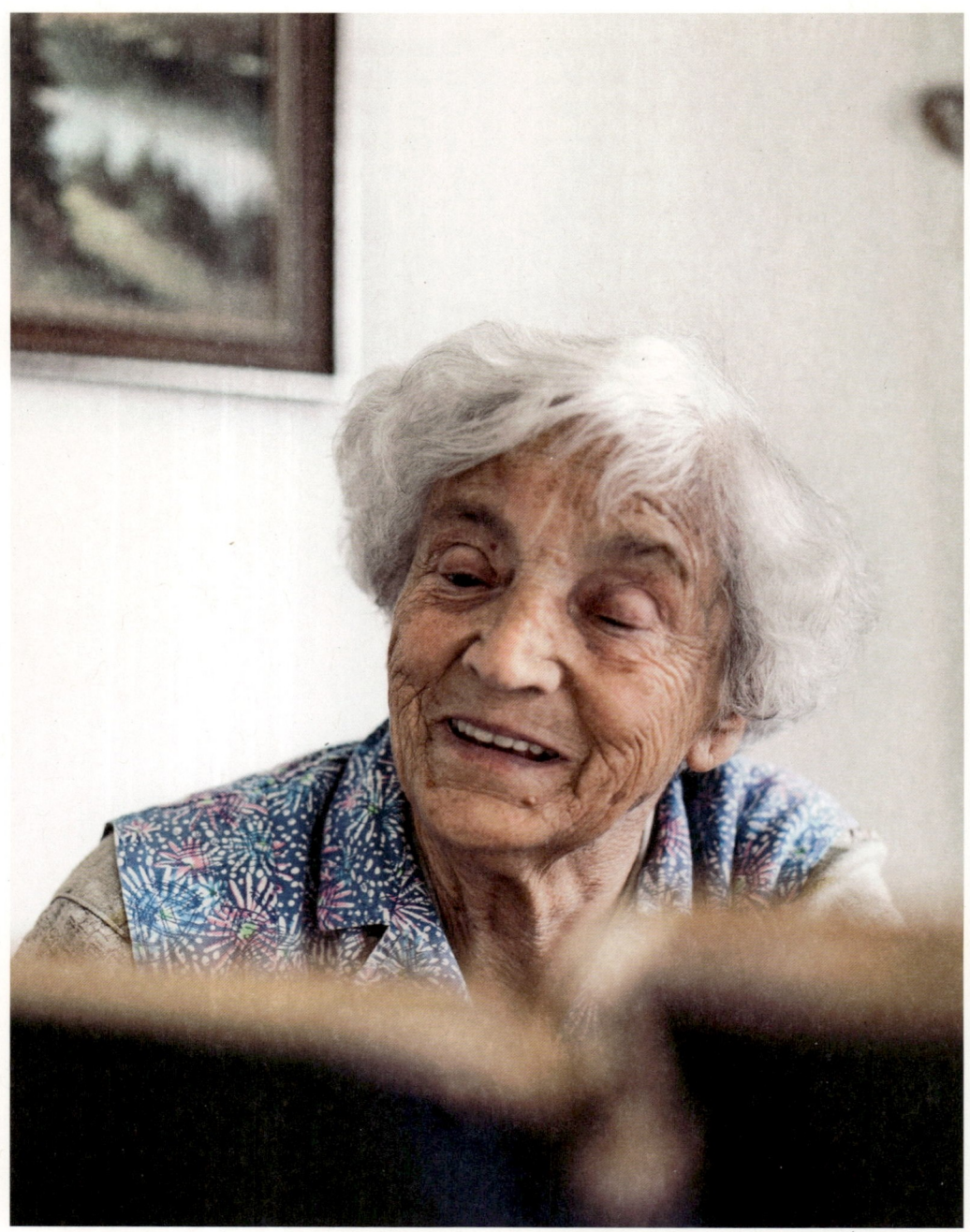

Einleitung

Es begann damit, dass sie alle Namen verwechselte. Dann wusste sie nicht mehr, was sie gegessen oder bestellt hatte. Sie wollte nicht mehr putzen und nicht mehr kochen, auch zu ihrer Damenrunde ging sie nicht mehr. Sie konnte den Gesprächen nicht mehr folgen. Sie wollte nicht einkaufen gehen, vielleicht hatte sie Sorge, nicht heimzufinden. Für ihren Sohn war es selbstverständlich geworden, alles für sie zu besorgen. Die Veränderungen wollte er nicht wahrhaben, er redete sich ein, es sei nicht so dramatisch: »*Okay, vergisst sie halt etwas. Ich habe kein Problem damit, mein Gott, sage ich es ihr halt noch fünf Mal.*« Erst als die Familie vor wenigen Monaten die Volkshilfe zur Betreuung hinzuzog, wurde eine Testung beim Facharzt veranlasst. Die Diagnose lautet: mittelschwere Demenz, Alzheimer.

Demenz kann jede und jeden treffen. Auch mit der Erkrankung führen die Menschen ihr eigenes Leben, gehen ihren eigenen Weg, schreiben ihre eigene Geschichte. Sie bleiben unverwechselbar. Ihre Lebenswege sind es, die uns interessieren, die Geschichten, die Biografien. In sie kann nicht eingegriffen werden, sie gehören den Menschen, und sie gehören zu ihnen. Sie wollen erzählt werden. Eine dieser Lebensgeschichten gehört Mathilde. Sie wurde im August 1928 als eines von sechs Kindern in der Nähe von Knittelfeld geboren. Ihr Vater war Holzfäller, die Familie sehr arm. Beruf konnte Mathilde keinen erlernen. Sie pflegte ihre Mutter, die mit 50 Jahren an Parkinson erkrankt war. Danach arbeitete sie in einer Papierfabrik und lernte ihren späteren Mann kennen.

> *Sechs Kinder waren wir. Wir hatten nur einen Raum. Wir hatten drei Betten. Wir haben nichts anderes gekannt. Aber uns ist es gut gegangen, mein Gott, was willst du denn machen. So ist es im Leben. Wir haben die Freiheit gehabt, wir haben alles machen können, was wir wollten. Auf den Zwetschgenbaum, ach nein, auf den Kirschenbaum bin ich hinaufgestiegen. Bis ganz hinauf. Das war ein großer Baum. Ich habe immer Glück gehabt, bin nicht heruntergefallen. Was hätte ich sonst machen sollen, ich wollte ja die Kirschen haben. Es war eine schöne Zeit.*
> — Dagmar Fenninger-Bucher

Erich Fenninger

Mit Demenz leben

Ich bin verwirrt

MEINE VERÄNDERUNG
Leben bedeutet Veränderung. Während wir lernen, lieben, leiden und uns entwickeln, verändern sich Körper, Denken und Psyche. Wir werden älter, zunächst beinahe unmerklich. Über lange Zeit fühlen sich viele von uns jünger als das gezählte biologische Alter. Dies hängt damit zusammen, dass sich die Lebensbedingungen in Europa in den letzten Jahrzehnten für einen großen Teil der Bevölkerung verbessert haben. Krieg, Not und Elend sind überwunden. Die Divergenz zwischen gefühltem und biologischem Alter korrespondiert mit Faktoren wie Bildung, Einkommen, Arbeitsbedingungen, sozialer Absicherung, Wohnsituation, gesellschaftlichem Status, gesundheitlicher und persönlicher Disposition. Das gefühlte Alter spiegelt also die gesellschaftliche Position wider. Ein geringes Einkommen, prekäre Arbeitsverhältnisse, Armut und Exklusion erhöhen das gefühlte Lebensalter und verkürzen die biologische Lebenserwartung vielfach um Jahre.

Das Altern ist ein Prozess, der von individuellen und sozialen Faktoren geprägt ist. Spezifische Fähigkeiten lassen langsam nach, und manche Tätigkeiten, die früher selbstverständlich beherrscht wurden, verursachen Mühe und Anstrengung. Der eine oder andere Name gerät in Vergessenheit und lässt sich nicht mehr abrufen. Die Konzentrationsfähigkeit nimmt ab. Solche Veränderungen können verunsichern und Sorgen verursachen. Doch sie sind natürliche Vorgänge des Alterns, sie gehören zum Leben und haben nichts mit einer Erkrankung zu tun. Dazu kommt, dass sich die Lebenserwartung stetig erhöht. Allein im letzten Jahrzehnt hat die Lebenserwartung bei Männern um drei Jahre und bei Frauen um zweieinhalb Jahre zugenommen. Somit können wir aktuell eine durchschnittliche Lebensdauer von 81,03 Jahren erwarten. Es besteht die Aussicht auf ein langes Leben, damit verbunden hat sich aber auch die Wahrscheinlichkeit erhöht, unter Auswirkungen des Alterns wie Abbau- und Abnützungserscheinungen zu leiden und mit Erkrankungen konfrontiert zu werden, die in früheren Generationen kaum eine Rolle gespielt haben.

Demenzerkrankungen gehören zu den Phänomenen der steigenden Lebenserwartung, und die Vorstellung, daran erkranken zu können, löst Angst aus. Ein Grund dafür besteht in der starken

Tabuisierung von Alter und Krankheit, die mit fehlenden oder unvollständigen Informationen einhergeht. Früher schien es selbstverständlich, dass Großeltern vergesslich wurden und sich zuweilen merkwürdig verhielten. Heute werden nachlassende Leistungen, außergewöhnliche Reaktionen und ungewohnte Verhaltensformen gerne bestimmten Erkrankungen zugeordnet. Die Gesellschaft ist strenger geworden, auch im Festsetzen dessen, was normal ist und was nicht. Quer durch unseren Alltag stoßen wir auf Regeln, Normen und zahllose Sicherheitsbestimmungen, die das Bild einer bunten Gesellschaft konterkarieren. Wer nicht dem Ideal, der gewünschten Norm entspricht, wird als irritierend und oft als störend erlebt. Das macht es noch schwieriger, die Veränderungsprozesse im Alter annehmen zu können. Gerade die Erscheinungsformen der Demenz zeigen uns, wie vielfältig das menschliche Leben in Bezug auf Verhaltensweisen und Bewältigungsstrategien sein kann. Teile der Fachwelt haben bereits begonnen, darüber nachzudenken, ob Demenz als Krankheit eingestuft oder als Teil des Alterns gesehen werden soll. Diese Frage ist von gesellschaftlicher Relevanz, eine klare Antwort darauf fällt nicht leicht. So weist die Forscherin Naomi Feil darauf hin, dass ungewöhnliches oder aggressives Verhalten im Alter die Aufarbeitung verschiedener Lebensetappen bedeuten kann und daher nicht ausschließlich als Erkrankung bewertet werden sollte.

Die Wettbewerbsgesellschaft produziert ein radikal individualistisches Bewusstsein – ein Verhalten, das auf Leistung und damit verbunden auf finanziellen Erfolg ausgerichtet ist. Die Voraussetzungen dafür sind Agilität und Gesundheit, Krankheit wird als Störung erlebt. Ob Demenz eher als Krankheit oder doch als Alterserscheinung gesehen wird, erscheint weniger bedeutend als die Frage, ob sie zu einer Stigmatisierung führt oder nicht. Noch ist das der Fall. Es wirkt sich darauf aus, wie ein Mensch wahrgenommen und behandelt wird. Stigmatisierung verunsichert. Menschen, die an Demenz erkranken, weichen aus diesem Grund einer Diagnose, also der definitiven Feststellung und Zuschreibung der Erkrankung, so lange wie möglich aus. Sie haben Angst, dass sie als anders und weniger wert empfunden werden. Sie fürchten, entmündigt und ausgeschlossen zu werden. Sie leiden unter der Tatsache, dass sie ihr Leben nicht mehr nach dem eigenen Willen ausrichten können und dass ihr Verhalten und Handeln ausschließlich unter dem Gesichtspunkt der Erkrankung bewertet wird.

Die Menschen haben große Angst davor, dement zu werden, weil die Wissenschaft sagt, mit über 95 Jahren bekommt es jeder Zweite. Doch das heißt auch, dass unsere Kinder 100 Jahre alt werden.
— David Sieveking

Medizinische Diagnosen und deren Folgen sollten nicht zu Stigmatisierung, Exklusion und Isolation führen. Sie bilden die Grundlage für adäquate Hilfe. Therapien, Training und gegebenenfalls eine entsprechende Medikation können dazu beitragen, den Alltag der Betroffenen wesentlich zu erleichtern. Die Erfahrung zeigt, dass die Konsultation eines Arztes vielfach über einen langen Zeitraum aufgeschoben wird. Der Vorteil einer richtigen Diagnose wird zu wenig erkannt, die positive Wirkung wird unterschätzt. Doch das Wissen über die Ursachen der psychischen und emotionalen Veränderungen kann befreiend wirken. Man wird in die Lage versetzt, entweder auszuschließen, wovor man sich gefürchtet hat, oder sich mit der jeweiligen spezifischen Erkrankung auseinanderzusetzen, einen besseren Umgang mit ihr zu erlernen. Der Sorge vor Pflegebedürftigkeit und Demenz kann ein Teil des Schreckens genommen werden, wenn wir als Individuen und als Gesellschaft akzeptieren, dass diese Prozesse zum Leben gehören. Es wird als selbstverständlich angesehen, dass wir Kinder in ihren ersten Lebensjahren begleiten und unterstützen. Wir sollten davon ausgehen, dass Menschen an ihrem Lebensende ebenso auf Begleitung und Unterstützung angewiesen sind.

Ein weiterer Aspekt, der eine Demenzerkrankung so schwer annehmbar macht, ist das Gefühl der Ausweglosigkeit. Demenz vergeht nicht, sie bleibt und begleitet die erkrankten Personen für die Dauer ihres weiteren Lebens. Jeder Mensch lernt damit umzugehen, dass mit zunehmendem Alter die Augen schwächer werden, das Gehör nachlässt, sich der gesamte Bewegungsablauf verlangsamt und Aktivitäten mehr Mühe kosten. Im Zuge einer Demenzerkrankung wird die kognitive Leistungsfähigkeit progressiv schwächer. Dieses Thema wird uns als Gesellschaft in den nächsten Jahrzehnten stark beschäftigen, denn die Anzahl der an Demenz erkrankten Menschen steigt ständig an. Derzeit sind in Österreich 130 000 Menschen davon betroffen. Es gibt kein medizinisches Gegenmittel und somit keine Heilung, diese Voraussetzung wird sich in den nächsten Jahren nicht wesentlich verändern.

MEINE VERUNSICHERUNG WÄCHST

Die beschriebenen Veränderungsprozesse des Alterns sind gewöhnungsbedürftig. Wir brauchen Zeit, um uns darauf einzustellen. Manche Phasen sind leichter annehmbar, andere wiederum bereiten uns große Schwierigkeiten oder Probleme. Werden diese Veränderungen zu Symptomen einer Erkrankung, treten zusätzlich Angst und Sorge auf. Hinzu kommt eine gewisse Trauer über den Verlust von Gesundheit und Kompetenz. Manche der Betroffenen reagieren rasch und möchten sofort wissen, was mit ihnen geschieht und was sie unternehmen können. Andere warten lieber ab. Die einen sprechen mit ihren Angehörigen oder FreundInnen darüber. Andere möchten sich niemandem anvertrauen, weil sie darauf hoffen, dass die auftretenden Schwächen nicht auffallen und womöglich wieder vergehen. Der Verlust der Selbstverständlichkeit bisher automatisierter Vorgänge mündet in eine starke Verunsicherung, die jedoch selten thematisiert wird. Es werden Strategien entwickelt, um herausfordernde Situationen, die eine Gefahr des Scheiterns implizieren, zu vermeiden. Zum einen will man sich das eigene Versagen nicht eingestehen, zum anderen soll die Umwelt nicht darauf aufmerksam werden. Diese Phase ist häufig von Gefühlsschwankungen, Nervosität und Aggression geprägt. Man will die Veränderungen nicht wahrhaben und hofft auf Besserung. Dies gelingt so lange, bis man begreift, dass es sich nicht um temporäre Fehlleistungen handelt, sondern dass diese immer häufiger auftreten. Betroffene haben kein Bedürfnis, den zunehmenden Verlust an Kompetenz mitzuteilen. Wie wir alle sind sie darauf sozialisiert, ihre Stärken zu präsentieren, denn sie haben von Kindesbeinen an gelernt, dass Schwächen zu schlechten Beurteilungen führen. Sie befinden sich in einer Phase der Verdrängung, Verleugnung und zugleich wachsenden Erkenntnis über ihre Situation. Schließlich wird deutlich, dass etwas geschehen muss.

Dies ist der Moment, in dem eine bewusste Auseinandersetzung mit der eigenen Verunsicherung beginnt und sich Betroffene die Frage stellen, was zu tun ist. Nur wenn sie sich mitteilen und über ihre Probleme sprechen, sind sie in der Lage, einen weiteren Rückzug und damit die eigene Isolation zu verhindern. Für Familienmitglieder und nahestehende Personen ist zu diesem Zeitpunkt schon längst klar, dass etwas nicht stimmt. Auch bei ihnen wächst die Sorge. In vielen Fällen drängen sie auf einen Arztbesuch. An Demenz erkrankte Menschen wünschen sich in dieser Phase Geduld und Vertrauen. Es versetzt sie in

Stress, bedrängt zu werden. Drohungen erzeugen Angst und erhöhen die Verunsicherung. Ihre Bereitschaft, sich zu öffnen, steigt, wenn sie seitens ihrer Angehörigen Behutsamkeit und Verständnis wahrnehmen. Sie wünschen sich, dass ihnen Ängste genommen und nicht verstärkt werden. Sie benötigen Schutz, Respekt und Angebote, die es ihnen möglich machen, aus sich herauszugehen und über ihre Sorgen zu sprechen. Für Angehörige ist es nicht immer leicht, diese Geduld aufzubringen, doch ein Handeln im Sinne der Betroffenen gelingt nur, wenn diesen der nötige Respekt entgegengebracht wird und sie durch eine wertschätzende Haltung entlastet werden. Konkret bedeutet das, ihnen nicht die Defizite und das Versagen im Alltag vorzuhalten, sondern die Stärken wahrzunehmen und auszusprechen. Fehlleistungen sollten nicht bemängelt werden, Missgeschicke und Vergesslichkeit dürfen nicht zu Vorwürfen und Abqualifizierung führen. Die Betroffenen leiden ohnedies unter dem von ihnen selbst erlebten Kompetenzverlust und fürchten sich davor, ihre Rolle und ihren Stellenwert im Zusammenleben gänzlich zu verlieren.

ANGST VOR DER DIAGNOSE

Die Veränderungsprozesse haben zu Verunsicherung geführt. Die davon betroffene Person hat die Hoffnung aufgegeben, die Vergesslichkeit könnte wieder abnehmen und nicht progressiv verlaufen. Mit der Erkenntnis, dass es sich um mehr als eine simple Begleiterscheinung des Alterns handelt, steigt die Angst vor der Diagnose und den damit verbundenen Folgen. Was wird nach der Diagnose geschehen, und wie wird mein Leben weitergehen? Kann ich in meiner Wohnung bleiben? Wer kümmert sich um mich, wenn es mir schlechter geht? Es entstehen unzählige Fragen, Ängste und Sorgen, wie und in welchem Tempo sich das eigene Leben verändern wird. Das macht nachvollziehbar, warum potenziell von Demenz betroffene Personen oft viel unternehmen, um die Diagnose so lange wie möglich hinauszuzögern.

> *Meine Mutter war auch so, sie hat es lange vor uns geheim gehalten, obwohl sie wusste, dass etwas nicht mit ihr stimmt. Das stimmt mich nachträglich traurig. Ich hätte gerne mit ihr darüber gesprochen, und sie hätte sich weniger alleine gefühlt.*
> — David Sieveking

Wie rasch der Facharzt oder die Fachärztin aufgesucht wird, hängt sowohl mit der eigenen Persönlichkeit als auch mit inner- und außerfamiliären Unterstützungsangeboten zusammen. Welche Erfahrungen gibt es in der eigenen Biografie mit Gesundheit und Krankheit? Besteht ein Vertrauensverhältnis zum Hausarzt, zur Hausärztin oder zu anderen MedizinerInnen? Wie sieht das eigene Lebensumfeld aus, lebt man allein oder in Partnerschaft, gibt es Kinder, zu denen ein gutes Verhältnis besteht? Hat man selbst eine Betreuungs- oder Sorgeverantwortung einem anderen Menschen gegenüber? Bedeutet Krankheit Schuld? All diese Faktoren beeinflussen das Verhalten in dieser Ausnahmesituation. Angehörige können Ängste und Sorgen abbauen, sie können Betroffenen helfen, sich für eine Untersuchung, für eine Abklärung zu entscheiden.

Mehr als 440 000 Menschen in Österreich sind PflegegeldbezieherInnen, das sind über fünf Prozent der Gesamtbevölkerung. Die große Zahl an pflegebedürftigen Menschen zeigt, dass Pflege- und Betreuungsbedürftigkeit zum Leben gehören und keine Einzelschicksale darstellen. Trotzdem ist das kollektive Bewusstsein unserer Gesellschaft von Furcht vor Pflegebedürftigkeit im Allgemeinen und vor Demenz im Besonderen gekennzeichnet. Woher kommt diese Angst, wodurch wird sie genährt, was können wir gemeinsam tun, um sie abzubauen und die Notwendigkeit von Pflege akzeptieren zu können? Diese Fragen können vielfach nicht eindeutig beantwortet werden. Im Vordergrund steht die Sorge vor gesundheitlichen Einschränkungen und vor einem Autonomieverlust. Für uns alle ist der Erhalt der Gesundheit eines der wichtigsten Ziele, wir nutzen jede Möglichkeit, um einander diesbezüglich das Beste zu wünschen. Pflegebedürftigkeit ist ein Resultat von Krankheits- und Alterungsprozessen, die mit einem sukzessiven Verlust von Gesundheit verbunden sind. In weiterer Folge bedeutet sie Autonomieverlust. Um fortgesetzt selbstbestimmt leben zu können, erfordert es Unterstützung. Man ist auf Hilfe angewiesen, kann nicht alles selbstständig bewerkstelligen.

Diese Erfahrung kennen viele von uns, ausgelöst beispielsweise durch eine Grippe oder einen Beinbruch. Wir wollen niemandem zur Last fallen und sind doch von fremder Hilfe abhängig. Der Verlust der Gesundheit und der Verlust der Unabhängigkeit sind auch die bewusst wahrgenommenen Auslöser unserer Furcht vor Pflegebedürftigkeit. Denken wir an Demenz, so kommt die Angst vor einem Kontrollverlust dazu – wir sind in Sorge, unser Handeln nicht mehr steuern zu können. Ein Leben lang haben wir gelernt, uns zu orientieren, willensgesteuert zu agieren, Handlungen bewusst zu setzen und die Aufgaben des täglichen Lebens zu bewältigen. Der prozesshafte Verlust von Kontrolle bedeutet den Verlust von Souveränität und ein Scheitern, das sich der Umwelt offenbart. Die Reduktion der kognitiven Leistungsfähigkeit, gepaart mit der mangelnden Steuerbarkeit unserer Handlungen, wird als Identitätsverlust wahrgenommen. Wer bin ich, wenn ich mich nicht wie gewohnt verhalte? Wer bin ich, wenn ich die im Laufe meines Lebens erworbenen Kompetenzen wieder verliere? Wer bin ich, wenn ich vergesse, wer ich war? Generell ist uns bewusst, dass Pflegebedürftigkeit Kontrolle, Autonomie und letztlich die Identität stark beeinträchtigt. Im Fall einer Demenzerkrankung kommt der Verlust der Rolle hinzu, die wir im Zusammenleben mit unseren Mitmenschen eingenommen haben. Sie steht in unmittelbarem Zusammenhang mit unserem Wirken, den Leistungen, Erfolgen und Kompetenzen. Der sichtbare Erfolg weist jedem und jeder von uns einen Platz und eine Rolle zu. Ist dieser messbare Erfolg groß, so werden auch die Menschen dahinter als wichtig eingeschätzt, sie gelten mehr als andere.

Die Wettbewerbsgesellschaft, in der wir leben, erzeugt ein immer stärkeres Gegeneinander. Es kommt dabei nicht auf immaterielle Werte oder persönliche Leistungen an, letztlich zählt nur der ökonomische Erfolg. In einer solchen auf Individualisierung abzielenden Gesellschaft haben Krankheit, Alter und Pflegebedürftigkeit keinen Platz. Durch Pflegebedarf und Kompetenzverlust verschwinden die erworbene Position und die daraus begründete Rolle nicht nur im beruflichen und kommunalen Kontext, sondern auch im Freundeskreis und im Familienverband. Der Rollenverlust wird als ein Abstieg im gewohnten gesellschaftlichen Leben erlebt und wahrgenommen. Diese Problematik führt uns deutlich vor Augen, dass wir die Begrifflichkeit des Erfolges neu interpretieren müssen. Er sollte in unserem Denken nicht rein ökonomisch besetzt bleiben. Erfolg sollte vielmehr als die Umsetzung der eigenen Vorstellungen eines gelungenen Lebens definiert werden. Wer benachteiligt wird, ist dann erfolgreich, wenn es ihm oder ihr gelingt, negative Voraussetzungen zu beseitigen. Menschen, die arm geboren werden und arm bleiben, die finanziell benachteiligt und daran gehindert werden, ihre Potenziale auszuschöpfen, sind dann erfolgreich, wenn sie ihre Handlungsfelder entsprechend den eigenen Möglichkeiten derart gestalten, dass sie für sie lebenswert bleiben. Die Angst vor Pflegebedürftigkeit kann reduziert werden, indem wir uns weniger über unsere ökonomischen Erfolge als über uns als Menschen definieren.

Die Untersuchungsmethoden hinsichtlich Demenz sollten niemandem Sorge bereiten. Sie sind schmerzfrei. Eine fundierte Abklärung bedarf zumeist mehrerer haus- und fachärztlicher Untersuchungen. Sie ist also wie die Erkrankung an sich ein prozessualer Vorgang. Eine Diagnose ist immer nur eine Momentaufnahme, daher sollten zu unterschiedlichen Zeitpunkten Untersuchungen erfolgen, um ein besseres Bild über die Gesamtsituation zu erhalten.

AUCH MIT DER DIAGNOSE BIN ICH, WER ICH WAR

Die ersten Befunde über eine demenzielle Erkrankung lösen oft einen Schock aus. Den Betroffenen wird bewusst, dass diese Diagnose von nun an ihr Leben bestimmen wird. Es ist schwierig, mit diesem Wissen alleine fertig zu werden, daher hilft es ungemein, darüber sprechen zu können. Doch in dieser Phase stehen auch die Angehörigen unter großem Druck. Ihre Bestürzung erfolgt aus einer anderen Perspektive und ist nicht weniger groß, denn auch sie wissen, dass sich ihr Leben verändern wird. Dennoch ist es ihre Aufgabe, Beistand zu leisten und für Gespräche über die Erkrankung zur Verfügung zu stehen. Manche Menschen, die mit der Diagnose Demenz konfrontiert sind, möchten nicht oder nicht gleich darüber sprechen. Andere hingegen benötigen sofort Klarheit und die intensive Auseinandersetzung. Die Angehörigen sollten das Tempo auch in dieser Phase den Betroffenen überlassen. Es ist jedenfalls der falsche Weg, sie zu drängen oder sich den gewünschten Gesprächen zu entziehen. An erster Stelle steht das Bedürfnis der erkrankten Personen, Verständnis für ihre Situation und die Bereitschaft zu erfahren, dass man sich auf ihre Lebenslage einlässt. Niemand sucht sich die Erkrankung aus, und niemand trägt Schuld daran, weder die Betroffenen noch deren Angehörige.

Die Diagnose bringt eine weitere Herausforderung mit sich. Viele Angehörige stellen die Frage nach dem richtigen Umgang mit der Erkrankung. Wir müssen darauf achtgeben, wie viel Raum wir der Krankheit geben. Die davon betroffene Person darf dabei nicht in den Hintergrund unserer Wahrnehmung geraten, denn gerade davor fürchtet er oder sie sich. Die Sorge, dass alle anderen Aspekte einer Persönlichkeit weitgehend ausgeblendet werden, ist nicht unbegründet. Oft genug passiert es, dass in erster Linie die Defizite in den Vordergrund gestellt und noch lebbare Verantwortungsbereiche aus der Hand genommen werden. Bildlich gesprochen wird dadurch vielen Menschen ein Stempel aufgedrückt, sie werden als anders, als auffällig und behindert stigmatisiert.

Betroffene wünschen sich, dass ihre Stärken gesehen werden. Selbst sogenannte Schwächen können sich bei genauerer Betrachtung als Stärken entpuppen. An Demenz erkrankte Menschen können sich zum Beispiel durch ihr ausgeprägtes Langzeitgedächtnis oft an Ereignisse erinnern, die für die gesamte Familie schon vergessen waren. Genau hier liegt das Potenzial für einen positiven Blick auf die Erkrankung. Betroffene leben streckenweise in der Vergangenheit und erinnern sich an Details, die ihre Nächsten gar nicht wissen. So erzählen pflegende Angehörige, dass sie ihre Eltern oder PartnerInnen auf neue Weise kennenlernen, indem sie den Geschichten zuhören oder sich gemeinsam an Vergangenes erinnern. Sobald Familienmitglieder auf diese Erzählungen, auch wenn sie noch so weit zurückliegen mögen, eingehen, ergibt sich eine Möglichkeit, den geliebten Menschen dort abzuholen, wo er sich mental gerade befindet. Hier können Gemeinsamkeit und Nähe entstehen, denn diese Erinnerungen erzählen von einem erfüllten Leben.

Desorientierte Menschen sprechen, wenn sie das Gefühl haben, dass jemand zuhört. Sie hören aber auf, sobald sie merken, dass ihnen nicht zugehört wird.

— Naomi Feil

Die Krankheit akzeptieren zu lernen, verlangt sowohl den Betroffenen als auch den Angehörigen große Anstrengung ab. Es ist wichtig, dass sich die Angehörigen in den Prozess der Diagnosefindung integrieren – nur so erfahren sie Wege und Möglichkeiten, mit der Situation adäquat umzugehen. Die Erkrankung ändert nichts daran, dass die Betroffenen die geliebten Menschen sind und bleiben, die sie waren, mit speziellen Rollen, Fähigkeiten und Eigenschaften, oft auch mit einem besonderen Humor ausgestattet. Die Vielfalt, in der sich eine Person zeigt, mag sich reduzieren, aber die Eigenschaften, die langsam verblassen, bilden noch immer die Grundlage der Persönlichkeit. Gerade mit Erinnerungen an längst Vergangenes kann diese über lange Zeit in intensiver Form erlebt werden.

Mit der Diagnose Demenz umzugehen, heißt anzuerkennen, dass sich nicht nur die eigenen Rollen, sondern auch die des Umfelds wandeln. FreundInnen und PartnerInnen, Kinder und Enkelkinder werden notwendigerweise zu UnterstützerInnen. Die Hilfe, die ein dementierender Mensch sucht, ist jedoch nicht darauf ausgerichtet, hilflos zu machen. Das kann nur gelingen, wenn sich die Angehörigen konsequent an den Stärken der betroffenen Person orientieren. Fürsorge und Schutz dürfen nicht zu Abhängigkeit und Entmündigung führen. Die Hilfe muss sich an Stärkung und Aktivierung orientieren. Die Menschen wollen und sollen so viel wie möglich selbst machen. Handeln heißt lernen und stabilisieren. Aktiv sein macht stark, unabhängig und glücklich. Viele von Demenz Betroffene berichten, dass sich ihre Angehörigen ab dem Zeitpunkt der Diagnose ihnen gegenüber anders verhalten. Aus Sorge, dass etwas passieren könnte, beginnen sie die Aufgaben der erkrankten Person zu übernehmen. Doch genau das sollen wir nicht tun. Lassen wir unsere Lieben in größtmöglicher Selbstständigkeit weiterleben, und lernen wir zu akzeptieren, dass manches nicht so gut, rasch und unmittelbar funktioniert, wie wir es gewohnt sind. Je offener die Betroffenen mit allen Komponenten der Demenz angenommen werden, desto leichter wächst die Beziehung mit. Auch wenn das Akzeptieren der Erkrankung alles andere als einfach ist, kann so im Alltag eine gewisse Normalität entwickelt werden.

WELCHE ART VON ERKRANKUNG HABE ICH?
Übersetzt man das Wort Demenz aus dem Lateinischen ins Deutsche, so ist es diskriminierend und verletzend. Sinngemäß bedeutet es »ohne Geist«, »geistlos« oder »abnehmender Verstand«. Die Kritik an dieser Begrifflichkeit geht über die bereits besprochene Defizitorientierung weit hinaus. Sie unterstellt Menschen mit Demenz, ein Leben ohne geistige Kapazitäten zu führen, und löst allein durch die Vorstellung, in einer bestimmten Lebensphase damit konfrontiert zu werden, Panik aus. Neben der Brutalität der Ausdrucksform muss diese Begrifflichkeit auch in Bezug auf ihre Richtigkeit infrage gestellt werden. Nur eine geringe Anzahl der betroffenen Menschen tritt in die schwerste Phase der Erkrankung ein, und selbst bei ihnen sollte nicht wie selbstverständlich davon ausgegangen werden, dass sie über keinerlei geistige Kompetenz verfügen würden. Da dieser

Begriff sowohl in der Medizin als auch umgangssprachlich stark verankert ist, ist es schwierig, ihn zu umgehen oder gänzlich auszuklammern. Doch es muss klar sein, dass die von uns verwendeten Begriffe unsere Wahrnehmung, unser Bewusstes und Unbewusstes beeinflussen.

Die Sozial- und PflegeexpertInnen Marco Blom und Mia Duijnstee haben das Wort Demenz gut problematisiert. Ihre Kritik an dem Begriff bezieht sich vorrangig auf den statischen Charakter, denn die Erkrankung ist nicht nur von Mensch zu Mensch sehr unterschiedlich, sie ist vor allem nicht statisch. In Bezug auf die Auswirkungen ist sie eine sich laufend verändernde Erkrankung. Es wird daher vorgeschlagen, mit der Verwendung des Wortes »Dementieren« den prozessualen Charakter der Erkrankung in den Vordergrund zu stellen. Auch wenn dieser Begriff ursprünglich das »Verneinen« meint, wird es möglich sein, aus dem Kontext die richtige Bedeutung herauszulesen. Die neue Begrifflichkeit bleibt nahe genug an der Bezeichnung Demenz, um nicht zusätzliche Verwirrung zu stiften. Sie weist uns in der praktischen Anwendung darauf hin, dass wir es eher mit einem Verlauf als mit einem statischen Bild zu tun haben. Die Auswirkungen der Erkrankung verändern sich ja nicht nur im Laufe der Jahre kontinuierlich, sie können sich innerhalb nur eines Tages auf völlig andere Art präsentieren.

Ich sage desorientiert, weil ich das Wort Demenz nicht verwenden möchte.

— Naomi Feil

Wir kennen zwei Gruppen von Demenz, die primären und die sekundären Formen. Zu den Ursachen der sekundären Form zählen Verletzungen wie etwa ein Schädel-Hirn-Trauma nach einem Unfall oder nach Infektionen. Sie sind teilweise heilbar. Bei den primären Demenzerkrankungen liegen die Ursachen in Veränderungen des Gehirns. Die bekannteste Form ist die Alzheimer-Krankheit, darüber hinaus kennen wir die vaskuläre Demenz (eine Gefäßerkrankung), die Lewy-Körperchen-Demenz und die frontotemporale Demenz. Üblicherweise wird die Erkrankung in drei Stadien eingeteilt, in die leichte, die mittelstarke und die schwere Demenz. Solche Einteilungen sind für Dementierende und deren Angehörige wenig hilfreich. Sie sind Beschreibungen und Festlegungen, die das professionelle

HelferInnensystem trifft. Solche Einteilungen sind Klassifizierungen, die für die ärztliche Behandlung, die Pflege und die soziale Arbeit hilfreich sein können. Eine Verortung der Erkrankung in ein Stadium kann die bestmögliche Zusammenstellung der jeweils passenden Medikamente, Pflege, Therapie und Unterstützung erleichtern. Diese Zuordnungen sind jedoch immer nur Momentaufnahmen und können den Blick auf die tatsächlichen Bedürfnisse eines Menschen verstellen. Die Betroffenen benötigen keine Schubladisierungen oder Kategorisierungen, sie entwickeln ein eigenes Gefühl für ihre Erkrankung. Die Angehörigen wiederum ermessen sie auf der Basis des für sie entstehenden Aufwandes im pflegerischen und betreuerischen Alltag. Auch diese Zugänge unterliegen enormen Schwankungen.

Ein Frühsymptom der Erkrankung ist die Abnahme der Konzentrationsfähigkeit. Dementierende beginnen es als schwierig zu empfinden, einem Gespräch zu folgen. Sie werden beim Bilden von Wörtern und Sätzen unsicher. Das Nachlassen der Orientierung und eine mangelnde Einschätzung der eigenen Situation gehen damit einher. Wie sich all dies äußert, hängt von individuellen Faktoren ab. Körperlich hingegen sind die Betroffenen zu diesem Zeitpunkt aktiv, die Erkrankung ist äußerlich nicht sichtbar.

In der zweiten Phase, der sogenannten mittleren Demenz, beginnen sich die Betroffenen in ihre eigene Welt zurückzuziehen. Dadurch scheinen ihnen Aufgaben des Alltags unwichtig. Ein typisches Verhalten ist die Vernachlässigung der Körperpflege. In dieser Phase brauchen die erkrankten Personen erstmals Unterstützung bei alltäglichen Verrichtungen. Auch sprachliche Besonderheiten, wie eine falsche Wortwahl, gehören zu dieser Phase. Psychische Symptome, wie Angst vor der Dunkelheit oder leichte Wahnvorstellungen, können auftreten, meist werden sie von Unruhe begleitet. Den Angehörigen wird in dieser Zeit viel Kraft und Geduld abverlangt, da vor allem die Rastlosigkeit und zunehmende Orientierungsstörungen zu Konflikten führen können. Die Betroffenen vergessen zuweilen, wo sie sind, und möchten unbedingt nach Hause, obwohl sie längst daheim sind. Durch das Nachlassen des Kurzzeitgedächtnisses möchten sie noch einmal tun, was sie gerade erledigt haben. Sie tendieren dazu, ihre Mitteilungen und Handlungen zu wiederholen. Angehörige stoßen dabei oft an die Grenzen ihrer Geduld, und das Verständnis sinkt. Auf Hinweise oder Korrekturen reagieren die Dementierenden gereizt. Sie können sich nicht erinnern und nehmen ihre Wiederholungen nicht wahr. Sie wünschen sich Akzeptanz und haben das Gefühl, sie nicht in ausreichendem Maß zu bekommen. Diese Phase wird von beiden Seiten als äußerst belastend wahrgenommen. Dementierende ändern ihre Schlafgewohnheiten und beginnen, den Tag zur Nacht und die Nacht zum Tag zu machen. Die sogenannte Tag-Nacht-Umkehr ist ein bis heute ungeklärtes Phänomen, das zur Folge hat, dass auch die pflegenden Angehörigen, die ohnedies gefordert sind, nicht mehr schlafen können. Hier kann es helfen, den Tag aktiv zu nützen, sodass die Betroffenen abends ausreichend müde sind, um besser schlafen zu können. Harninkontinenz kann zu einer weiteren Herausforderung in dieser Phase werden. Zudem kann es passieren, dass die Erkrankten in ihrer Desorientierung die Toilette nicht finden oder nicht bedienen können und Gegenstände wie einen Stuhl oder den Mistkübel für das WC halten. Das Kenntlichmachen der Tür zur Toilette oder zum Badezimmer kann dabei helfen, diesem Problem zu begegnen.

> *Es ist nicht einfach, Hilfe anzunehmen. Als meine Mutter das vergessen hatte, war es auch für sie möglich, schön und selbstverständlich. Insofern hat Demenz auch etwas Verzeihendes.*
> — David Sieveking

Im dritten Stadium, der schweren Demenz, tritt die körperliche Beeinträchtigung in den Vordergrund. Körperlich-neurologische Probleme wirken sich auf die Bewegungsabläufe aus. Die Fortbewegung und das Gehen an sich werden schwierig bis unmöglich. In diesem Lebensabschnitt kommt es zu Wortfindungsstörungen und Problemen mit der Aussprache, auch Schluckbeschwerden können auftreten. Viele Dementierende klagen zudem über Geschmacks- und Geruchsstörungen. Sie sprechen immer weniger, kapseln sich ein und ziehen sich zurück, werden als apathisch wahrgenommen.

Das Wissen um die Stadien der Erkrankung soll uns nicht Angst machen, sondern die Bandbreite der möglichen Auswirkungen aufzeigen. Die Mehrzahl der Dementierenden erfährt die Symptome nicht in der Ausprägung, wie sie insbesondere für die dritte Phase beschrieben wurden. Früherkennung macht Sinn. Durch eine gute medikamentöse Einstellung und Therapie besteht die Möglichkeit, den Krankheitsverlauf zu verlangsamen. Dazu ist es am besten, sich zunächst an den Hausarzt oder die Hausärztin zu wenden und die auftretenden Symptome zu beschreiben. Je besser man sich darauf vorbereitet und beispielsweise die Veränderungen schon vor dem Besuch in Ruhe zu Hause aufschreibt, desto leichter wird man sich tun, diese im Rahmen des Arztgesprächs vollständig abrufen und darstellen zu können. Der erste Teil der Untersuchung kann aus kognitiven Tests bestehen, bei denen Fragen zum Alltag gestellt werden, etwa über die Gestaltung von familiären, freundschaftlichen und nachbarschaftlichen Beziehungen. Werden Verabredungen getroffen, Termine vereinbart und dann auch wahrgenommen? Werden Anzeichen von Isolation festgestellt? Die Beantwortung der Fragen soll Aufschluss über das soziale Verhalten geben. Es werden Gedächtnisfragen gestellt, die sich mit der Kompetenz zur Bewältigung des Alltags, wie etwa beim Einkaufen, beschäftigen. Verfügt die Person über einen Bezug zu Geld, kennt sie den Wert der einzelnen Banknoten? Daraus kann abgeleitet werden, wie geschäftsfähig jemand ist.

Das plötzliche Auftreten von Schwierigkeiten beim Zubereiten der Mahlzeiten ist ein klassisches Zeichen für Demenz. Das trifft besonders auf Menschen zu, die stets gerne und gut gekocht haben und sich plötzlich nicht mehr an Rezepte erinnern können oder die Wirkung und Dosierung von Zutaten völlig falsch einschätzen. Dann wird etwa doppelt gesalzen oder gepfeffert, und das Zeitgefühl für die einzelnen Abläufe beim Kochen geht verloren. Auch diese Aspekte können Gegenstand der Untersuchung sein.

Parallel zu solchen Tests wird mit den medizinischen Untersuchungen begonnen. Diese sind, wie schon betont, schmerzfrei. Da verschiedene SpezialistInnen aufgesucht werden müssen, um eine möglichst konkrete Diagnose sicherzustellen, können die Verfahren längere Zeit in Anspruch nehmen. Im besten Fall werden neben den ärztlichen Untersuchungen auch die Erfahrungen der pflegenden Angehörigen miteinbezogen. Sie können ihre Wahrnehmungen über die Veränderungen im Verhalten der Betroffenen einfließen lassen. Diese Äußerungen sollten zuvor mit dem oder der Betroffenen besprochen werden, damit sie nicht als Verrat erlebt werden und zu einem Vertrauensverlust führen.

Die Diagnostik besteht in den meisten Fällen aus der Anamnese, internistischen und neurologischen Untersuchungen, psychologischen (Leistungs-)Tests sowie Bildgebungsuntersuchungen des Gehirns, wie CCT und MRT, denn Demenz ist im Gehirn sichtbar. Im

Rahmen der Erstdiagnose werden die Defizite, aber auch die positiven Ressourcen erhoben. Was funktioniert im kognitiven Bereich, welche Alltagskompetenzen sind vorhanden bzw. unverändert geblieben, und welche nehmen ab? Gibt es Begleitsymptome, und wie äußern sich diese? Erst in der Zusammenführung ergeben die verschiedenen Untersuchungen ein Gesamtbild, das man als umfangreiche Diagnose bezeichnen kann. Einer der bekanntesten Tests ist der Mini-Mental-Status-Test (MMST). Es handelt sich um einen Screening-Test, der die kognitive Leistungsfähigkeit erfasst. Der MMST beinhaltet elf Fragen, wie etwa: Welches Jahr haben wir? Welches Datum ist heute? Wo befinden wir uns? Weitaus bekannter ist der sehr einfach durchzuführende Uhrentest. Dabei wird der zu testenden Person eine Schablone vorgelegt, und sie wird aufgefordert, die Ziffern und Zeiger einer Uhr einzuzeichnen. Die Aufgabenstellung kann gesteigert werden, indem eine spezifische Uhrzeit einzuzeichnen ist (Näheres im Serviceteil ab S. 252). Anhand der Darstellung von Uhr und Ziffern lassen sich Rückschlüsse auf eine Hirnfunktionsstörung ziehen. Die Befunde sollten bei einer zentralen Stelle zusammengeführt werden, um die Grundlage einer umfassenden Diagnose zu bilden. Im Normalfall wird dies der Hausarzt oder die Hausärztin sein.

RECHT AUF WISSEN UND UNWISSEN

Im Fall einer Erkrankung hat man das Recht, möglichst rasch zu erfahren, worum es sich handelt und wie der Krankheitsprozess verlaufen könnte. Danach empfiehlt es sich, unter Einbeziehung von ProfessionistInnen mögliche Szenarien und Lösungsstrategien zu entwickeln. Dies kann helfen, sich auf die neue Situation einzustellen. Wir dürfen jedoch nicht vergessen, dass es auch ein Recht auf Unwissenheit gibt, insbesondere, wenn Menschen noch nicht dazu bereit sind, wenn sie die mögliche Feststellung einer Erkrankung noch nicht aufnehmen und verarbeiten können. In manchen Lebenssituationen ist es leichter, etwas wegzublenden. Manches Mal muss erst die Kraft entwickelt werden, sich unangenehme Wahrheiten einzugestehen und Ressourcen aufzubauen, um diese auch annehmen zu können. Eine derartige Weigerung kann als der Wunsch interpretiert werden, sich noch Zeit zu gönnen, noch ein wenig so zu tun, als wäre alles in Ordnung. Gestehen wir den Menschen in unserem Umfeld zu, auch in dieser hochsensiblen Phase ihres Lebens ihre

Entscheidungen selbstständig zu treffen. Auch wenn wir den Eindruck haben, dass sie die Veränderungen bereits selbst wahrgenommen haben, ist für sie der richtige Zeitpunkt einer Offenlegung vielleicht noch nicht gekommen. Lernen wir darauf zu vertrauen, dass sie sich der Situation stellen werden, wenn sie dazu in der Lage sind, und setzen wir damit ein Zeichen des Respekts.

Aus dem Umgang mit schwer erkrankten Menschen lernen wir, dass sich diese oft wünschen, über das Ausmaß ihrer Erkrankung schrittweise unterrichtet zu werden. In solchen Situationen ist es die Aufgabe der ProfessionistInnen, Information und Aufklärung in einer annehmbaren Dosierung anzubieten. Die Patientin, der Patient wählt das Tempo und kann dem je eigenen Rhythmus folgen. Dies gilt auch für eine demenzielle Erkrankung. Es ist wichtig, den Freiraum der Unwissenheit ebenso zu respektieren wie das Recht auf Wissen zu erfüllen, und es erfordert eine hohe Sensibilität jener Menschen, die mit dem Betroffenen zusammen leben und arbeiten. Im Zuge der verschiedenen Untersuchungen kann es durchaus zu Interessenkollisionen kommen, wenn das Bedürfnis nach Verdrängung bei der betroffenen Person mit dem Wunsch der Angehörigen nach Wissen nicht übereinstimmt. Dies kann natürlich auch umgekehrt der Fall sein. Maßgabe sollte in jedem Fall stets das Tempo der Betroffenen sein.

Das Recht auf Wissen und Unwissen spielt bei Demenzerkrankungen auch dann eine wichtige Rolle, wenn das Vergessen und die Desorientierung zugenommen haben. Den Dementierenden sind dann manche ihrer Handlungen nicht bewusst, es werden Fehler gemacht, sie können sich beim Zuordnen von Personen und Fakten irren. Angehörige sollten mit Korrekturen sparsam umgehen. Die Defizitorientierung durch wiederholtes Aufzeigen von Fehlleistungen stellt eine hohe Belastung für die erkrankten Menschen dar und führt meist nicht zum gewünschten Effekt. Eine auf Fehler bezogene Kommunikation erzeugt eine kontraproduktive Wirkung, die sich in erhöhter Gereiztheit, Aggression oder Rückzug manifestiert. Viel bedeutsamer ist die Orientierung an den Stärken der Person, sie erzeugt jedenfalls eine motivierende Wirkung. Wertschätzung und Anerkennung geben Sicherheit, zudem werden Menschen in einer angstfreien Umgebung in die Lage versetzt, Leistungen zu erbringen. Damit kann den Betroffenen geholfen werden, stabil zu bleiben und das anzuerkennen und zu schätzen, was ihnen gut gelingt. Das ist nicht immer leicht, besonders dann nicht, wenn die Desorientierung zu Konflikten führt. Manche Dementierende behaupten, dass ihnen etwas gestohlen wurde, während ihre Angehörigen genau wissen, dass das nicht stimmen kann. Statt einer nahezu wirkungslosen Aufklärung der Situation bietet sich an, das Gespräch mit der Frage zu verknüpfen, ob die betroffene Person den Gegenstand schon lange besaß oder sehr gemocht hatte. In den meisten Fällen verschwindet durch diese liebevolle Aufmerksamkeit die Aufregung, es kann eine Geschichte erzählt werden, die Person findet wieder zu sich. Manchmal wissen die Angehörigen sogar, wo sich der gesuchte Gegenstand befindet und wie er dorthin gekommen ist.

So beschwerlich und auch ärgerlich es auch sein mag, Vorhaltungen führen meist nur zu einem Konflikt, der eskalieren kann. Die Beschwerde darüber, dass etwas gestohlen worden sei, stellt eine Ersatzhandlung mit gewisser Symbolik dar. Sie ist ein Ausdruck der Überforderung und Verunsicherung, letztlich eine Strategie, um Aufmerksamkeit zu bekommen. Schenken wir den Dementierenden diese Aufmerksamkeit! Es ist nicht notwendig, sich zu verteidigen, Behutsamkeit kann helfen und entspannend wirken. Das Recht der Erkrankten auf Unwissenheit bedeutet jedoch nicht, dass gelogen werden sollte. Authentisch zu reagieren ist essenziell und ein Ausdruck der Wertschätzung. Ehrlichkeit im Umgang verlangt nicht danach, jede Fehlleistung anzusprechen. Geben wir den Betroffenen durch unser Verhalten und durch unsere Interventionen die Chance, sich durch ein Umlenken von einer negativ geprägten Gedankenwelt zu befreien und zu einer schönen Erinnerung zu finden.

In frühen Stadien der Demenz begegnen wir bereits leichten, weniger stark ausgeprägten Fehlleistungen. Da gibt es die Brille, die im Kühlschrank landet, und die Milch, die auf dem Schreibtisch abgestellt wird. Dementierenden tut es gut, wenn ihre Zerstreutheit nicht zum Anlass genommen wird, sie zu tadeln. Die Selbsterkenntnis, die Orientierung im Alltag zu verlieren, wiegt ohnedies schwer genug. Sie benötigen Entlastung, und es tut gut zu hören, dass wir alle Fehler begehen. »Das ist mir auch schon passiert.« Diese Vorgehensweise nimmt den Druck aus der Situation. Die Orientierung an Positivem bedeutet nicht, dass wir die Erkrankung nicht ernst nehmen sollten. Vielmehr hat die Aufgabe, mit einer Krankheit leben zu lernen, nichts mit einer permanenten Ausrichtung auf diese zu tun. Auch bei temporären Erkrankungen konzentrieren wir uns nicht nur auf das Krankheitsbild. In einer positiven Atmosphäre schreiten Genesungsprozesse weit besser voran. Unsere Hilfe darf nicht hilflos machen. Sie soll stärken und nicht schwächen. Aus der Pädagogik haben wir beispielsweise gelernt, dass eine Orientierung an den Mängeln die Menschen verunsichert und sie nicht dazu veranlasst, zu wachsen und stärker zu werden. Die Arbeit mit Kindern zeigt, dass erfolgreiche Förderung durch die Orientierung an den Defiziten nicht funktioniert. Ist ein Kind in Mathematik sehr gut, während seine Fähigkeiten in Deutsch weniger ausgeprägt sind, und bekommt es nur zu hören, wie schlecht es in Deutsch ist, wird es sich weder in diesem Gegenstand verbessern noch in Mathematik erfolgreich bleiben. PädagogInnen, die sich konsequent an den Talenten und Begabungen der Kinder ausrichten, machen Kinder stark und unterstützen sie in ihrer Entwicklung. Im Sport denken wir nicht daran, einen hervorragenden Skifahrer damit zu konfrontieren, dass er nicht Tennis spielen kann. Greifen wir die Situationen des Berufsalltags auf: Würden wir ArbeitskollegInnen und MitarbeiterInnen ständig vorhalten, was sie nicht können, anstatt auch über ihre Stärken zu reden, müssten wir uns über ein Sinken der Arbeitsmotivation und Nachlassen der Leistung nicht wundern.

Wir wissen, dass eine demenzielle Erkrankung die Abnahme von kognitiven und motorischen Fähigkeiten zur Folge hat. Es liegt also auf der Hand, dass der Vorwurf, etwas nicht mehr zu wissen, nur verunsichert, kränkt, Angst macht und Scham auslöst. Ein positives Feedback über vorhandene Kompetenzen motiviert, stärkt und unterstützt den Willen der Betroffenen, sich zu engagieren und sich der Krankheit nicht zu ergeben. Diese Stärkung steht in keinem Zusammenhang mit Ignoranz, denn damit ist die Tabuisierung der Erkrankung gemeint, die völlig an den Bedürfnissen dementierender Menschen vorbeigeht. In diesen Fällen beklagen sie sich, dass es ihnen unmöglich gemacht wird, ihre Sorgen mitzuteilen. Der Grund dafür liegt meist darin, dass man ihnen die Krankheit nicht ansieht. Auch wenn Außenstehende über die Erkrankung Bescheid wissen, schließen sie aus dem Aussehen oft, dass es den Betroffenen gut gehen müsse. Für die Angehörigen sind solche Begegnungen zuweilen unerträglich, wissen sie doch allzu genau, dass hinter dem vermeintlich guten Aussehen ein enormer psychischer und mentaler Leidensdruck steht. In diesen Fällen sind es die Bekannten, die ehemaligen FreundInnen oder NachbarInnen, die den Schutz der

Unwissenheit und des Nicht-Wahrhaben-Wollens wählen, um sich nicht ernsthaft mit der Erkrankung auseinandersetzen zu müssen. Auch hier helfen Schuldzuweisungen wenig, es benötigt Aufklärung. Es ist verständlich und menschlich, dass wir uns mit den Problemen anderer nicht immer konfrontieren wollen und können. Dazu kommen Berührungsängste und Unsicherheit hinsichtlich möglicher Reaktionen. So warten betroffene Menschen oft vergebens, auf ihre Sorgen und Probleme angesprochen zu werden. Die Erkenntnis, dass immer weniger Menschen im eigenen Umfeld bereit sind, sie in ihrer Erkrankung wahrzunehmen und sich damit aktiv auseinanderzusetzen, führt zu einer weiteren schmerzvollen Abwertung der eigenen Person.

Es gibt viel zu wenige Berührungspunkte zwischen der »normalen« Welt und Menschen mit Demenz.
— David Sieveking

ICH HABE EIN LEBEN HINTER MIR UND AUCH EINES VOR MIR

Von Demenz betroffene Menschen stehen an einem Wendepunkt ihres Lebens. Hinter ihnen liegt ein Leben voller Erfahrungen: vom behüteten Kleinkind zu den ersten Schulerfahrungen, noch im Teenageralter die Entscheidung für einen Ausbildungsweg, der Einstieg in die Berufswelt, die große Liebe, Familiengründung, vielleicht auch Krankheit, eine Trennung, ein Schicksalsschlag, meist ein arbeitsreiches Leben, das Großwerden der eigenen Kinder, die Freude über das erste Enkelkind. Vor ihnen liegt ein Lebensabschnitt mit vielen Unbekannten, geprägt von der Unsicherheit, was kommt und wie schwerwiegend sich die Krankheit auf sie und ihre Familienmitglieder auswirken wird. Tatsächlich stellt die Erkrankung nur einen Teil des Lebens dar. Es gibt eine Geschichte davor, und es gibt eine Zukunft. Jemanden auf seine oder ihre Krankheit zu reduzieren, ist daher nicht nur schmerzhaft, sondern auch falsch. Der aktuelle Veränderungsprozess, die schon sichtbaren und vielleicht zu erwartenden Kompetenzverluste dürfen uns den Menschen in seiner Vielschichtigkeit nicht vergessen lassen.

Dieser Blick auf die Gesamtheit einer Persönlichkeit und ein respektvoller Umgang stärken das Selbstbewusstsein und die Eigenständigkeit. Sie ermächtigen dazu, möglichst lange ein selbstständiges und aktives Leben zu führen, anstatt sich zurückzuziehen und die Verantwortung ganz abzugeben. Diese Haltung hat auch bei stark pflegebedürftigen Menschen ihre Berechtigung. Zwar verändern sich schrittweise das Erfassen von Sprache und die Möglichkeit der inhaltsorientierten Auseinandersetzung, doch die Gefühle, die ein Gespräch bewirkt, bleiben erhalten. Es kann gegen Ende der demenziellen Erkrankung bedeuten, dass die Hand gehalten oder gestreichelt wird und auf diese Weise Gefühle wie Zuneigung transportiert werden. Unsere Handlungen werden wahrgenommen. Sie lösen bis zum Schluss Reaktionen wie Lachen, Freude, Entspannung und Entkrampfung aus. Gerade dann zeigt sich wieder die Gesamtheit des Menschen, denn selbst im Ausdruck dieser reaktiven Emotionen sind wir in unseren Eigenarten unverwechselbar. Es spielt also eine große Rolle, wie wir unseren Nächsten das Gefühl vermitteln, auch in der Erkrankung angenommen zu sein.

> *Wenn man den Menschen ganzheitlich betrachtet und nicht nur das Gehirn, kann man Empathie mit ihm haben. Man kann auf seine Geschichte eingehen, danach fragen, anstatt zu sagen, er wäre nicht da.*
> — Naomi Feil

ICH HABE GELEBT, ICH HABE EINE BIOGRAFIE
Auch wenn Fähigkeiten nachlassen, Fertigkeiten verlorengehen, das Leben immer stärker aus Erinnerungen besteht und selbst diese langsam verblassen, dürfen wir den Menschen mit seiner Geschichte, seinen Emotionen und den von ihm im Laufe des Lebens erworbenen Kompetenzen nicht vergessen. Sie machen das Gesamtbild seiner Persönlichkeit aus. Eine Frau, die leidenschaftlich gern Backwaren aller Art hergestellt hat und krankheitsbedingt dazu nicht mehr in der Lage ist, sollte weiterhin als begnadete Bäckerin gesehen werden. Dementierende Menschen können sich plötzlich an Teile ihrer Vergangenheit erinnern und die Rolle von damals in der Gegenwart ausleben. Nach langer Zeit des Nichterinnerns eröffnet ein ehemaliger Vorsitzender vom Krankenbett aus eine Vorstandssitzung. Er erteilt den BesucherInnen das Wort und ersucht sie um Berichterstattung. Jemand anderer nimmt unvermutet seine Schuhe

in die Hand, prüft sie und versucht, sie zu reparieren, weil er über Jahrzehnte als Schuster gearbeitet hat. Das kann geschehen, nachdem über Monate und Jahre keinerlei Erinnerungen an die eigene Vergangenheit bemerkbar waren.

Diese Menschen haben noch immer Wissen und Weisheit in sich.
— Naomi Feil

Solche Beispiele zeigen deutlich, dass das gelebte Leben nach wie vor Bedeutung für die Betroffenen hat, und zwar auch im fortgeschrittenen Stadium der Demenz. Daran anzusetzen, belebt die Beziehung. Angehörige können Erfahrungshintergründe wieder aufleben lassen. Sie werden entdecken, dass die erkrankte Person zuweilen über Detailwissen verfügt, das bei ihnen selbst in einer solchen Konkretheit nicht vorhanden ist. Für die Betroffenen ist dieses gemeinsame Tasten nach Erinnerungen gelebte Zuneigung, für die Familienmitglieder kann es das Aufleben sorgloser und freudiger Zeiten bedeuten. Gemeinsam wird in die Geschichte eingetaucht und dabei vielleicht sogar Neues entdeckt. Über eine lange Zeit kann das gemeinsam funktionieren, später werden Angehörige oder FreundInnen das Erzählen ganz übernehmen müssen.

Wir wissen, wie bedeutsam es ist, in schwierigen Lebenssituationen begleitet zu werden. Das gilt auch für Menschen, die nicht mehr in der Lage sind, aktiv zu sein. Der Halt der Familie und des Umfelds verliert nicht an Wichtigkeit, auch dann nicht, wenn sich jemand scheinbar selbst verliert. Immer wieder kann es zu kleinen nonverbalen Reaktionen kommen, beispielsweise in Form eines leichten Händedrucks, eines angedeuteten Lächelns, einer veränderten Atmung. Menschen haben Empfindungen, sie brauchen ein Gegenüber und Zuneigung. Besonders in jenen Phasen, in denen die Desorientierung so weit vorangeschritten ist, dass die nächsten Angehörigen nicht mehr erkannt werden, ist es wichtig, sich dieses Wissen zu vergegenwärtigen. Es kann zutiefst verletzend sein, wenn man nach vielen Jahren des Zusammenlebens vom wichtigsten und liebsten Menschen nicht mehr erkannt und womöglich mit einem falschen Namen angesprochen wird. Denn auch pflegende Angehörige brauchen Anerkennung und ein gewisses Gefühl der Nähe. Die andere Seite, wie es sein muss, sich nicht mehr zu erinnern und das Gefühl zu haben, von Fremden umgeben zu sein, lässt sich nur erahnen.

Pflegende Angehörige fragen sich manchmal, ob es Sinn macht, um die Erinnerungen zu kämpfen und die Erkrankten daran zu erinnern, wer sie sind, wie und wo sie gelebt haben. Die Antwort ist ein klares Ja. Mit der Erinnerung werden Wertschätzung, Liebe, Zuneigung transportiert, auch wenn dies nur mehr auf der emotionalen Ebene abläuft. Die Betroffenen bestätigen uns das durch ihre Reaktionen. Das kann ein Seufzen, eine Umarmung oder ein Auflachen sein. Auch wenn diese Momente seltener werden, steht fest, dass wir Menschen Ansprache und Nähe benötigen. Das gesprochene Wort ist nicht mehr das Entscheidende. Der Kontakt verlagert sich auf die Gefühlsebene. Ein Kinderlied, das früher gemeinsam gesungen wurde, kann eine Brücke darstellen.

VERGESST BITTE NICHT MEINEN CHARAKTER

Eine kollektive Angst unserer Zeit ist, die Kontrolle über sich selbst zu verlieren. Das gesellschaftliche Zusammenleben ist von Selbstkontrolle geprägt. Schon als Kinder werden wir darauf konditioniert, unser Verhalten an die Umgebung anzupassen, unsere Gefühle zu kontrollieren und dosiert einzusetzen. Außergewöhnliches Verhalten wird als Mangel an Selbstkontrolle wahrgenommen und deshalb getadelt. Auffälligkeiten werden als Krankheitsbilder identifiziert. Kontrolle ist aber nicht nur Verzicht und Einschränkung, sie ermöglicht auch ein friedliches Zusammenleben. Die individuelle Freiheit wird dabei so weit reduziert, dass sie das Gemeinwohl nicht gefährdet.

Diese Sozialisation und damit entwickelte Einstellung erschwert das Leben dementierender Menschen. Ein Aufweichen unserer strengen Vorstellungen wäre richtig und notwendig. Für dementierende Menschen würde das bedeuten, dass sie sich nicht schämen müssen, wenn sie geistig desorientiert sind und etwas tun, was sie früher nie getan hätten. Denn auch ein ungewöhnliches Verhalten bedeutet nicht, dass sich der Charakter der Person verändert. Er wird bloß anders ausgelebt.

In der Erkrankung gibt es mehrere Phasen der Transformation der Persönlichkeit. Druck und Überforderung können zu Passivität, aber auch zu Burn-out oder zu Depressionen führen. Menschen, die an Demenz erkranken und laufend mit dem eigenen Versagen konfrontiert werden, können auf die massive Überforderung sehr stark und aggressiv reagieren. Zudem können Wahnvorstellungen entstehen, Bedrohungsszenarien durch Personen, die gar nicht anwesend sind. Das veränderte Verhalten kann sich also sehr unterschiedlich auswirken. Die Person selbst ist auch dann noch dieselbe. Vergessen wir nicht, wer sie ist, was sie mag und was sie kränkt. Sich daran zu orientieren, erleichtert den Umgang mit so mancher herausfordernden Situation und lässt uns das Richtige tun.

ICH DEMENTIERE, ICH HABE NICHT DEMENZ

> *Es ist schwierig, das richtige Wort zu finden: Menschen,*
> *die Demenz haben, oder Menschen mit Demenz.*
> *Man weiß nicht, was man sagen soll.*
> — David Sieveking

Die Bilder der Erkrankung sind so unterschiedlich wie die Menschen und ihre Lebenswege. Jeder Mensch reagiert daher in den einzelnen Phasen anders. So ungewöhnlich die Wortwahl »*ich dementiere*« sprachlich sein mag, vermag sie doch auszudrücken, dass die Erkrankung nicht nur etwas Passives ist, sondern sich der betroffene Mensch in einem Wandel befindet. Was gestern war, muss heute nicht sein und kann sich morgen schon in einem völlig anderen Licht zeigen. Das Dementieren ist ein sich ständig wandelnder Prozess – das hat zur Folge, dass die adäquate Unterstützung von heute nicht unbedingt die richtige Methode von morgen darstellen muss. Den Fall aus dem Lehrbuch gibt es nicht. Für die Angehörigen und das professionelle Pflegepersonal entsteht die Notwendigkeit, flexibel und bereit sein zu müssen, sich immer wieder neu auf den erkrankten Menschen einzustellen.

Die Tatsache, dass sich der Verlauf einer demenziellen Erkrankung sehr unterschiedlich darstellen kann, hat damit zu tun, dass es sich um eine sogenannte »Persönlichkeitsbeeinflussungsstörung« handelt. Dementierende führen einen Kampf gegen den Abbauprozess, den sie mit viel Engagement fallweise auch gewinnen, indem sie sich fordern und sich im Training selbst stabilisieren. Was einer Person gelingen mag, darf jedoch nicht zur Verurteilung eines anderen Menschen führen, der weniger erfolgreich ist. Keine Demenzerkrankung gleicht der anderen. Im Zentrum bleibt stets das Individuum. Die Betroffenen wie auch ihre Umwelt haben sich auf die jeweilige Situation neu einzustellen. Sprache schafft Bewusstsein. Die Verwendung des Begriffs »Dementieren« macht uns immer wieder bewusst, dass sich Lebenslagen ändern, variabel und im Fluss sind.

ICH BIN EIN MENSCH UND KEINE KRANKHEIT

Gerade weil der Krankheitsverlauf so unterschiedlich ausfallen kann, lässt sich schwer vorhersagen, wie es im jeweiligen Fall konkret weitergehen wird. Die betroffenen Menschen wollen solche Prognosen meist ohnehin nicht, da sie vage und schwer vorstellbar sind. Sie lassen Raum, der an ihnen zweifeln lässt, oder machen Angst. Der Appell *Ich bin keine Krankheit* versucht einerseits darauf aufmerksam zu machen, dass jeder Mensch seine Erkrankung individuell erlebt, und andererseits, dass niemand darauf reduziert werden will. Betroffene Personen möchten ebenso wenig über eine Krankheit definiert werden wie über den Abbau von Kompetenzen. Sie werden tief verletzt, wenn sie etwa als »*der Verwirrte aus der Müllergasse*« oder als »*die Demente in Zimmer 22*« bezeichnet werden. Demenz ist keine Personenbeschreibung. Sie ist nicht vergleichbar mit Zuschreibungen von Attributen wie *grantig*, *fröhlich* oder *ungeduldig*. Die Erkrankung beeinflusst den biografisch entwickelten Charakter und ist dementsprechend nicht die Definition meiner Person, sondern nur eine von vielen, temporär variierenden Beschreibungen meiner selbst.

Zahlreiche Erkrankungen, wie beispielsweise Krebs oder HIV, werden aus Sicht der Betroffenen als stigmatisierend erlebt. Es ist schwierig, sich dagegen zu wehren – bei Demenz ist es nahezu unmöglich. In den letzten zwei Jahrzehnten gab es vor allem in Pflegeeinrichtungen viele Bestrebungen, den Menschen in seiner Gesamtheit – und nicht nur seine Erkrankungen – in den Mittelpunkt der Bestrebungen zu stellen. Sprache hat großen Einfluss auf unsere Denkweise und verfestigt Klischees. Wenn jemand stets über seine oder ihre Krankheit definiert wird, erfolgt eine Manifestation dieser Zuschreibung, und der Mensch verschwindet letztlich hinter dem Bild der Erkrankung. Wie können wir dazu beitragen, dass Menschen weiterhin als Individuen gesehen werden und nicht auf solche Art reduziert werden? Wir können uns unter anderem darum bemühen, Gesprächsthemen zu finden, die sich auch auf andere

Lebensbereiche beziehen. Die Krankheit prägt, doch sie muss nicht immer im Vordergrund stehen. Es hängt von uns ab, wie viel Raum wir ihr geben, und es tut zuweilen gut, auch angesichts irritierender Symptome ein Gefühl für Normalität und die Dinge des Alltags zu entwickeln.

> *Beim Thema Demenz fällt auf, dass die Menschen denken, jemand gehöre nicht mehr dazu.*
> — David Sieveking

Für Angehörige stellen Pflege und Betreuung eine große Belastung dar. Die Erkrankung und die damit verbundenen Aufgaben fordern und überfordern. Für die eigene Psychohygiene ist es daher unerlässlich, sich nicht nur vom Krankheitsbild der zu betreuenden Person leiten zu lassen. Je weiter fortgeschritten die demenzielle Erkrankung ist und je progressiver sie sich durch Kompetenzverlust und persönlichkeitsverändernde Symptome äußert, desto schwieriger wird es, neben der Krankheit den Menschen wahrzunehmen. Doch es gibt keine Alternative zu diesem Ansatz. Auch in den problematischsten Phasen der Begleitung eines Menschen werden wir ausschließlich durch die Orientierung am Leben gestärkt. Die Fixierung auf die Krankheit schwächt uns zusätzlich. Dieser Zugang ist weder mit einer verdrängenden Haltung noch mit einer Negierung der eigenen Belastung zu verwechseln. Dementierende Menschen sind sich bewusst, dass ihre Erkrankung nicht nur bei ihnen selbst Verunsicherung oder Verzweiflung auslöst, sondern auch bei ihren Angehörigen. Für alle Beteiligten kann es einen guten Weg darstellen, diese Gefühle auszusprechen, damit die Belastung zu reduzieren und mehr Sicherheit zu erlangen. Von wesentlicher Bedeutung ist auch, mit außenstehenden Personen über die Situation zu sprechen, sie zu reflektieren und mögliche Hilfen in Betracht zu ziehen.

WIE KANN ICH MEINE ERKRANKUNG ENTSCHLEUNIGEN?
Dementierende Menschen stellen sich im Anfangsstadium der Erkrankung die Frage, wie sie ihrer Krankheit begegnen können. Viele Leute sind darüber informiert, dass Demenz derzeit nicht heilbar, jedoch über Medikamente beeinflussbar ist. So manche negative Auswirkung oder Begleiterscheinung kann bei richti-

ger medikamentöser Einstellung verringert werden. Gedächtnistraining, Aktivierung und Bewegung verlangsamen den fortschreitenden Prozess.

Bewegung und sportliche Betätigung sind ratsam. Auch wenn die Ausübung einer Sportart an sich nicht möglich ist, sollten sich betroffene Personen so viel wie möglich bewegen und aktiv bleiben. Ein Aspekt davon ist, die größtmögliche Selbstständigkeit aufrechtzuerhalten. Jeder Mensch kann sich hier selbst fordern und sich etwas zutrauen. Die Diagnose Demenz ist einschüchternd, doch das bedeutet nicht, dass alle Verantwortung, alles Denken und Tun abgegeben werden dürfen. Im Gegenteil, je stärker Sie sich darum bemühen, selbstständig zu agieren, desto länger werden Sie eine gewisse Sicherheit im Alltag beibehalten.

Gedächtnistraining hilft, den Geist wachzuhalten und die kognitiven Kompetenzen zu stärken. Manche Übungen brauchen externe Begleitung, andere können Sie alleine durchführen. Es gibt eine große Auswahl an Büchern, die Anregungen für solche Übungen enthalten. Generell ist jede geistige Beschäftigung förderlich, sei es lesen, spielen, Rätsel lösen. Auch über das Internet gibt es Möglichkeiten, sich geistig zu fordern. Es macht Sinn, dabei an den eigenen, biografisch entwickelten Interessen anzusetzen. Bei allen Gedächtnisübungen sollte man den individuellen Menschen mitdenken, auf Gewohnheiten, Vorlieben und die Lebensgeschichte achten. Nicht jeder Mensch spielt gerne. Manche lesen lieber ein politisches Magazin oder die Tageszeitung und diskutieren anschließend darüber. Ein Handwerker ist wahrscheinlich gut beraten, sich im möglichen Ausmaß weiterhin seiner Kernkompetenz zu widmen, und sei es, ein Bild aufzuhängen und andere Kleinigkeiten im Haus zu verrichten. Je mehr Freude eine Tätigkeit bereitet, umso hilfreicher ist sie. Personen, die sich mit Vorliebe handwerklichen Tätigkeiten gewidmet haben, sollten also dabei unterstützt werden, dies weiterhin zu tun. Wer mit Leidenschaft künstlerisch tätig war, sollte weiter malen, schreiben, musizieren, singen. Wer immer gerne und viel gelesen hat, sollte das auch weiterhin tun, notfalls ist für die nötige Hilfe, wie eine bessere Brille, eine stärkere Leselampe, E-Reader etc., zu sorgen. Auch Kochen und Backen sind Tätigkeiten, die Freude bereiten können und nicht aufgegeben werden, sondern an die Möglichkeiten angepasst werden sollten. Neben den speziellen Gedächtnisübungen hilft also jede Art von Beschäftigung, um geistig wach zu bleiben.

Dazu zählen auch fordernde Gespräche und Musikhören. Es ist wichtig, sich Zeit für die Betroffenen zu nehmen, ihnen zuzuhören, mit ihnen zu sprechen.

NIEMAND KENNT MEINE VERÄNDERUNG SO WIE ICH

Personen mit einem speziellen Fachwissen werden in der Regel als ExpertInnen bezeichnet. Fortschrittliches Denken in der Sozialarbeitswissenschaft ordnet auch den betroffenen Menschen selbst eine solche ExpertInnenrolle zu. Sie kennen ihre Situation am besten. Ähnliches gilt für die pflegenden Angehörigen, die meist jede kleine Bewegung zu deuten wissen. Das ausgebildete Fachpersonal verfügt über ein anderes Wissen. Ihre Expertise besteht im Erkennen der Erkrankung, ihrer Veränderungsprozesse und in dem Wissen, welche pflegerischen Notwendigkeiten sich daraus ergeben. Wie sich das emotional und physisch anfühlt, können nur jene wiedergeben, die selbst erkrankt sind, also die Betroffenen. Erst gemeinsam kann die aktuelle Situation umfassend beurteilt werden, können die richtigen Schlüsse daraus gezogen und zielführende Maßnahmen eingeleitet werden. Um die richtige Unterstützung herausarbeiten zu können, ist es wichtig, dass Begleit- und Pflegepersonen sehr genau zuhören und verbale wie nonverbale Äußerungen protokollieren. »Richtig« bedeutet in diesem Zusammenhang immer das, was auch die Betroffenen als zielführend erachten.

> *Meine Mutter wurde in ihrer Krankheit wie ein Guru, der uns gezeigt hat, wie man Anders-Sein und Gefühle und Zuneigung ohne viele Worte zeigen kann, ganz direkt.*
> — David Sieveking

Die Zentrierung auf die Betroffenen stellt einen Paradigmenwechsel dar. Die erkrankte Person wird als Pilotin oder Pilot der eigenen Reise betrachtet. Objektive Belastungsfaktoren existieren nicht, denn Menschen reagieren auf Belastungen unterschiedlich. Belastung ist subjektiv, sie betrifft die Pflegenden ebenso wie den erkrankten Menschen. Die PilotInnen wissen selbst am besten, was ihnen guttut und wie ein Leben mit Assistenz gestaltet werden muss, um den eigenen Wünschen und Bedürfnissen zu entsprechen. An diesem Punkt kommt die Expertise der Außenstehenden ins Spiel, um auf vorhandene Ressourcen aufmerksam zu machen und fachliche Unterstützung und Schulung zur Erweiterung derselben anzubieten. Somit kann die subjektive Belastung reduziert werden.

Unsere Hilfe und Unterstützung muss sich am Willen der von einer Erkrankung betroffenen Person orientieren und nicht an unserem Dafürhalten, was richtig wäre. Zielkonflikte zwischen HelferInnen und Betroffenen können dadurch vermieden werden. Diese Art von Hilfe ist erstens respektvoll und wirkt zweitens aktivierend. Denn nur wenn jemand etwas selbst erreichen will, ist dies mit Eigenleistung und Aktivität verbunden. Unterstützung, die von unserem Eigeninteresse gesteuert wird, wirkt nicht aktivierend, sondern macht passiv.

Die Verbesserung einer Lebenssituation ist grundsätzlich nur möglich, wenn sie von der zu unterstützenden Person auch als solche empfunden wird. Die Methode der Aktivierung mit der Energie der Betroffenen gilt für alle Bereiche der sozialen Arbeit als zielführend. Vermutlich ist die Entdeckung des eigenen Willens bei und mit dementierenden Menschen in einem fortgeschrittenen Stadium durch den prozesshaften Verlust von Orientierung und kognitiver Kompetenz besonders herausfordernd.

ICH HABE ANGST

Angst begleitet Dementierende sowie ihre Familienmitglieder von der Zeit der ersten Verunsicherung über die Diagnosefindung bis in die schwere Demenz hinein. Erkrankte Menschen werden durch die erlebten Einschränkungen permanent belastet. Sie reagieren daher auch auf geringfügige Irritationen sensibel. Um das zu begreifen, genügt es, sich zu vergegenwärtigen, mit wie viel Sorge und Angst wir auf eigene Erkrankungen reagieren. So lange wir uns gesund und kräftig fühlen, verschwenden wir kaum einen Gedanken daran, dass dies nicht immer so sein muss. Doch wenn wir erkranken, uns verletzen oder beispielsweise durch einen Unfall in der Motorik beeinträchtigt sind, erfahren wir, wie mühsam jede auch noch so kleine tägliche Verrichtung werden kann. So lässt sich erahnen, wie es sich für Dementierende anfühlt, wenn die Mobilität schrittweise eingeschränkt wird, wenn sich der Alltag immer schwerer bewältigen lässt. Dieser Prozess führt zu Angstzuständen. Zunächst ist es die Angst vor der Diagnose, dann davor, ausschließlich als krank wahrgenommen zu werden, vor dem Verlust der Selbstständigkeit, vor der Auslöschung der Erinnerung an das eigene Leben und der eigenen Identität und schließlich vor Pflegebedürftigkeit, Abhängigkeit, Isolation, vor Schmerzen und dem Tod. Diese Furcht wirkt sich auf den ohnehin schwer belasteten Alltag negativ aus.

Angst blockiert und beeinträchtigt unser Handeln, sie manifestiert sich in unserer Gefühlswelt und macht depressiv. Das kann so weit führen, dass die Kommunikation zusätzlich behindert wird und sich die Betroffenen auf der Suche nach Schutz ganz in sich zurückziehen. Eine erfolgreiche Begleitung von Dementierenden setzt voraus, über diesen Prozess Bescheid zu wissen und Ängste, soweit es geht, zu nehmen.

VERWIRRT MICH NICHT IN MEINER VERWIRRUNG

Ein bekanntes Symptom demenzieller Erkrankungen ist die Verwirrung. Sie steht meist mit einer starken Verunsicherung in Zusammenhang. Gut gemeinte Hilfestellungen, die dazu dienen sollen, den Betroffenen das Leben zu erleichtern, können deren Verwirrung verstärken. Dies sind zum Beispiel Eingriffe in gewohnte Abläufe. Angehörige und auch professionelle HelferInnen tendieren oft aus Verantwortungsgefühl dazu, die Abläufe des täglichen Lebens sicherer zu gestalten und zu vereinfachen. Diese Neuordnungen stellen für die erkrankten Personen einen starken Eingriff in erlernte Muster dar, denn die verinnerlichten Tagesstrukturen haben für Dementierende eine kompassähnliche Funktion, die sie durch den Tag leitet.

Aus der Pflege- und Sozialarbeitswissenschaft ist bekannt, dass mit der Diagnose eine Veränderung im Verhalten gegenüber den Betroffenen einsetzt und in der Folge vorschnell und ohne sie einzubeziehen, in deren Alltag eingegriffen wird. Gut gemeinte Hilfe kann somit zuallererst eine Verschlechterung mit sich bringen. Wir müssen lernen, unterstützende Maßnahmen sehr sorgsam einzusetzen, um nicht für zusätzliche Verwirrung zu sorgen. Die Gefahren im Haushalt werden oft überschätzt, damit sind jedoch nicht die Barrieren gemeint, die zu Sturzverletzungen im Alter führen können. Es empfiehlt sich, generell nicht zu massiv in den Alltag einzugreifen. Wenn wir der Ansicht sind, es sei notwendig, Abläufe zu ändern, zu vereinfachen und somit sicherer zu gestalten, so darf dies nur unter Einbindung der davon betroffenen Menschen erfolgen. Entscheidungen darüber sind gemeinsam zu treffen. Das Umstellen von Einrichtungsgegenständen oder Neuordnen von Haushaltsgeräten stellt für jemanden, der oder die sich ohnedies nur unter Schwierigkeiten orientieren kann, ein kaum zu überwindendes Problem dar.

Ortswechsel, insbesondere die Übersiedelung zu Angehörigen oder die Aufnahme in einer stationären Einrichtung, sind massive Eingriffe in das Leben der Dementierenden. Auch im Falle eines selbst gewählten Wohnungswechsels brauchen wir eine Eingewöhnungs- und Anpassungsphase. Menschen, die an Demenz erkrankt sind, fällt es weitaus schwerer, mit solchen tief greifenden Veränderungen zurechtzukommen und sich auf eine neue Umgebung einzustellen. Natürlich hängt auch dies davon ab, in welchem Abschnitt und in welcher individuellen Situation sich der oder die Betroffene zu diesem Zeitpunkt befindet.

Die soziale Diagnostik bietet Methoden an, um herauszufinden, welche Auswirkungen bei gravierenden Veränderungen zu erwarten sind. Solche Einschätzungen können die jeweilige Entscheidung erleichtern bzw. die Notwendigkeit einer umfangreichen Vorbereitung und Planung bewusst machen. Jeder beabsichtigte Ortswechsel sollte immer auch aus der Sicht der davon betroffenen Person beurteilt werden. In der Praxis erleben wir, dass Angehörige mit dieser Thematik grundsätzlich sensibel umgehen und tendenziell keine vorschnellen Entscheidungen treffen. In der Mehrzahl schaffen sie es, im Sinne der Betroffenen mit einem Ortswechsel so lange wie möglich zu warten oder ihn gänzlich zu vermeiden. Dabei können sie sich jedoch übernehmen und in der Folge der ständigen Überbelastung selbst erkranken. Sie sollten sich den beschriebenen Zielkonflikt bewusst machen und eventuell mithilfe von Außenstehenden zu beurteilen lernen.

In der Regel kann davon ausgegangen werden, dass dementierende Menschen weder wollen noch verlangen, dass sich ihre Angehörigen im Rahmen der Betreuung selbst massive Schäden zufügen. Schwere Überforderung gefährdet nicht nur die Gesundheit, sie führt auch dazu, dass eine zuvor gute Beziehung und Betreuung sich negativ entwickelt. Die Folgen von Überforderung können in Schuldzuweisungen, Aggressionen und letztlich sogar in gewalttätige Übergriffe münden. Pflegende Angehörige haben das Recht und die Pflicht, ihre eigene Situation in Entscheidungen für die und mit der zu betreuenden Person einfließen zu lassen. Dies ist durchaus im Sinne der Betroffenen. Somit kann eine gute fachliche wie ausreichende individuelle Betreuung in einer Einrichtung oder Wohngemeinschaft eine Verbesserung für die Dementierenden darstellen. Die Angehörigen werden wieder in die Lage versetzt, eine positive und empathische Beziehung zu ihrem erkrankten Familienmitglied aufzunehmen.

Es gibt also Situationen, in denen ein Ortswechsel trotz aller zunächst negativ erscheinenden Konsequenzen die bessere und adäquate Betreuungsform darstellt. Um dies herauszufinden, müssen auch die Angehörigen auf ihr Inneres hören. Das Prinzip einer behutsamen und rücksichtsvollen Betreuung schließt auch die pflegenden Personen mit ein.

Fremde konnten mit meiner Mutter immer sehr gut umgehen, sie fanden das alles nicht so schlimm. Wenn man jemandem begegnet, der schon so ist, wie er ist, knüpfen sich keine Erwartungen daran. Für Angehörige ist es schwieriger, sie schleppen auch all die Erinnerungen mit sich herum.
— David Sieveking

LIEBE FREUNDE, LASST MICH NICHT ALLEIN
Der Freundeskreis von an Demenz erkrankten Personen minimiert sich in der Regel rapide. So manche Freundschaft war von regelmäßigen Treffen geprägt, vom wöchentlichen Schachspiel, von politischen Diskussionen oder dem gemeinsamen Lokalbesuch. Wenn die Wahrnehmung solcher Termine auf Grund einer Erkrankung nicht mehr möglich ist, brechen die Kontakte ab. Sie sind nur unter geänderten Vorzeichen aufrechtzuerhalten und setzen Flexibilität und die Bereitschaft voraus, die Beziehung neu zu definieren und sich mit den Anliegen der erkrankten Person auseinanderzusetzen. Die Beziehung gerät aus der Balance, es entsteht der Eindruck, dass es sich nicht mehr um ein egalitäres Geben und Nehmen handelt. Hinzu kommt, dass dementierende Menschen selten in der Lage sind, Kontakt und Freundschaft einzufordern. Zunächst geschieht dies vielleicht aus Scham, zu einem späteren Zeitpunkt liegt die Ursache oft darin, dass sich die Prioritäten ändern und das Gedächtnis es nicht mehr zulässt, sich an alle einst nahestehenden Menschen

zu erinnern. Doch auch wenn es offensichtlich ist, dass jemand nie wieder Schach spielen oder eine politische Diskussion führen kann, ist der Wunsch nach Freundschaft und Nähe aufrecht.

Der Umstand, dass im Zuge einer Demenzerkrankung Freundschaften nur bestehen können, wenn die Bereitschaft zur Neugestaltung vorhanden ist, wiegt schwer genug. Hinzu kommt, dass wir über keine Erfahrungen im Umgang mit desorientierten Menschen verfügen und dabei stark gefordert werden. Trotz aller Berichte in den Medien herrschen Unwissenheit und Fehlinformationen vor, die zur Scheu vor einer Annäherung beitragen und die Angst schüren, etwas falsch zu machen. FreundInnen und WeggefährtInnen ziehen sich zurück. Ein Großteil unserer Gesellschaft will mit Leid und Sorgen nichts zu tun haben. Die Furcht, einmal selbst betroffen zu sein, ist zu groß. Es ist beinahe so, als ob persönliches Leid ansteckend wäre. Persönlich und als Gesellschaft sind wir aufgefordert, Menschen, die von der Norm abweichen, zu akzeptieren und mit ihnen leben zu lernen. Derzeit überwiegen noch Unsicherheit, Angst und Mitleid, doch mit der zunehmenden Zahl an demenziell erkrankten Menschen wird sich das rasch ändern müssen.

Nachdem der Film angelaufen war, wurde ich von vielen Leuten darauf angesprochen, von Betroffenen, Ärzten, von Pflegepersonal. Und plötzlich begegnet mir das Thema auch dauernd im Alltag.
— Herbert Schäfer

Auch wenn sich an Demenz erkrankte Menschen manchmal passiv verhalten, heißt das nicht, dass sie keine Sehnsucht nach freundschaftlichen Beziehungen haben. Der Verlust ist für sie fühl- und erlebbar. Gedächtnistraining und professionelle Hilfe können soziale Kontakte nicht ersetzen. Daher lautet die Bitte an FreundInnen und Bekannte: Seid bereit für den Wandel einer Freundschaft und bleibt! Auch für die pflegenden Angehörigen sind die sozialen Kontakte ihrer Nächsten von unglaublichem Wert. Jeder Beziehungsverlust erhöht ihre Belastung, zuletzt bleiben sie als die Einzigen übrig, die zur dementierenden Person in Beziehung stehen. Niemand braucht sich davor fürchten, etwas falsch zu machen. Entscheidend ist, authentisch zu bleiben, sich einzufühlen und wertschätzend mit dem erkrankten Menschen umzugehen. Wenn Zuneigung und Empathie vorhanden sind, wird die Beziehung gut sein. Wer eine solche Freundschaft aufrechterhält, wird positiv überrascht sein, wie sehr er oder sie davon profitiert. Für dementierende Menschen ist jede Bezugsperson wichtig, denn sie nehmen von ihrer Umgebung mehr wahr, als sie uns mitteilen können.

> *Wenn man Menschen zuhört, erfährt man wunderbare Dinge. Sie tragen Weisheit in sich. Es macht Freude, mit ihnen zu leben und zu arbeiten.*
> — Naomi Feil

MEINE AGGRESSION RICHTET SICH NICHT GEGEN DICH

Wenn Kleinkinder erkranken, sind sie unruhig und weinerlich. Auch als Erwachsene kennen wir das Gefühl von Gereiztheit, Nervosität und Unmut, wenn wir uns unmittelbar vor dem Ausbruch einer Erkrankung befinden. Diese negative Befindlichkeit kündigt eine unmittelbare Änderung im Körper an. Wir können uns vorstellen, welche Emotionen und Stimmungen schwere Erkrankungen wie die Demenz begleiten. Das Wissen um die Unheilbarkeit belastet und macht unfrei. Rückzug, Zurückweisung und Aggression sind nachvollziehbare Reaktionen.

Angst auslösende Persönlichkeitsveränderungen sind durch die Diagnose besser einzuordnen. Für die an Demenz erkrankte Person gibt es jedoch zu keinem Zeitpunkt ein Aufatmen. Verunsicherung und Sorge nehmen zu, es entstehen Unmut und Aggression. Das verletzte Selbstwertgefühl führt zu Wut, Schmerz und Trauer. Der Kontrollverlust bewirkt, dass diese Gefühle impulshaft und eruptiv geäußert werden müssen. Nicht jeder Krankheitsverlauf ist mit anhaltend aggressivem Verhalten verbunden. In jedem Fall muss aber mit unruhigen Phasen, in denen die Kommunikation deutlich erschwert wird, gerechnet werden. Für die betreuenden Angehörigen ist es wichtig zu wissen, dass sich das veränderte Verhalten der Kontrolle der erkrankten Person entzieht und sich grundsätzlich nicht gegen die Nahestehenden richtet. Wären die Betroffenen dazu in der Lage, würden sie dem geliebten Menschen vermutlich mitteilen wollen: »*Ich meine nicht dich. Meine Sorge, meine Wut und meine Verzweiflung richten sich gegen meine Krankheit und die damit einhergehenden Einschränkungen.*« Es ist nicht einfach, aggressives Verhalten nicht persönlich zu nehmen. Dabei kann uns nur das Wissen darüber helfen, dass der erkrankte

Mensch selbst leidet und dieses Leiden nach außen kehrt. Das Bewusstsein über die Ursachen aggressiver Ausbrüche kann für Angehörige entlastend wirken und ihnen einen adäquaten Umgang damit ermöglichen. Die persönliche Betroffenheit kann nur durch ein ausgeprägtes Wissen und Verständnis der Zusammenhänge gemildert werden.

VERGISS MICH NICHT, WENN ICH MICH SELBST VERGESSE
Wenn das Vergessen des eigenen Lebensweges einsetzt, können pflegende Angehörige helfen, die entstehenden Wissens- und Erinnerungslücken zu füllen. So werden sie zur biografischen Stütze, wenn es darum geht, die Etappen eines Lebensweges nachzuzeichnen und zu erzählen, ein Stück Erinnerung zu schenken. In Gesprächen mit dementierenden Menschen stellen wir immer wieder fest, dass sie sich durch die aktive Erinnerungsarbeit an Begebenheiten, Erlebnisse und Geschichten aus ihrem Leben erinnern, die längst verschüttet waren. Das gemeinsame Durchblättern alter Fotoalben stellt eine gute Möglichkeit dar, dementierenden Menschen verlorenes Wissen zurückzugeben. Betroffene und ihre Angehörigen freuen sich gemeinsam, wenn plötzlich Geschichten erzählt und Gefühle aus einer längst vergangenen Zeit angesprochen werden, wenn Verlorengegangenes wiederentdeckt wird. Wir haben Gelegenheit, an Erlebnissen teilzuhaben, von denen wir vielleicht zum ersten Mal hören.

Dies gilt nicht nur für die frühen Phasen der Erkrankung. Es ist ebenso essenziell, Personen, die schon viel an Wissen verloren haben, mit ihren eigenen Geschichten und Erlebnissen zu konfrontieren, ihnen von ihrem Leben zu erzählen, Begegnungen und besondere Ereignisse zu besprechen. Das Gefühl, vergessen zu werden und sich dazu selbst zu vergessen, bedeutet Einsamkeit. Eine empathische und liebevolle Pflege kann davor bewahren. Biografiearbeit sollte nicht nur den pflegenden Angehörigen überlassen werden, denn dazu ist jede Person im Umfeld eines dementierenden Menschen in der Lage. Gerade Enkelkinder oder Nichten und Neffen werden diese Gespräche als Bereicherung erleben, da sie dadurch Details aus der eigenen Familiengeschichte erfahren, die ihnen bis dato unbekannt waren. Sie werden zugleich das berechtigte Gefühl haben, einen sinnvollen und liebevollen Beitrag in der Betreuung der erkrankten Person zu leisten.

ICH BRAUCHE LIEBE, AUCH WENN ICH SIE EUCH NICHT ZEIGEN KANN

Erfüllte Liebe, Zärtlichkeit und Berührung verlangen nach einem Gegenüber. Ab einer bestimmten Phase sind an Demenz erkrankte Menschen kaum mehr in der Lage, dabei eine aktive Rolle einzunehmen. Liebe, Geborgenheit und Zuwendung bleiben für sie dennoch wichtig. Selbst bei fortgeschrittener Erkrankung gibt es Momente, in denen die Betroffenen nach tagelangem Schweigen plötzlich reagieren und Emotionen zeigen. Es wäre falsch zu glauben, dass Menschen, die sich ganz in sich zurückgezogen haben, kein Bedürfnis nach Liebe und Zärtlichkeit empfinden.

Das Wissen darum ist besonders für professionelle Pflegekräfte wichtig, die in keiner persönlichen Beziehung zum pflegebedürftigen Menschen stehen. Empathiefähigkeit und eine freundliche, liebevolle Grundhaltung sind Voraussetzungen für eine erfolgreiche Betreuungsarbeit. Während in frühen Phasen noch über Sprache kommuniziert werden kann, transformiert sich die Form der Zuwendung zu einem späteren Zeitpunkt ins Nonverbale. Sie bedarf keiner mündlichen Antwort, sie verlangt oder erwartet nichts. Und dennoch wird sie gegeben. Dementierende Menschen werden dieses Selbstverständnis genießen. Wenn die Kommunikation zunehmend nonverbal erfolgt, wird das Erhören vom Erspüren abgelöst. Die Sprache wird weniger über die Ratio, als auf der Gefühlsebene verstanden. Es verliert an Bedeutung, rational verstanden zu werden. Der Wert, auf emotionaler Ebene gespürt zu werden, nimmt zu. Die Herausforderung besteht darin, Menschen aus dem Umfeld dafür zu gewinnen, sich weiterhin mit der erkrankten Person auszutauschen, Wärme und Zuneigung zu vermitteln. Alleinstehende Dementierende befinden sich in einer besonders schwierigen Situation. Die professionellen HelferInnen sind dann die Einzigen, die eine gewisse Wärme weitergeben können.

Für Angehörige ist es nicht immer einfach, Liebe und Nähe zu geben, wenn Betroffene aggressiv, wütend oder resignativ sind. Auch pflegende Familienmitglieder können nicht immer stabil bleiben. Es ist keine Schande, einmal zornig zu werden. Es ist wichtig, sich die negativen Gefühle bewusst zu machen. Das bildet die Grundlage für Reflexionsmöglichkeiten und die Voraussetzung dafür, wieder positive Gefühle gegenüber dem oder der Betroffenen entwickeln zu können.

Die Verpflichtung, neben dem eigenen Berufs- und Familienleben den Alltag einer an Demenz erkrankten Person zu organisieren, fordert und überfordert uns. Für den emotionalen Austausch bleibt zu wenig Zeit. Die Haushaltsführung, verbunden mit den pflegerischen Tätigkeiten, lässt weder Zeit noch Kraft für emotionale Zuwendung, für Biografiearbeit, für die Beziehungsebene. Pflegende Angehörige müssen ständig verfügbar sein, sie betreuen und pflegen. In manchen Phasen lassen es die Dementierenden nicht zu, dass man auch nur ein paar Minuten für sich nützt. In solchen Situationen merken die pflegenden Angehörigen, dass sie »nicht mehr können«, dass ihr eigenes Leben völlig auf der Strecke geblieben ist. Es ist möglich, dass Zuneigung und Empathie durch diese enorme Belastung sich zum Negativen wenden und zeitweilig auch Aggressionen und Gefühle wie Hass auftreten. Über Gewalt gegen ältere Menschen wird ungern gesprochen. Hier ist die Gesellschaft gefordert, Angebote zu entwickeln, um die Angehörigen rechtzeitig und umfassend zu entlasten. Moralvorstellungen, wonach es diese Wut nicht geben dürfe, belasten zusätzlich. Pflegende Angehörige benötigen Betreuung, Austausch, Unterstützung und Pausen, um eine empathische Beziehung aufrechterhalten zu können. Dies ist durchaus auch im Sinne der Dementierenden und muss ihnen zugemutet werden. Die Angehörigen werden dadurch in die Lage versetzt, jenseits der Organisation und Aufrechterhaltung des Alltags Zeit für das erkrankte Familienmitglied zu finden, in der es ausschließlich um die Beziehung geht. Das Leben der Angehörigen darf nicht ausschließlich von den Krankheitsfaktoren der pflegebedürftigen Person abhängen, denn das demoralisiert beide Seiten. Auf den ersten Blick klingt es befremdend und unglaubwürdig, dass sich Dementierende trotz ausreichender pflegerischer und betreuender Handlungen nicht ausreichend unterstützt fühlen können. In diesen Fällen kann es sein, dass die direkte emotionale Beziehungsarbeit auf Grund von Überforderung und Überlastung zu kurz kommt.

Nicht jedes Familienleben entspricht einem Ideal. In dieser Feststellung an sich ist schon die Abweichung in der Praxis vorweggenommen. Innerfamiliäre Beziehungen sind nicht immer von Nähe und Liebe geprägt. Weder Partnerschaften noch die Verhältnisse zwischen Kindern und Eltern oder Schwiegereltern müssen besonders innig oder positiv gewesen sein. Ehegemeinschaften sind womöglich längst in ein Nebeneinander, in eine gegenseitige Duldung gemündet oder waren immer schon schwierig. Es kann sein, dass Beziehungen zwischen Eltern und Kindern zu einem früheren Zeitpunkt von Gewalt, emotionaler Leere oder von Vorwürfen geprägt waren. Ist eine Beziehung entwicklungsbedingt nur rudimentär vorhanden oder negativ geprägt, so hat dies einen großen Einfluss auf das emotionale Verhältnis in der Betreuungssituation. Es kann daher nicht von jeder Person im Familienverband verlangt werden, für die Pflege zur Verfügung zu stehen. Besonders wenn die Beziehung einst von Gewalt geprägt war, kann nicht erwartet werden, dass eine empathische und umfassende Betreuung übernommen wird. Wenn eine solche Problematik besteht, ist es enorm wichtig, sie anzusprechen und sich all dieser Aspekte bewusst zu sein, ehe die Pflege übernommen wird. Eine durch eine negativ geprägte gemeinsame Vorgeschichte belastete Beziehung hat weitreichende Konsequenzen für die zu pflegende wie auch für die betreuende Person. Von beiden Seiten kann eine intensive Nähe unerwünscht sein und bleiben. Dies sollte auch von anderen Angehörigen respektiert werden.

Ein Pflegeverhältnis muss nicht von Liebe oder großer Zuneigung geprägt sein. Es kann auch aus dem Verantwortungsgefühl gegenüber einer familiär nahestehenden und beeinträchtigten Person resultieren. Generell ist mit einer Rollenumkehr zwischen Eltern und Kindern oder in Partnerschaften zu rechnen. Auch dies stellt eine schwer zu bewältigende Herausforderung dar.

Pflegebedürftige Menschen haben meist ein sehr klares Bild davon, wen sie in ihrer Nähe haben möchten. Während das Annehmen von Hilfe generell schwerfallen kann, wollen manche Menschen nicht von ihren Kindern gepflegt werden. Sie wollen es ihnen nicht zumuten, den Beruf aufgeben, die eigene Familie vernachlässigen oder den Wohnort wechseln zu müssen. Dies weist auf einen wesentlichen Aspekt der Pflege und ihrer Grenzen hin. Selbstaufgabe liegt weder im Interesse der pflegebedürftigen noch der pflegenden Personen. Nicht immer kann alles voneinander verlangt werden. Laut auszusprechen, was möglich und was unmöglich ist, Verhandlung und Einigung auf Machbares, bringt Klarheit und verhindert falsche Erwartungen. Dies macht zum anderen für beide Seiten klar, auf welcher Basis die Beziehung steht. Eine realitätsbezogene Einschätzung ist eine gute Voraussetzung, die vereinbarten Grundlagen und Komponenten der Pflege umsetzen und einhalten zu können.

Ich betreue und pflege ein Mitglied meiner Familie

DIE ERSTEN VORBOTEN DER DEMENZ
Demenzerkrankungen kündigen sich langsam an. Zuerst bemerken die Betroffenen, dass etwas nicht stimmt, dann die ihnen nahestehenden Menschen. Die Abweichung von gewohnten Verhaltensmustern wird wahrgenommen. Die Person ist nicht bei der Sache, kann sich nur schwer konzentrieren, vergisst viel und verlegt Dinge. Der erste Gedanke lautet meist: *»Jetzt wird er alt«* oder *»Jetzt wird sie alt«.*

Sich wiederholendes Fehlverhalten führt bei den nahen Angehörigen oft zu Verärgerung, die in Vorwürfen mündet. Man ärgert sich über Unkonzentriertheit, über mangelnde Motivation, über fehlendes Engagement und glaubt, es wäre ein Nichtwollen, doch tatsächlich handelt es sich um ein Nichtkönnen. Auch die erkrankten Menschen verstehen nicht, warum ihre Merkfähigkeit nachlässt. Die Reaktionen ihrer Umgebung verstärken eine bereits vorhandene Verunsicherung. Es beginnt eine Art Versteckspiel. Die Betroffenen versuchen, die Abnahme ihrer Kompetenzen zu verschleiern und zu kompensieren. Sie weichen schwierigen Situationen aus, entziehen sich jenen Aufgaben, die sie überfordern könnten. Das vermeidende Verhalten wird als Faulheit und Sturheit fehlinterpretiert, Konflikte sind die Folge. Dieser belastende Zustand kann über Monate oder sogar Jahre anhalten, ehe die wahre Ursache erkannt wird, denn es ist nicht einfach, Demenzerkrankungen als solche zu identifizieren und von normalen Alterungsprozessen zu unterscheiden.

Den Angehörigen wird in den folgenden Jahren ein großes Maß an Akzeptanz abverlangt werden. Menschen entwickeln sich weiter und ändern sich. Erkenntniszugewinn, Erfahrungen, neue Interessen, Erwerbstätigkeit, veränderte Lebensumstände, Ereignisse und Schicksalsschläge sind die Motoren der menschlichen Veränderung und Weiterentwicklung.

Die Grundlage jeder gelungenen Beziehung besteht darin, den anderen Menschen als eigenständige Persönlichkeit wahrzunehmen und zu schätzen, Entwicklung zuzulassen, die Person dafür zu respektieren und zu lieben, wie sie ist, und nicht dafür, wie sie sein sollte. Wir nehmen für uns selbst in Anspruch, so angenommen zu werden, wie wir sind, daher sollten wir das auch unseren Angehörigen zubilligen, uns mit ihren Veränderungen auseinandersetzen und sie akzeptieren. Beziehungen sind nicht statisch. Sie unterliegen einem Wandel, der durch die Veränderung und Entwicklung der involvierten Personen herbeigeführt wird und sie laufend beeinflusst.

In Beziehung zu sein bedeutet, aufmerksam zu bleiben und wahrzunehmen, wenn der oder die andere belastet ist und sich nicht gut fühlt. Ein respektvoller Umgang verlangt danach, weniger zu urteilen als zu verstehen. Ein stark verändertes Verhalten unserer Nächsten sollte uns also dazu bewegen, das Phänomen und die Ursachen für uns und im Dialog zu hinterfragen.

> *Ich fand meine Mutter in diesem Zusammenhang immer sehr charmant. Sie hat immer Komplimente gemacht, was man normalerweise ja auch nicht macht, an der Kassa zu sagen: »Oh, Sie haben aber schöne Haare.« Es gibt ja nicht nur Schwierigkeiten mit Demenzerkrankungen, sondern auch schöne Erfahrungen.*
> — David Sieveking

DAS DRÄNGEN AUF DEN ARZTBESUCH

Sobald sich der Verdacht erhärtet, dass eine Erkrankung vorliegen könnte, ist es den meisten Angehörigen ein Anliegen, die Ursachen für die Veränderung abzuklären. Nicht immer sind die Betroffenen dazu bereit. Die Bereitschaft, sich einer umfassenden medizinischen Untersuchung zu unterziehen, muss reifen. Jeder Mensch benötigt sein eigenes Tempo. Ein Drängen auf rasche Terminvereinbarung ist nur bedingt hilfreich, es kann zu Angst führen und Widerstand hervorrufen.

An Demenz erkrankte Menschen ordnen die eigenen Veränderungen oft ganz anderen Gründen wie etwa Stress oder Überarbeitung zu. Sie sehen keine Notwendigkeit für einen Arztbesuch. In einem solchen Fall sollten die Angehörigen eine Untersuchung vorschlagen, dabei aber der betroffenen Person ihr eigenes Tempo zugestehen. Das Wissen, dass an eine Diagnose immer auch Möglichkeiten geknüpft sind, um die Situation zu verbessern, ist hilfreich. Bekanntlich kann ja auch der Alterungsprozess an sich zu Überforderung und veränderten Verhaltensweisen führen. Sollte es sich hingegen um eine Demenzerkrankung handeln, helfen Information, Beratung und Therapie.

Angehörige können dazu beitragen, Angst zu minimieren und die positiven Aspekte einer medizinischen Abklärung in den Vordergrund zu stellen. Ist jemand nicht bereit, sich einer fachärztlichen Untersuchung zu unterziehen, so besteht eventuell die Möglichkeit, diese Person zu einem Informationsgespräch beim Hausarzt oder der Hausärztin zu motivieren. Für eine umfassende Abklärung sind in der Regel mehrere Untersuchungen notwendig. Es kann den Betroffenen guttun, zu den Arztterminen begleitet zu werden, sofern sie dies wünschen. Stress und Aufregung werden dadurch reduziert, das Signal, nicht allein gelassen zu werden, wirkt entlastend.

DEMENZ IN MEINER FAMILIE – WAS BEDEUTET DAS FÜR MICH?

Die Diagnose nimmt zwar die Last des Nichtwissens, doch sie löst im gesamten Familiensystem einen Schock aus. Wir müssen davon ausgehen, dass sich ab nun vieles deutlich verändern wird. Das Leben wird nicht mehr sein, wie wir es gewohnt waren, alle für die Zukunft entworfenen Pläne sind plötzlich infrage gestellt. Je umsichtiger die Angehörigen mit dem erkrankten Menschen umgehen, desto eher wird dieser die Kraft finden, über seine Sorgen zu sprechen. Es tut gut, wenn andere bereit sind und sich die Zeit nehmen, um zuzuhören, sich mit der Thematik auseinanderzusetzen und die in Worte gefassten Gefühle empathisch zu reflektieren.

> *Ich wünsche mir, dass wir lernen, dass Demenz zum Leben dazugehört.*
> — Herbert Schäfer

Angehörige tendieren dazu, den Betroffenen auf Grund der Diagnose Verantwortung und Kompetenz abzusprechen. Sie greifen in die Tagesstruktur ein und gestalten sie um, versuchen Gefahrenquellen zu eliminieren und Abläufe zu vereinfachen. Vielfach handelt es sich dabei um vorgreifende Vorsichtsmaßnahmen. Doch meist führen diese Maßnahmen zu Irritation und weiterer Verunsicherung. Der Mensch, um den es geht, ist einen Tag nach der Diagnose derselbe wie am Tag zuvor, daran wird sich auch in den nächsten Tagen und Wochen nichts ändern. Er oder sie wird in der Lage sein, dieselben Dinge wie bisher zu tun, es wäre daher falsch, ihm oder ihr Kompetenzen und Verantwortungsbereiche abzusprechen. Das käme einer Entmündigung nahe. Die Diagnose gibt der Erkrankung einen Namen. Unser Ziel darf nicht sein, Fähigkeiten und Verantwortung vorsorglich abzutragen, sondern unsere Angehörigen adäquat zu unterstützen, damit sie ihre Kompetenzen so gut und so lange wie möglich erhalten können. Nur wenn wir die Eigenverantwortlichkeit der Betroffenen respektieren, werden wir sie nicht verwirren, irritieren oder entmündigen.

Alle Beteiligten brauchen Zeit, um sich auf den Befund einzustellen und damit umgehen zu lernen. Fürsorge darf nicht zur Fremdbestimmung durch Angehörige führen. Es ist jedoch hilfreich, für die Zukunft zu planen und vorzusorgen. Sie benötigen Informationen und Austausch. Entsprechende Angebote erhalten Sie im Internet unter www.demenz-hilfe.at, bei der Ärzteschaft und bei sozialen Organisationen, die Pflege und Betreuung anbieten. Neben dem zu generierenden Wissen ist es wichtig, auf die eigenen Gefühle, Sorgen und Ängste zu hören und diese zu reflektieren. Der Austausch mit anderen Menschen ist hilfreich. Sie sollten sich die Zeit nehmen, die eigenen Gefühle mit Freunden und Freundinnen zu besprechen. Dies kann ein Ventil darstellen und Erleichterung schaffen. Sie sollten jedenfalls in Erwägung ziehen, professionelle Hilfe durch Gesundheits- und Krankenpflege, Psychologie oder Therapie in Anspruch zu nehmen.

WARUM PFLEGE ICH?

Nach dem Erhalt der Diagnose drängen sich unzählige Fragen hinsichtlich der Organisation von Pflege und Betreuung auf. Es gilt zu klären, wer in welchem Ausmaß Pflege und Verantwortung übernehmen wird. Man sollte sich die Motivation bewusst machen, die zur Übernahme dieser Aufgabe führt. Was sind Ihre Gründe dafür? Welche Gefühle haben Sie diesbezüglich? Je klarer Sie sich der Gründe und der damit verbundenen Gefühle zu Beginn der Begleitung bewusst sind, desto tragfähiger werden sich diese in der Zukunft erweisen. Man sollte auch die Faktoren, die eine Pflegearbeit erschweren oder dagegen sprechen, bedenken, besprechen und abwägen, die eigenen Bedürfnisse nicht außer Acht lassen. Dies kann eine gute Basis dafür schaffen, sich selbst nicht zu überfordern, von Beginn an die gesamten innerfamiliären Ressourcen zu aktivieren, außerfamiliäre Helfersysteme miteinzubeziehen und bei all dem kein schlechtes Gewissen zu empfinden.

Ob jemand Pflege übernehmen möchte oder muss, hängt von der Familienkonstellation ab. In Familien, in denen grundsätzlich mehrere Personen für die Betreuungsarbeit infrage kommen, sollten Gespräche hinsichtlich einer zumutbaren und gerechten Verteilung dieser Verantwortung geführt werden. Bis heute wird das Erbringen der Pflegearbeit in erster Linie von Frauen erwartet, unabhängig davon, ob sie mit der zu pflegenden Person eng oder direkt verwandt sind. Frauen pflegen im Regelfall nicht nur die eigenen Eltern, sondern auch die Eltern des Partners.

Die Erfahrungen, wie auch das Ergebnis einer dazu geführten Studie (*Carers Career*), zeigen, dass jene Person, die die ersten betreuenden Aufgaben übernimmt, meist zum haupt- und alleinverantwortlichen Angehörigen wird. Die anderen Familienmitglieder ziehen sich zurück. Daher ist es gerade zu Beginn der Betreuungsnotwendigkeit ratsam, die Betreuung und Verantwortung auf mehrere Personen aufzuteilen. Eine Verteilung der Zuständigkeit verringert die emotionale, psychische und physische Belastung des oder der Einzelnen. Auch scheinbar marginale Unterstützungsangebote vermögen eine große Wirkung zu entfalten. Neben der tatsächlichen Entlastung erfahren wir Wertschätzung, Solidarität und ein Miteinander. Im letzten Kapitel wurde der Appell formuliert, unsere dementierenden Mitmenschen nicht alleine zu lassen. Dies gilt ebenso für pflegende Angehörige – lassen wir auch sie nicht allein, warten wir mit Unterstützungsangeboten nicht darauf, dass sie uns auffordern oder gar zusammenbrechen, denn diese Momente liegen oft sehr nah beieinander. Pflegende Angehörige scheuen sich davor, Hilfe und Unterstützung einzufordern. Es ist ihnen vielfach unangenehm, sie hoffen, dass ihre Überforderung wahrgenommen und ihnen ein Teil der Bürde aktiv abgenommen wird. Geschieht dies nicht, ziehen sie sich oft gemeinsam mit ihren pflegebedürftigen Familienmitgliedern in jene Welt zurück, die rund um die Uhr aus Betreuung besteht. Es liegt an uns, diesen Rückzug zu verhindern, ihn weder unseren pflegenden noch den zu pflegenden Angehörigen zuzumuten.

Planen Sie auch professionelle Hilfe ein. Sie entlastet und bringt eine zusätzliche Expertise in Fragen der Beratung und Pflege in die Betreuungssituation. Angehörige und Dementierende haben selbstverständlich das Recht, professionelle Unterstützung in Anspruch zu nehmen. Zum Glück wird dies im Gegensatz zu früher nicht mehr als Verweigern einer Betreuungspflicht, sondern als umsichtig und verantwortungsvoll gewertet. Selbst wenn es den Betroffenen und ihren Angehörigen nicht einfach fällt, fremde Menschen ins Haus zu holen, sollte der Mehrwert eines professionellen Pflegesettings für alle Beteiligten im Vordergrund Ihrer Überlegungen stehen.

Die Praxis zeigt, dass sich der Pflegebedarf im Zug von Demenzerkrankungen in einem kontinuierlichen Prozess entwickelt. Er wird nicht akut ausgelöst, sondern nimmt langsam zu. Viele der pflegenden Angehörigen haben sich daher nicht bewusst für die Pflege entschieden und können rückblickend den Beginn der tatsächlichen Pflegearbeit nicht genau rekonstruieren. Es handelt sich um einen langsamen Übergang von vermehrter Betreuung hin zu ersten pflegerischen Aktivitäten. Die Entwicklung der Krankheit und das Ausmaß der Pflegebedürftigkeit können zu diesem Zeitpunkt weder vorgestellt noch eingeschätzt werden.

Auch die Voraussetzungen für die Übernahme von Pflegeverantwortung sind sehr unterschiedlich. Viele Menschen kostet es große Überwindung, die aus den einzelnen Biografien und den daraus resultierenden Beziehungen abgeleitet werden kann und nachvollziehbar ist. Hat man als Kind von einem Elternteil Ablehnung oder Gewalt erfahren, wird es umso schwieriger sein, in eine liebevolle Pflegerolle zu dieser Person zu finden. Auch wenn die Beziehung durch Gleichgültigkeit, Geringschätzung und Kritik geprägt war, sind diese Erfahrungen in einer Rollenumkehr nicht ausblendbar.

Für die Entwicklung der Pflegearbeit wird immer mitentscheidend sein, ob Pflege und Betreuung trotz der zu erwartenden Schwierigkeiten und der gemeinsamen Geschichte freiwillig und gerne übernommen werden können. Aus ethischen Gründen ist es nicht leicht, diese Frage zu stellen, doch es wäre naiv zu glauben, der Verlauf des Pflegeprozesses und das Wohlbefinden aller Beteiligten würden davon nicht beeinflusst werden. Auch die Betroffenen selbst haben Zweifel, ob sie ihren Kindern die Pflege zumuten können und wollen, vor allem, wenn diese weiter weg wohnen oder selbst eine Familie zu versorgen haben. Natürlich spüren und bemerken dementierende Menschen, wenn die sie pflegenden Angehörigen die Betreuungstätigkeit trotz einer inneren Ablehnung durchführen. Sie werden ebenso darunter leiden wie die Familienmitglieder, die eine Pflegeverantwortung übernehmen und sich weder emotional noch psychisch dazu in der Lage fühlen. Dieses Pflegeverhältnis wird sehr rasch zu Überforderung und enormer Belastung führen.

Trotzdem stehen diese eigentlich negativen Voraussetzungen für innerfamiliäre Pflege an der Tagesordnung, denn insgesamt pflegen sehr viele Menschen ihre erkrankten Angehörigen zu Hause, und nicht jede dieser Beziehungen ist unbelastet und bestmöglich verlaufen. Es ist unbestritten, dass innerfamiliäre Pflege für betroffene Menschen und für unsere Gesellschaft wertvoll und unverzichtbar ist. Doch die Entscheidung, die Pflegeverantwortung in der Familie zu lassen, kann nicht als selbstverständliche und in jedem Fall beste Lösung vorausgesetzt werden. Am ehesten mögen solche Voraussetzungen noch in Lebensgemeinschaften gegeben sein. Als Mitglieder von Familiensystemen und als Gesellschaft muss uns klar sein, wie hoch die Belastungen für einzelne pflegende Angehörige sind und dass, abgesehen von der persönlichen Disposition, nicht jede Beziehung dafür ausreichend positiv geprägt und tragfähig ist.

NIEMAND KENNT MEINE MUTTER, MEINEN VATER, MEINEN MANN, MEINE FRAU SO GUT WIE ICH

Angehörige, die innerfamiliär eine Pflegeaufgabe übernehmen, leben in jahrelanger Beziehung zu den Betroffenen. Kinder, die ihre Eltern pflegen, sind von ihrer Geburt an mit ihnen verbunden. Diese Nähe wird durch die intensive Pflege- und Betreuungssituation oft noch verstärkt und vertieft. In der Tat kennt niemand wie sie die Bedürfnisse der Betroffenen. Dieses Wissen und das Verstehen der Gefühlswelt stellen einen wertvollen Schatz für alle anderen an der Pflege und Betreuung beteiligten Personen dar. Es gilt daher, dieses Wissen einerseits zu teilen und andererseits die Teilhabe daran einzufordern. Konkurrenz und Wettbewerb durch die nächsten Angehörigen sind ebenso kontraproduktiv wie Ignoranz und mangelnde Wertschätzung im professionellen Helfersystem, sie sind nicht dazu angetan, das Leben der betroffenen Menschen zu erleichtern.

WIE LERNE ICH AKZEPTANZ?

Angehörige haben zuallererst die Erkrankung und die daran geknüpften Folgen zu akzeptieren. Dieses Annehmen ist ein langer und schwieriger Prozess. Demenz nimmt einen progressiven Verlauf und gilt als unheilbar. Die Herausforderung der Akzeptanz bleibt über den gesamten Krankheitsverlauf erhalten. Die schwächer werdende

Kommunikationsfähigkeit, das sinkende Erinnerungsvermögen, ein steigendes aggressives Verhalten verlangen uns in jeder Phase viel ab. Während die Erkrankung an sich kaum beeinflussbar ist, können wir das Pflege- und Betreuungssetting gestalten. Auch wenn wir es zu Beginn verabsäumt haben, andere Personen in die Betreuung miteinzubeziehen, können wir dies jederzeit nachholen. Voraussetzung ist das Bewusstsein dafür, dass man nicht alles alleine machen muss, dass Solidarität in der Familie und im Freundes- und Bekanntenkreis eingefordert werden darf und organisiert werden kann, und dass professionelle Hilfe hinzugezogen werden soll.

In der Sozialarbeit stehen verschiedene Methoden zur Verfügung, um herauszufinden, wer infrage kommt, um in der Betreuung mitzuwirken. So können potenzielle UnterstützerInnen identifiziert und in weiterer Folge eingeladen werden, Verantwortung zu übernehmen. Es wird möglich, ein Umfeld an realen Beziehungen aufzubauen. Vor allem bei Männern – und dies besonders, wenn sie sich in leitenden Positionen befinden – ist oft ein stark entwickeltes berufliches Netz vorhanden, und im Gegenzug dazu ein ausgedünntes Familien- und Freundesnetzwerk. Nach dem Ausscheiden aus dem Beruf verschwinden die beruflichen Kontakte, und wer bis vor Kurzem noch davon überzeugt war, in einen großen Personenkreis eingebettet zu sein, fühlt sich durch den Wegfall dieses beruflichen Kontextes allein gelassen. Trifft die Erkrankung Menschen in dieser Phase, so haben sie wenig Zeit und Möglichkeit, neue Beziehungen aufzubauen. Es empfiehlt sich daher, laufend das eigene Umfeld zu reflektieren und einzuschätzen, wie tragfähig unsere Beziehungen sind. Der berufliche Alltag mit den darin eingebetteten Beziehungen und das subjektive Gefühl, unabkömmlich zu sein, können sich als trügerisch erweisen.

Frauen verfügen in der Regel über nachhaltigere und verlässlichere Beziehungen, die sich auch im Alter als stabiler erweisen. Das hängt durchaus mit der noch immer traditionell patriarchalischen Rollenverteilung zusammen. Frauen sind in der Reproduktion, im Haushalt und in der Kindererziehung aktiver. Sie orientieren sich neben der beruflichen Tätigkeit stärker nach freundschaftlichen Beziehungen. Verfügen sie über ein kleineres Netzwerk, so ist dieses mit nachhaltigeren Beziehungen ausgestattet. Nahestehende Menschen sind grundsätzlich leichter dazu zu bewegen, erkrankte Menschen ihres Umfeldes zu besuchen, sich mit deren Angehörigen auszutauschen und sie zu unterstützen. Der Einbau in die Betreuungsarbeit setzt eine Beziehung voraus. Je stärker diese ausgeprägt ist, desto höher ist die Wahrscheinlichkeit, jemanden für die Übernahme von Betreuungsarbeit gewinnen zu können.

DER STELLENWERT DES VERTRAUENS

Der Einschnitt der Diagnose veranlasst viele Angehörige, ihre Einstellung gegenüber dem betroffenen Menschen von einem Tag auf den anderen zu verändern. Um nichts falsch zu machen, werden Sicherheitsfaktoren im Alltag in den Vordergrund gerückt und der erkrankten Person die Verantwortung und Alltagsgestaltung aus der Hand genommen. Dieses Verhalten entmündigt die Betroffenen. Dem eigentlichen Ziel, dementierenden Menschen so lange wie möglich ein selbstbestimmtes Leben zu ermöglichen, wird damit entgegengewirkt. Wir müssen Vertrauen bewahren und es aushalten, dass nicht alles perfekt läuft. Wir müssen es aushalten, wenn das neue Bild schief montiert wird, die Ordnung im Kleiderschrank durcheinandergerät und andere Fehlleistungen sichtbar werden. Permanent nachzuarbeiten strengt an und belastet psychisch wie physisch. Zulassen und Akzeptanz jedoch gestehen den Betroffenen Freiheit zu und ermöglichen ihnen, trotz der Erkrankung lebendig und tätig zu bleiben. Sie wollen respektiert und ernst genommen werden. Es fördert das Selbstbewusstsein und stabilisiert die Kompetenzen, wenn das Leben selbst gestaltet werden kann. Die Fertigkeiten mögen abnehmen und schwächer werden, trotzdem macht es Sinn, den dementierenden Menschen die gewohnten Aktivitäten zuzugestehen und ihnen die größtmögliche Selbstständigkeit zu belassen. In der Fachsprache wird dieser Grundsatz als aktivierende Pflege bezeichnet.

Jede Tätigkeit, die es vermag, Kompetenzen zu stärken, kann als Training gewertet werden. Dazu zählen auch Kochen und Einkaufen. Angehörige dürfen und sollen betroffenen Menschen Vertrauen entgegenbringen und ihnen Aufgaben übertragen. Viele Aktivitäten des täglichen Lebens stellen keine große Gefahr dar. Vergessen wir nicht, dass auch der Alltag von gesunden Menschen Risiken in sich birgt. Aus Verantwortungsgefühl neigen wir dazu, alle Eventualitäten zu vermeiden, die eine Unsicherheit in sich bergen. Doch ein Leben mit Demenz ist nun einmal unsicher. Wenn wir es zu gut meinen, wenn wir zu vorsichtig sind, muss dies für unser dementierendes

Familienmitglied nicht zwangsläufig gut sein. Wir sollten akzeptieren, dass ein risikofreies Leben für einen dementierenden Menschen nur unter der Prämisse absoluter Einschränkungen möglich ist. Ein einigermaßen selbstbestimmtes Leben ist damit nicht vereinbar, denn jeder Lernprozess erfolgt durch Aktivität und Handlung. Als Angehörige sollten wir unseren an Demenz erkrankten Familienmitgliedern also das größtmögliche Maß an selbstständigem Handeln ermöglichen. Auch das ist ein sich verändernder Prozess, denn Selbstständigkeit und Aktivität nehmen mit der Schwere der Erkrankung ab.

WAS KANN ICH TUN, UM DEN PROZESS ZU VERLANGSAMEN?

Demenzielle Erkrankungen sind normalerweise weder heilbar noch aufzuhalten. Doch es gibt Möglichkeiten, den Dementierungsprozess zu verlangsamen. Basis dafür ist die Förderung der Aktivität und Selbstständigkeit im Alltag. Darüber hinaus können die Betroffenen mittels Gedächtnistraining unterstützt werden. Spiele, das Legen eines Puzzles, das gemeinsame Betrachten alter Fotos, Gespräche und Erzählungen durchbrechen den Alltag und aktivieren die geistige Beweglichkeit. Dabei sollte an musische oder handwerkliche Vorlieben und Leidenschaften angeknüpft und nichts Neues erzwungen werden. Gedächtnistraining bedeutet, die Merkfähigkeit zu stärken. Sie sollte nicht eindimensional gesehen werden und daher Kompetenzen oder Interessen, die sich im Laufe des Lebens entwickelt haben, aufgreifen.

Wunder darf man nicht erwarten. Angehörige sollten an sich selbst nicht Anforderungen stellen, die nicht einzulösen sind und sie überfordern. Sie können Aktivität und Selbstständigkeit fördern. Sie können begleiten und unterstützen. Sie können sich bemühen, eine gute Beziehung zu entwickeln oder fortzusetzen. Angehörige können für demenziell erkrankte Familienmitglieder in jenen Bereichen sorgen, in denen sie selbst nicht mehr in der Lage dazu sind. Sie können Zeit schenken. Das alles ist sehr viel. Es macht daher Sinn, Aufgaben der Haushaltsführung und Pflegetätigkeiten zu delegieren, um sich der Beziehungsarbeit widmen zu können und damit Zeit für den wertvollsten Part in der Betreuung unserer erkrankten Angehörigen gewinnen zu können.

WIE KANN ICH AUFMERKSAM SEIN, OHNE AUFMERKSAMKEIT ZU BEKOMMEN?

Eine der größten Herausforderungen in der Pflege ist es, gegenüber jemandem aufmerksam zu bleiben, der oder die selbst immer weniger in der Lage ist, Aufmerksamkeit zu schenken. Das führt zu einem Ungleichgewicht in der Beziehung. Es wird mehr gegeben, als erwidert werden kann, denn unsere erkrankten Angehörigen agieren anders, als wir es gewohnt waren. Vielfach sind es nur kleine Gesten wie ein Lächeln oder ein Seufzen. Dies sollte uns nicht davon abhalten, auch in der fortgeschrittenen Demenz mit den betroffenen Menschen zu sprechen. Babys und Kleinstkinder können selbst noch nicht sprechen und verstehen nicht alles – das hält uns nicht davon ab, uns unentwegt mit ihnen zu unterhalten. Wir machen das nicht nur, weil sie dadurch unsere Sprache erlernen, sondern auch, um zum Ausdruck zu bringen, wie wichtig sie für uns sind und wie sehr wir sie lieben. Auch aus der Arbeit mit Koma-PatientInnen und sterbenden Menschen ist bekannt, welchen Stellenwert die Stimme, die Kommunikation, die Ansprache für die Betroffenen hat. Menschen nehmen auch wahr, wenn sie kognitiv nicht alles verstehen können, denn sie verstehen auf emotionaler Ebene. Wir müssen akzeptieren, dass Dementierende nicht mehr die Aufmerksamkeit zurückgeben können, die wir uns erhoffen. Der Verlauf der Krankheit impliziert eine Abnahme der Konzentrationsfähigkeit und ein Sinken der Aufmerksamkeitsfähigkeit. Selbstverständlich haben aber auch pflegende Familienangehörige den Wunsch, dass man ihnen gegenüber aufmerksam bleibt, dies gilt besonders für pflegende Partner und Partnerinnen. Es ist sehr schwierig zu akzeptieren, dass dementierende Menschen dazu immer weniger in der Lage sind.

Zu Beginn der Erkrankung bereitet uns die abnehmende Aufmerksamkeit größere Probleme als im fortgeschrittenen Stadium. Der Grund liegt darin, dass wir in der ersten Phase noch mehr erwarten, als die dementierende Person in der Lage ist, zu geben. Wir gehen davon aus, dass der Wille dazu fehlt. Pflegende Angehörige sind über die Unaufmerksamkeit des oder der Erkrankten oft gekränkt und verärgert. Während wir acht- und sorgsam sind, sind sie es uns gegenüber nicht. Das empfinden wir vielfach als ungerecht, lieblos und egoistisch. Manchmal fühlt es sich an, wie gegen eine Wand zu reden. Das führt so weit, dass die verbale Kommunikation gänzlich zum Erliegen kommt. Die Artikulation verlagert sich auf den nonverbalen Bereich. Wenn keine Worte mehr gesprochen werden, gewinnt jede Geste an Bedeutung. Aufmerksam zu sein erfordert eine hohe soziale Kompetenz, Wahrnehmungs- und Konzentrationsfähigkeit. Die mangelnde Aufmerksamkeit als Symptom einer demenziellen Erkrankung zu erkennen, hilft dabei, die Erwartungshaltung und daraus folgende Frustration zu reduzieren.

Insgesamt scheint das Problem der abnehmenden Aufmerksamkeit jene Menschen deutlich mehr zu belasten, die sich ihr Leben lang in einer Sorgerolle befanden, die Kinder betreut, die Familie umsorgt und gepflegt haben. Ihre Batterien haben sich durch lebenslange Leistungen in der Betreuung verbraucht: »*Mein Leben ist nichts wert. Ich konnte mich nie um meine eigenen Wünsche kümmern, nicht einmal jetzt in der Pension ist es mir vergönnt.*« Das zeigt, wie wichtig es ist, gesellschaftlich und privat an egalitären Beziehungen zu arbeiten, Betreuungs- und Reproduktionsarbeit fair zu teilen. Gerechte Verteilung verhindert, dass jemand im Alter ausgebrannt ist und nicht mehr die Kraft aufbringt, die Menschen, die einem nahestehen, so zu pflegen, wie man es eigentlich gerne tun würde.

WARUM SIND DIE MEISTEN PFLEGENDEN ANGEHÖRIGEN FRAUEN?

Seit Jahrhunderten wird die Aufgabe des Pflegens und der Versorgung der Familie den Frauen zugeschrieben. Trotz Emanzipation ist unsere Gesellschaft noch immer weit von einer gerechten Arbeitsteilung entfernt. Das betrifft die private ebenso wie die professionelle Pflegearbeit, die nach wie vor weiblich dominiert ist. Das Wort Pflege ist weiblich, so wie die Menschen, die pflegen und betreuen, vorrangig weiblich sind. Wir sprechen von pflegenden Angehörigen und meinen damit in überwiegendem Ausmaß weibliche pflegende Angehörige. Früher arbeiteten Frauen *in* der Familie und Männer *für* die Familie. Das Verhältnis hat sich geändert. Während Frauen mittlerweile in hohem Ausmaß für die Familie arbeiten, tragen sie gleichzeitig nach wie vor die Hauptverantwortung für die Arbeit in der Familie. Sie leisten mehr Arbeit im Haushalt als Männer, unterbrechen die Berufstätigkeit, um ihre Kinder zu versorgen, sind für die Betreuung, Versorgung und Förderung der Kinder und für die Organisation des familiären Alltags zuständig. Immer noch arbeiten Männer vor allem *für* die Familie und übernehmen wenig Verantwortung *in* der Familie.

Das männliche und das weibliche Geschlecht sind real, die Rollen, die sie leben, sind jedoch nicht nur biologisch bedingt, sondern auch konstruiert. Die Hausarbeit hat einen geringen gesellschaftlichen Status. Das gilt auch für die professionelle soziale und pflegerische Arbeit, deren Wert unterschätzt und zu gering bezahlt wird.

Ein Leben lang für Kinderbetreuung und Pflege zuständig zu sein, hinterlässt Spuren. Durch die Intensität dieser langjährigen Tätigkeiten und durch die Mehrfachbelastung, die mit einer Erwerbsarbeit einhergeht, gehen Frauen mitunter schon sehr erschöpft in eine Pflegetätigkeit, die im Alter von ihnen gefordert wird.

Wenn Männer die Pflege eines Angehörigen übernehmen und zuvor nicht durch intensive und lang andauernde Betreuungsarbeit gefordert wurden, sind sie unter Umständen weniger vorbelastet. Männer haben manchmal das Gefühl, ihren Frauen eine liebevolle Pflege schuldig zu sein, ihnen dadurch ein Stück des jahrelangen Engagements für die Familie zurückgeben zu können. Gesellschaftlich gesehen, können diese Männer eher mit Anerkennung von außen und im besten Fall mit mehr Hilfe rechnen als Frauen, für die es als selbstverständlich gelten mag, dass sie die Pflegerolle übernehmen. Die Frustration über ein aufgeopfertes Leben kann sehr groß und schmerzhaft sein. Wir haben noch viel zu tun, um Pflege und Betreuung egalitär auf Männer und Frauen verteilt zu wissen. Weibliche pflegende Angehörige müssen dazu die Scheu ablegen, ihre männlichen Familienmitglieder für die Übernahme betreuender und pflegender Agenden zu gewinnen. Wir sollten Männer und Frauen darin unterstützen, überkommene Rollenbilder abzulegen und innerfamiliär gleichermaßen Verantwortung zu übernehmen.

> *Europaweit sind die Hauptpflegepersonen zu Hause Frauen, die diese Aufgabe still und heimlich in den eigenen vier Wänden vollbringen.*
> — Irene Fischer

WELCHEN WERT HAT FREUNDSCHAFT?

In der Vergangenheit wurden Demenzerkrankungen oft verheimlicht und tabuisiert. Sie wurden als Bedrohung und Störung empfunden, für die man sich schämte. Die gesellschaftliche Haltung dazu ist im Wandel begriffen. Erkrankt ein Familienmitglied an

Demenz, wird dies heute in der Regel nicht mehr geheim gehalten. Angehörige, Freunde und Nachbarn zeigen Anteilnahme. Trotzdem nehmen die Kontakte relativ schnell ab. Es kann beobachtet werden, wie sich FreundInnen und Bekannte aus den Beziehungen zu erkrankten Personen ebenso wie aus den Beziehungen zu pflegenden Angehörigen zurückziehen. Menschen mit privaten Pflegeaufgaben haben nicht die Zeit, andere Beziehungen zu pflegen oder dabei eine aktive Rolle einzunehmen. Sie nehmen die Abnahme freundschaftlicher Kontakte hin und rechtfertigen dies mit ihren eingeschränkten Zeitressourcen. Sie vernachlässigen ihre Freundschaften und übersehen, wie wichtig diese gerade jetzt für sie wären. Je länger wir pflegen, je schwerer eine Erkrankung im engsten familiären Umfeld wird, desto stärker wird unsere Belastung und desto eher benötigen wir Menschen, mit denen wir uns austauschen können. Sorgen zu reduzieren kann nur gelingen, wenn man darüber spricht. Wenn wir unsere Freunde verlieren, bleiben wir mit unseren Problemen allein.

Es reicht nicht, sich alle paar Monate ein wenig auszutauschen. Gemeinsamkeiten und Nähe gehen dabei verloren. Es ist in vielerlei Hinsicht sinnvoll, Freundschaften aktiv zu erhalten. Schlechtes Gewissen gegenüber den zu pflegenden Menschen ist nicht angebracht. Aus der Teilnahme am gesellschaftlichen Leben schöpfen wir Kraft. Es ist wichtig, sich nicht 24 Stunden am Tag in der Pflegerolle zu erleben. Sich selbst zu spüren und aus der Pflegerolle herauszutreten, tut den PflegerInnen und in weiterer Folge auch den erkrankten Familienmitgliedern gut.

Im umgekehrten Sinn sollten wir uns ebenso intensiv um Freundschaften bemühen. Wir können davon ausgehen, dass wir es leichter haben, den aktiven, interessierten und zugehenden Part zu übernehmen. Für Freunde, Freundinnen und Bekannte ist es nicht immer einfach, mit der Schwere umzugehen, die auf pflegenden Angehörigen lastet. Die Gesprächsthemen drehen sich oft um das Leben mit der Krankheit Demenz, um Pflege und Betreuung. Viele erleben die Begegnungen als anstrengend und beängstigend, sie haben Sorge, sich damit zu belasten. Auch die pflegenden Angehörigen merken, dass sich ihre Lebenswelt von der ihrer Freunde zunehmend unterscheidet, und sie ziehen sich zurück. Nach einer Zeit sind sie nur noch mit jenen Personen in Verbindung, die zu ihnen auf Besuch kommen. Doch auch diese Kontakte müssen nicht immer komplikationsfrei verlaufen. Dementierende Menschen können sich durch Besuche beeinträchtigt und irritiert fühlen. Es ist möglich, dass sie mit Eifersucht und Aggression reagieren.

Befreundete Menschen können konkret und aktiv helfen. Dazu müssen sie sich um die Freundschaft bemühen und sie aufrechterhalten. Nur durch regelmäßige Besuche, gemeinsame Aktivitäten und das Einbinden der erkrankten Personen können sie gegen eventuell vorhandene negative Reaktionen und die Isolation von pflegenden Angehörigen wirken. Wir wissen von pflegenden Menschen, wie sehr sie sich Freundschaft und Kontakte wünschen, wie sie darunter leiden, diese verloren zu haben, und dass sie das Gefühl haben, verlassen worden zu sein.

FreundInnen und Bekannte, die sich nicht zurückziehen, erfahren viel über die Krankheit Demenz, über zwischenmenschliche Beziehungen, über sich selbst. Sie gewinnen an Wissen und Sicherheit im Umgang mit Menschen, die an Demenz erkrankt sind. Sie dürfen erleben, wie ihre Freundschaften erstarken und tiefgründiger werden. Es ist ein gutes Gefühl, andere zu unterstützen. Knüpfen wir gemeinsam ein soziales Netzwerk, auf das diejenigen zurückgreifen können, die private Pflegearbeit leisten. Zeigen wir Verantwortung, indem wir uns darum bemühen, ein solches Netzwerk für sie zu erhalten oder aufzubauen. Damit erweisen wir den pflegenden Angehörigen in unserem Umfeld einen großen Dienst und können einen wesentlichen Beitrag zur Verbesserung ihrer Situation leisten.

Es ist keine verlorene Zeit, sich um alte Menschen zu kümmern.
— David Sieveking

WIE SOLL ICH DAS AUSHALTEN?

Die permanente Anwesenheit, die Konzentration auf die dementierende Person, die intensive Pflege und Betreuungsarbeit führen dazu, die eigenen Bedürfnisse zu vernachlässigen. Viele pflegende Angehörige kommen in eine Situation, in der sie sich fragen, wie sie das länger aushalten sollen.

Das Gefühl, »nicht mehr zu können«, ist nicht die Folge von zu wenig Liebe, Verständnis oder Empathie. Es ist die subjektiv empfundene Belastung, die so schwer geworden ist, dass man sie in dieser Form nicht mehr ertragen kann. Somit ist es längst an der Zeit, sich mit der eigenen Belastung auseinanderzusetzen und aktiv zu einer Veränderung der Situation beizutragen. Schieben Sie dieses Gefühl nicht beiseite, reflektieren Sie es mit Ihren Familienmitgliedern, FreundInnen und professionellen HelferInnen, geben Sie ihnen die Möglichkeit, einen Beitrag zu leisten, auch wenn Verantwortungsgefühl und moralische Vorstellungen Sie vorerst daran hindern wollen. Warten Sie nicht, bis Sie körperlich oder psychisch zusammenbrechen und völlig ausgebrannt sind. Das Vergegenwärtigen der eigenen Belastung ist kein persönliches Scheitern oder Eingestehen von Schwäche, es bedarf Stärke und Klarheit.

Die Belastung der Pflege ist nicht objektiv messbar. Sie hängt von verschiedenen Faktoren ab, von der eigenen Lebensgeschichte, den erworbenen Ressourcen, der Belastbarkeit und dem Betreuungsaufwand. Sie ist ein subjektives Gefühl, das immer recht hat. Pflegende Angehörige entwickeln verschiedene Formen von Bewältigungsstrategien. Viele kommen zu einem Punkt, an dem es ihnen zu viel wird und Hilfe von außen notwendig wäre. Nicht immer wird sie in Anspruch genommen, da dies als Versagen gewertet wird. Doch es handelt sich nicht um ein Versagen, sondern um Umsicht und Verantwortungsbewusstsein gegenüber der eigenen und der zu betreuenden Person.

Zuallererst gilt es, sich die eigene Situation bewusst zu machen. Wie stark bin ich belastet? Wo sind meine Grenzen? Welche Ressourcen kann ich für mich und die pflegebedürftige Person aufbauen, um die Situation gut bewältigen zu können? In der Folge ist es an der Zeit, sich mitzuteilen und innerfamiliäre oder freundschaftliche Hilfe einzufordern. Das ist notwendig, um die Umwelt zu aktivieren. Sie muss den Hilferuf hören und verstehen, um adäquat reagieren zu können. Die Familie und der Freundeskreis haben die Verantwortung, Ihren Appell ernst zu nehmen, zu handeln und Teile der Betreuung und Verantwortung zu übernehmen. Sie alle sollten auch immer mitbedenken, wann der Zeitpunkt gekommen ist, professionelle Hilfe zu organisieren.

WO BLEIBE ICH, WO BLEIBT MEIN LEBEN?

Die Pflege nimmt mit dem Fortschreiten der Pflegebedürftigkeit mehr und mehr Zeit in Anspruch. Neben der quantitativen kommt auch die qualitative Komponente hinzu. Die Betreuung wird komplexer und aufwendiger. Das Leben der pflegenden Angehörigen wird zusehends von den Bedürfnissen der pflegebedürftigen Person bestimmt. Alles orientiert sich an ihnen. Die Organisation des Alltags, die Hausarbeit, die Aufgaben der Betreuung werden immer umfassender. In gewissen Phasen der Demenz geht es um den Schutz vor Eigengefährdung. Pflegende Angehörige haben keine Zeit mehr für sich selbst. Die Alltagsbewältigung mit ihrem dementierenden Familienmitglied beansprucht alle körperlichen und geistigen Ressourcen.

Aus Gesprächen mit pflegenden Angehörigen wissen wir, dass der lapidar geäußerte Rat, stärker auf sich selbst zu schauen, oft wie eine Provokation wirkt. Nichts würden sie lieber tun, als auch auf sich zu achten und zumindest im Ansatz den eigenen Interessen und Bedürfnissen nachzugehen. Doch sie sehen keine Möglichkeit, dies zu verwirklichen. Die zeitlichen Anforderungen sind ebenso wie die körperliche und geistige Herausforderung zu hoch, die Unterstützung der anderen nur marginal. Freiräume für die Wahrnehmung eigener Interessen sind nur herstellbar, wenn die Pflege auf mehrere Personen aufgeteilt wird.

Besteht erst das Gefühl, das eigene Leben bleibe auf der Strecke, so ist es höchste Zeit, Hilfe zu organisieren. Die Inanspruchnahme einer externen Pflegeberatung kann die Grundlage dafür schaffen, indem eine Pflegefachkraft mit den pflegenden Angehörigen die Situation evaluiert, mit ihnen Vorschläge zur Verbesserung entwickelt und externe Hilfe anbietet. Auf diese Art kann die Mithilfe durch andere Familienmitglieder organisiert, mobile Pflege in die Betreuung eingebaut und somit ein Pflegesetting gebildet werden, das aus mehreren Personen besteht. Das Ziel besteht darin, die überbordende zeitliche Präsenz einer einzelnen privaten Pflegeperson auf ein zumutbares Maß einzuschränken.

Wenn pflegende Angehörige die Zeichen einer drohenden Erschöpfungsdepression nicht erkennen, kommt es früher oder später zu einem körperlichen oder psychischen Zusammenbruch.

Jeder Mensch hat das Recht auf ein eigenes Leben. Eine totale Selbstaufgabe gefährdet die eigene Gesundheit und bedroht die Situation des pflegebedürftigen Familienmitglieds. Die Leistungsfähigkeit kann nur mit dem Einbau von Erholungsphasen und Pausen von der Betreuungstätigkeit erhalten bleiben. Solidarität, Beistand und Hilfe müssen so gelebt werden, dass wir nicht zu hilflosen HelferInnen mutieren. Die eigene Hilflosigkeit ist das Resultat eines falschen Verständnisses von Hilfe, der Selbstaufopferung. Wer sich opfert, ist in letzter Konsequenz nicht mehr da, ist bereit, für seine oder ihre Aufgabe zu sterben. Im Gegensatz dazu erhält uns das Bewahren und die Befriedigung eigener Interessen gesund und ermöglicht es uns weiterhin, Leistungen für andere zu erbringen.

Es gibt auch Situationen, in denen die innerfamiliäre Überforderung durch die Schwere des Krankheitsverlaufs so groß geworden ist, dass die Pflege zu Hause selbst in einem Verbund mehrerer Pflegender nicht mehr organisierbar, aushaltbar und verantwortbar ist. Spätestens wenn diese Situation eintritt, ist die Zeit reif, eine Alternative zur Betreuung im eigenen Haushalt in Anspruch zu nehmen.

WIE PFLEGE UND BETREUE ICH RICHTIG?

Eine wichtige Voraussetzung für eine erfolgreiche Pflege ist eine gute Motivation. Empathie und Zuneigung sind dazu die ersten guten Voraussetzungen. Hinzu kommen die Erfahrungen, die von der dementierenden Person im Laufe des Lebens gesammelt wurden. Pflegende Angehörige verfügen über keine einheitlichen Kompetenzen. Die einen sind selbstbewusst und fühlen sich in ihrem Tun und Handeln sicher. Vermutlich haben sie sich in der Vergangenheit dafür hilfreiche Fähigkeiten aufgebaut. Das ist der Fall, wenn sie eigene Kinder oder andere Familienmitglieder betreut, Informationen eingeholt oder Kurse besucht haben. Vielleicht waren sie beruflich im Sozial- oder Gesundheitsbereich tätig und haben daher wenig Scheu, die Durchführung von Pflege- und Betreuungsarbeiten zu übernehmen. Menschen, die über keine derartigen Vorkenntnisse verfügen, sind zu Beginn der Pflegetätigkeit in der Regel unsicherer.

Es ist keine Schande, Informationen zu sammeln und sich beraten zu lassen, um Sicherheit zu erlangen. Es zeugt von Umsichtigkeit und Weitblick, sich gewissenhaft an eine Aufgabe anzunähern und die Herausforderung gut vorbereitet anzunehmen.

Niemand kennt ein zu betreuendes Familienmitglied so gut wie die nächsten Angehörigen. Sie haben gute Sensoren und wissen, was ihren Liebsten guttut. Sie können sich auf die erworbenen sozialen Kompetenzen verlassen und die Pflege auf ihren Erfahrungen im Umgang mit Menschen aufbauen. Durch ihr Handeln gewinnen sie Sicherheit im Pflegen und Betreuen. Unsicherheit entsteht durch unzureichendes Wissen und fehlende Erfahrungswerte. Sie brauchen sich nicht davor zu scheuen, die Betroffenen selbst zu fragen, was ihnen guttut, die Unterstützung entspricht damit den Bedürfnissen und wird in jedem Fall angenommen werden. Um weiter an Sicherheit zu gewinnen und damit die Pflegequalität zu erhöhen, können Informationen von anderen pflegenden Angehörigen und der Austausch mit ihnen sowie eine fachliche Begleitung hilfreich sein. Es gibt eine Reihe an konkreten Möglichkeiten, Informationen zu qualitativ hochwertiger häuslicher Pflege einzuholen. Die Bandbreite reicht von Büchern, Informationen aus dem Internet, Kursen oder Selbsthilfegruppen bis hin zu Stammtischen pflegender Angehöriger und persönlicher Beratung durch eine Pflegeorganisation.

Fachliche Beratung und Begleitung wirken positiv auf die Erhaltung und Verbesserung der Lebensqualität für pflegende Angehörige und Demenzkranke. Sie sichern die häusliche Pflegequalität und stabilisieren Pflegebereitschaft und Motivation. Sie informieren über die Krankheit und deren möglichen Verlauf, unterstützen die Akzeptanz der Krankheit und der einhergehenden Defizite. Sie helfen, Bewältigungsstrategien aufzubauen und schaffen dadurch Entlastung. Sie unterstützen eine bessere Handhabung von konkreten Problemlagen in der Pflege und Betreuung und organisieren zusätzliche Hilfen, um eine qualitative Pflege im Sinne der Betroffenen und Angehörigen zu gewährleisten. Die Qualität und Quantität der Pflege von Angehörigen kann durch professionelle Unterstützung gesteigert werden.

Viele Angehörige neigen dazu, sich zu übernehmen. Der Alltag ist fordernd. Er beginnt mit dem Aufstehen, der Körperpflege, dem An- und Auskleiden, der Verabreichung von Medikamenten, der Zubereitung der Mahlzeiten und der Unterstützung bei deren Einnahme, reicht von der Haushaltsführung und Gestaltung des Alltags bis hin zur Beaufsichtigung in der Nacht. Alle finanziellen und administrativen Belange müssen übernommen werden, auch das benötigt Zeit. In Summe bedeutet dies eine enorme zeitliche, körperliche und psychische Anstrengung. Hinzu kommt, dass sich der Betreuungsaufwand ständig erhöht. Ab einem bestimmten Zeitpunkt kann die erkrankte Person kaum alleine gelassen werden. Zusätzlich können Angehörige mit Rastlosigkeit und Aggressivität der erkrankten Person konfrontiert sein.

Spätestens in dieser Phase wird Hilfe von außen notwendig. Fachpersonal kann Hinweise für Handlungsweisen, Handgriffe und Hebetechniken liefern, die den Alltag erleichtern. Den Betroffenen können unangenehme Berührungen oder Schmerzen erspart werden. Das Auslagern von Tätigkeiten kann zu einem Zeitgewinn führen und zur Erholung genutzt werden.

Hol dir Hilfe, wo immer es geht. Auch wenn es schwerfällt, um Unterstützung zu bitten, tu es! Denn nur dann wirst du weiter in der Lage sein, dem Dementen in seine Welt zu folgen und ihn mit Liebe, Kraft, Würde und Humor zu begleiten.

— Irene Fischer

Solange sich Menschen verbal artikulieren können, teilen sie sich unmittelbar mit. Sie sagen, was ihnen guttut und was nicht. Ist das nicht mehr möglich, so verlagert sich ihre Kommunikation auf das Nonverbale. Vieles lässt sich an den Reaktionen der pflegebedürftigen Personen ablesen. Meist wissen ihre Angehörigen intuitiv, welche Bedürfnisse wie ausgedrückt werden. Doch sie machen sich Sorgen, etwas zu übersehen oder falsch zu interpretieren. Diese Furcht ist zu einem großen Teil unbegründet, da pflegende Angehörige über eine ungeheure Kompetenz und Sensibilität verfügen. Sie erkennen Veränderungen und nehmen Probleme wahr, auch wenn diese nicht mehr formuliert werden. Die Gefühlslage der Betroffenen lässt sich durch deren Mimik und Gestik erahnen, wenn ihre Mitteilungsfähigkeit nachlässt. Dementierende Menschen kommunizieren in der mittleren und schweren Demenz immer weniger über die Sprache. Ihre Angehörigen wachsen in diesem Prozess mit und sind besser als Außenstehende in der Lage, Wünsche und Bedürfnisse zu erkennen und zu interpretieren. Das versetzt sie in die Lage, angemessen zu reagieren.

Qualitative Pflege, ob sie privat oder professionell durchgeführt wird, hat das Ziel, die Grundbedürfnisse zu befriedigen und durch Aktivierung je nach Lebensphase die größtmögliche Selbstständigkeit der erkrankten Person zu garantieren. Auch hier gilt die Regel, mit der und für die betroffene Person möglichst viele Kompetenzen zu bewahren, einfache Anleitungen zu geben, sensibel mitzuhelfen und beispielsweise bei der Körperpflege lediglich die Hand zu führen. Die Tatsache, einst selbstverständliche Tätigkeiten nicht mehr allein durchführen zu können, wird oft als schmerzlicher Verlust empfunden. Alltägliche Tätigkeiten, wie das Waschen, das Verabreichen der Nahrung oder das Zubettbringen, lassen zudem die Rollenumkehr sehr bewusst werden. Wurde man einst als Kind von dieser Person umsorgt, übernimmt man nun diese Rolle im umgekehrten Sinn. In der Phase der fortgeschrittenen Demenz wird es besonders wichtig, auf die Ernährungsbilanz und dabei insbesondere auf die Flüssigkeitszufuhr zu achten und gegebenenfalls einen Arzt oder eine Ärztin des Vertrauens sowie eine diplomierte Krankenpflegekraft hinzuzuziehen.

Eine der anstrengendsten Phasen der Pflege ist mitunter jene, in der die Mobilität noch vorhanden ist und die Desorientierung stark zugenommen hat. Die betreuenden Familienmitglieder haben in dieser Zeit das Gefühl, die an Demenz erkrankte Person keine Sekunde aus den Augen lassen zu können. Zu groß ist die Angst, es könnte etwas passieren. In dieser Zeit sollte unbedingt dafür gesorgt werden, dass sich mehrere Personen in der Betreuung abwechseln.

DIE KÖRPERLICHE GESUNDHEIT

Ein wesentlicher Teil der qualitativen Pflege ist die Aufrechterhaltung der Gesundheit. Sie gehört zum wertvollsten Gut, das wir besitzen. Die Weltgesundheitsorganisation WHO definiert Gesundheit als vollkommenes körperliches, geistiges und soziales Wohlergehen, das ist mehr als nur das Fehlen von Krankheit. Zahlreiche positive und negative Einflüsse wirken auf unsere Gesundheit. Es handelt sich um ein Wechselspiel zwischen Körper, Psyche und sozialem Umfeld. Das bedeutet, dass die Lebensumstände einen wesentlichen Einfluss auf den Gesundheitszustand beziehungsweise den Krankheitsverlauf haben, und dies gilt auch für an Demenz erkrankte Menschen. Für sie sind Beziehungen und die Betreuungssituation an sich relevant. Demenz stellt eine Akkumulation oder eine dauerhafte Latenz von Krankheitszuständen dar. Daher ist eine begleitende ärztliche Behandlung erforderlich. Pflegende Angehörige müssen Dementierende dabei unterstützen, diese wahrzunehmen, da sie für die gesundheitliche Stabilität unbedingt erforderlich ist. Eine regelmäßige hausärztliche wie auch fachärztliche Kontrolle und Versorgung sind notwendig.

Der Fokus auf die körperliche Gesundheit ist nicht nur für die erkrankten Menschen wichtig, er gilt ebenso für die pflegenden Angehörigen. Wer meint, dafür keine Zeit zu haben, soll sich vor Augen halten, dass es auch für die pflegebedürftige Person von Bedeutung ist, dass die Angehörigen gesund und damit in der Lage bleiben, ihnen beizustehen. Pflegende Angehörige sollten aus Eigeninteresse wie auch im Interesse der zu Pflegenden auf die eigene Gesundheit achten. Kommt es zu einer Erkrankung, fällt man deutlich längere Zeit aus, als regelmäßige Vorsorgeuntersuchungen in Anspruch nehmen. Um körperlich und geistig gesund zu bleiben, ist es zudem wichtig, ein Leben außerhalb der Pflegetätigkeit zu führen. Auch wenn dies nicht leicht herstellbar ist, sollten Pfleger und Pflegerinnen bestrebt sein, sich Freiräume zu organisieren. Wird ein Krankenhausaufenthalt notwendig, macht es wenig Sinn, diesen aufzuschieben. Delegieren Sie die Pflegeaufgabe an andere Familienmitglieder oder nehmen Sie professionelle Unterstützungsangebote in Anspruch. Informationen und Hilfe erhalten Sie seitens der mobilen Pflegeorganisationen oder vom zuständigen Sozialreferat.

VERSAGE ICH, WENN ICH MIR HELFEN LASSE?
Wir müssen uns von dem Bild lösen, dass sich Menschen freiwillig und eindeutig für innerfamiliäre Pflege entscheiden. Wird die Notwendigkeit nicht unmittelbar durch eine Akuterkrankung ausgelöst, so wachsen die Angehörigen durch die Zunahme des Betreuungsbedarfs langsam hinein. Der Beginn der Pflegearbeit ist für sie im Nachhinein oft nicht genau rekonstruierbar. Der Mehrbedarf an Betreuungstätigkeiten ist ein diffuser Prozess, der immer mehr zeitliche Ressourcen in Anspruch nimmt. Frauen in der Rolle der Ehefrau, Tochter oder Schwiegertochter stehen besonders unter Druck, den zunehmenden Pflegebedarf zu decken. Aus Befragungen wissen wir, dass sich Angehörige von Pflegeaufgaben oft gewissermaßen überrumpelt fühlen. Ethische Gründe, religiöse und kulturelle Werte, gegebene Versprechen, Gefühle der Verpflichtung oder Verantwortung sowie die gesellschaftliche Erwartungshaltung sind zusätzliche Faktoren, die diesen Personen scheinbar keine Wahl lassen. Vor einigen Jahren gab es kaum eine Alternative zur häuslichen Übernahme von Pflege ausschließlich durch Frauen. Im ländlichen Raum war die diesbezügliche gesellschaftliche Erwartungshaltung noch höher als in den Städten ausgeprägt. Über Pflege und Betreuung und die damit einhergehenden Probleme sprach man kaum, sie waren tabu.

Heute ist Pflege zum Gegenstand der Auseinandersetzung geworden, und die Frage, welche Betreuungsform für Pflegebedürftige gewählt werden soll, kann nicht nur unter dem emotionalen Aspekt besprochen werden. Ergänzende professionelle Pflege wird anerkannt, geschätzt und als notwendig erachtet. Sie stellt eine qualitative und verantwortungsvolle Versorgung der Pflegebedürftigen sicher und entlastet die pflegenden Angehörigen. Sich helfen zu lassen, ist kein Ausdruck von Schwäche, es ist ein Ausdruck von Weitblick, Umsicht und Verantwortung. Sich helfen zu lassen, führt letztlich zu einer höheren Qualität für den gesamten Begleitungsprozess. Im gesellschaftlichen Bewusstsein stellt die Inanspruchnahme professioneller Hilfe keine Schande mehr dar. Hauskrankenpflege wird überwiegend als positiv gewertet. Das nimmt einen Teil des moralischen Drucks, der auf den Angehörigen lastet. Es macht Sinn, sich rechtzeitig für professionelle Unterstützung zu entscheiden. Die Übernahme spezifischer pflegerischer Aufgaben durch Außenstehende reduziert die Belastung und ermöglicht es, über einen längeren Zeitraum eine gute Pflege in den eigenen vier Wänden sicherzustellen. Pflegende Angehörige können von Pflegefachkräften Fachwissen übernehmen und die eigenen Fertigkeiten in der Betreuungsarbeit verbessern.

WELCHE HILFEN GIBT ES?
In Österreich verfügen wir mit den mobilen Diensten, bestehend aus diplomierten Gesundheits- und Krankenpflegefachkräften, SozialfachbetreuerInnen, PflegehelferInnen und HeimhelferInnen über ein relativ gut ausgebautes Netz an professioneller Unterstützung. Mittlerweile wurde zudem ein Personenbetreuungsgesetz erlassen, wodurch die 24-Stunden-Betreuung legalisiert wurde. Da die Zuständigkeit für den Pflegebereich den einzelnen Bundesländern obliegt, unterscheiden sich Angebot und Kosten deutlich. Generell besteht eine große Anzahl regional verfügbarer Pflegeheime. Semistationäre Einrichtungen, wie zum Beispiel Tagesbetreuungseinrichtungen sowie betreutes Wohnen und Wohngemeinschaften, werden nicht flächendeckend angeboten. Kurzzeitpflege wird teils in Heimen, teils in eigenen Einrichtungen organisiert, jedoch auch das nicht österreichweit. Informationen können im Internet nachgelesen oder an folgenden Stellen eingeholt werden: in Gemeinden, beim Bundesministerium für Arbeit, Soziales und Konsumentenschutz und natürlich bei sozialen Organisationen, die Pflegedienste anbieten. Je nach

Region werden Informationsabende, Schulungen, Angehörigenrunden und Angehörigenberatung organisiert. Die Beratung durch Pflegeorganisationen wie die Volkshilfe erfolgt üblicherweise im Rahmen eines Hausbesuchs.

Pflegende Angehörige übernehmen viele Tätigkeiten und ein großes Maß an Verantwortung für den zu pflegenden Menschen, sie begleiten und unterstützen, sind Vertraute, Bezugs- und Ansprechperson. Doch sie benötigen auch selbst Unterstützung, um dieser hochkomplexen und fordernden Aufgabe gerecht zu werden und dabei selbst gesund und glücklich zu bleiben. Sie brauchen Reflexionsmöglichkeit, Beratung und Begleitung, Coaching. Dieser Bedarf kann innerfamiliär, im Freundeskreis oder durch professionelle Beratung beziehungsweise Supervision abgedeckt werden. Ziele sind Austausch, Informationsgewinn und Feedback, das Sichtbarmachen von Potenzialen, das Erkennen von Lösungsmöglichkeiten und Hilfen.

ICH HABE FINANZIELLE PROBLEME

Krankheit, Pflege und Betreuung kosten viel Geld. Trotz unseres gut ausgebauten Gesundheitssystems summieren sich die Kosten von Medikamenten, Heilmitteln, Heilbehelfen, Wohnungsumbauten, mobilen Diensten, Kurzzeitpflege, 24-Stunden-Betreuung, Pflegeheim etc. Diese Kosten werden nur zum Teil durch Pflegegeld, Pension, bedarfsorientierte Mindestsicherung und Rezeptgebührenbefreiung aufgefangen.

Auch wenn eine OECD-Studie von November 2013 zeigt, dass die Altersarmut in Österreich im Vergleich zu anderen europäischen Ländern gering ausgeprägt ist, so ist sie doch vorhanden. Pflege kostet nicht nur Zeit, sondern auch Geld. Die meisten Pflegeleistungen werden einkommensbezogen errechnet, dennoch ist die finanzielle Belastung nicht unerheblich. Es empfiehlt sich, Beratung durch Fachkräfte der Sozialarbeit und Pflege in Anspruch zu nehmen, um die finanzielle Belastung zu reduzieren. Bei den Sozialreferaten können Sie um Zuschüsse ansuchen und Auskünfte einholen. Bei den Ansuchen auf Pflegegeld werden Sie von den MitarbeiterInnen der mobilen Dienste unterstützt.

WAS IST FÜR UNS DAS BESTE?

Angehörige wünschen sich gute und qualitativ hochwertige Pflege und Betreuung. Die Frage, welche die beste Pflege ist, kann nicht allgemein beantwortet werden, da die individuellen Bedürfnisse und Rahmenbedingungen zu unterschiedlich sind. Die Implementierung der qualitativen Pflege setzt eine konkrete Abklärung des Bedarfs und der Bedürfnisse voraus. Darauf aufbauend können ein individueller Pflegeplan und das Pflegeziel erstellt sowie ein adäquates Pflegearrangement entwickelt werden, das die individuellen Pflegeerfordernisse berücksichtigt.

Die Aufgabe der Fachkräfte der Pflege und Sozialarbeit besteht in der Beratung, die Entscheidungen werden von den Betroffenen und deren Angehörigen getroffen. Die Inanspruchnahme von Hilfe bringt keinen Verlust der Entscheidungskompetenz mit sich. Die Familie legt fest, welche Hilfen in Anspruch genommen werden. Der professionelle Pflegedienst muss bestrebt sein, den familiären Entscheidungsprozess zu unterstützen und dessen Ergebnisse umzusetzen. Falls sich Angehörige des privaten Pflegesystems oder die erkrankten Personen selbst in diesem Setting bevormundet fühlen, sollte dies sofort thematisiert werden.

Zunächst hat die betroffene Person die Möglichkeit und das Recht, für sich zu entscheiden. Wenn sie dazu nicht mehr in der Lage ist, sollten die Angehörigen zu ihrem Sprachrohr werden. Dabei entstehende Interessen- und Zielkonflikte sollten transparent gemacht und abgewogen werden. Je präziser sie erfasst werden, desto nachvollziehbarer sind auch die Kriterien, die zu Entscheidungen im Pflegeprozess führen. Dabei werden die Interessen der pflegenden Angehörigen berücksichtigt.

DARF ICH LOSLASSEN?

Das Thema des Loslassens ergibt sich in der schweren Demenz. Angehörige äußern das Gefühl, dass sich die Erkrankten trotz intensiver Pflege von ihnen wegbewegen. Die Interaktion wird immer schwieriger, es erfolgt ein sukzessiver Rückzug. Pflegende Angehörige fühlen sich dadurch persönlich betroffen und abgelehnt, als würde die Beziehung einseitig aufgekündigt. Sie interpretieren dieses Verhalten auch gerne als ein Loslassen. Doch vermutlich lässt der demenzkranke Mensch nicht wirklich los, sondern wird durch die Veränderungen, die in ihm vorgehen, immer weniger beziehungsfähig.

Man sollte also zu dementierenden Personen auch dann eine intensive Beziehung aufrechterhalten, wenn diese nicht mehr in der Lage sind, diese aktiv zu leben. Wir müssen dabei akzeptieren, dass der erkrankte Mensch sich ebenso wie die mögliche Interaktion im Wandel befindet. Wir müssen die Vorstellung einer intakten Beziehung oder der erlernten Interaktionsmuster über Bord werfen und neue Ausdrucksformen akzeptieren. Jedes andere Verhalten oder jede diesbezügliche Erwartung wird zu Enttäuschungen führen. Loslassen bedeutet in diesem Kontext, sich auf Veränderungen einzulassen. Das Festhalten kann nur zu Enttäuschung führen. Es gilt, neue Methoden der Verständigung zu entwickeln, die sich vorrangig auf einer emotionalen Ebene bewegt.

ICH TRAGE LIEBE IN MIR

Pflegende Menschen werden in ihrer Tätigkeit sehr häufig von Liebe getragen. Das ist schön und traurig zugleich. Es ist schmerzhaft, sich von einer geliebten Person verabschieden zu müssen. Lieb gewonnene Aktivitäten und Gewohnheiten, der gemeinsame Urlaub, intensive Gespräche, das Wissen über die Bedeutung von Kosenamen und kleinen Gesten gehen nach und nach verloren. Liebt man den erkrankten Menschen, so wird man unter dem Verlust der Gemeinsamkeiten, die ja auch die eigene Vergangenheit ausmachen, besonders leiden. Weniger nahestehende Personen können hingegen vielfach unbeschwerter auf die Pflegebedürftigkeit eingehen und eine gewisse Leichtigkeit in das Betreuungssetting einbringen. Pflegefachkräfte verbindet nicht die große Liebe zur einzelnen betroffenen Person, doch neben der fachlichen Kompetenz bringen sie Liebe zur sozialen Arbeit und zu den Menschen mit. Darauf sollten wir vertrauen.

ICH HABE AGGRESSIONEN

Es ist selbstverständlich, dass Menschen in privater Pflegearbeit auf Grund unzähliger schwieriger Betreuungssituationen und durch die permanent hohe Belastung auch selbst aggressiv werden können. Bei manchen bleibt die Aggression verborgen, bei anderen wird sie sichtbar. Diese Gefühle gehören zum Leben. Treten Zorn und Aggression gehäuft auf, so sollten wir sie als Warnsignal einer massiven Pflegeüberforderung erkennen. Die Belastung ist zu hoch geworden.

Diese Warnung sollte ernst genommen und professionelle Hilfe in Anspruch genommen werden. In der Beratung können Belastungsfaktoren identifiziert und abgebaut, soziale Kompetenzen gestärkt und Strukturen aufgebaut werden, die das HelferInnensystem erweitern. Wer im Zuge der Pflegearbeit Aggressionen verspürt, hat keinen Grund, sich dafür zu schämen. Es ist eine normale Reaktion und kein Zeichen von Versagen. Sprechen Sie Ihre Gefühle aus, statt sie zu verschweigen, und setzen Sie sich aktiv damit auseinander. Es gilt dafür zu sorgen, dass sich die Aggressionen nicht manifestieren und in Gewalt umschlagen.

> *Vor allem die pflegenden Angehörigen brauchen unbedingt mehr Unterstützung jeder Art. Anerkennung und Verständnis selbst innerhalb der eigenen Familie fehlen oft – was alles noch schwieriger und belastender macht.*
>
> — Irene Fischer

KANN TAGESBETREUUNG EINE ENTLASTUNG SEIN?

Tagesbetreuung ist ein Angebot, das Betroffene und deren pflegende Angehörige unterstützt. Der Besuch einer solchen Einrichtung bringt der dementierenden Person neue Kontakte und Begegnungen, qualifizierte Pflege, Förderung und Gedächtnistraining sowie Versorgung. Für die Angehörigen bedeutet er eine Unterbrechung der Pflegetätigkeit, Erholungs- und Entspannungsphasen. Pflegende Familienmitglieder erhalten fachliche Inputs, Information und Beratung. Sie können Dinge erledigen, für die sie keine Zeit mehr hatten. In den ersten Wochen der Inanspruchnahme wird die freie Zeit vorrangig für aufgeschobene Erledigungen verwendet. Erst danach entsteht endlich Zeit für Regeneration. Es wird als entlastend erlebt, die Angehörigen gut versorgt und betreut zu wissen, für beide Seiten werden so Routine, Isolation und das Gefühl der Abhängigkeit oder einer zwanghaften Symbiose durchbrochen. Die Abwechslung im Alltag gibt neue Impulse. Gemeinsam wird entschieden, wie häufig und über welche Zeit die Tagesbetreuung besucht wird.

WANN IST STATIONÄRE BETREUUNG EINE GUTE ALTERNATIVE ZUR HÄUSLICHEN PFLEGE?

Pflegende Angehörige sind großen und andauernden Belastungen ausgesetzt. Entlastungsphasen und Pausen sind unerlässlich, um die Pflege über einen langen Zeitraum zu gewährleisten. Durch regelmäßige Auszeiten und Urlaube von der Pflege werden notwendige Entspannungsphasen geschaffen. Neben der Übertragung von Pflegeaufgaben an andere Familienmitglieder bietet sich die Inanspruchnahme von Kurzzeitpflegeeinrichtungen an, so sie vorhanden sind. Wenn auch die gemeinsamen Kräfte nicht mehr ausreichen, um umfassende häusliche Pflege und Betreuung weiterhin zu gewährleisten, ist der Wechsel in eine stationäre Einrichtung die bessere Alternative. Unabhängig davon kann die Erkrankung einen Verlauf nehmen, der für die betroffene Person innerhalb der eigenen vier Wände nicht die qualitativ hochwertigste Pflege und Betreuung zulässt.

Die Wohnsituation in einer Pflegeeinrichtung hat sich stark verändert. Die Bilder, die wir aus der Vergangenheit in uns tragen, entsprechen nicht mehr den heutigen Gegebenheiten. Für manche verbessern sich die Wohnsituation und die erlebbare Autonomie durch ein altenfreundliches Gebäude. Förderung und Gemeinschaft, eine barrierefreie Umgebung, ein gut ausgestattetes Haus, qualifiziertes Personal, eine Betreuung rund um die Uhr sind nur einige der Bedingungen, die zu Hause nicht herstellbar sind. Eine Beziehung, die zuvor unter enormer Belastung und Überforderung gelitten hat, kann sich wieder zum Positiven wenden. Wenn für gute Pflege und Betreuung gesorgt ist, gibt es uns die Möglichkeit, uns wieder vermehrt um die Beziehung zu kümmern. Wir werden wieder in die Lage versetzt, den Menschen zu entdecken und nicht nur den Pflegefall zu sehen. Liebe, Kraft und die Motivation, die oft nur mehr rudimentär vorhanden war, können wieder erstarken. Die erkrankte Person kann die Angehörigen wieder entspannt und ihr oder ihm zugewandt erleben. Neue Kontakte und Beziehungen zu anderen BewohnerInnen der Einrichtung und zum professionellen HelferInnensystem bieten Wege aus der Isolation und das Erleben eines Gemeinschaftsgefühls. In gewissen Situationen stellt die Übersiedlung in eine stationäre Einrichtung für alle Beteiligten die bessere Lösung dar.

Hochwertige Einrichtungen sorgen dafür, dass sich die zu pflegenden Menschen wohlfühlen und die Angehörigen zufrieden sind. Solche Häuser sind für engagierte Familienmitglieder offen und laden sie ein, Lebensbereiche aktiv mitzugestalten. Trotzdem ist der Entscheidungsprozess schwierig und wird von vielen über einen langen Zeitraum hinausgeschoben. Damit wird der erkrankten Person oft die Chance genommen, sich in der Einrichtung ausreichend orientieren zu können und Freundschaften aufzubauen. Fachkräfte der Pflege können in dieser Frage beraten, begleiten und dafür sorgen, dass alles gut vorbereitet wird. Mehrmalige Besuche in der Pflegeeinrichtung Ihrer Wahl nehmen Angst, bauen Vertrauen auf und erleichtern eine schrittweise Eingewöhnung. Denn natürlich stellt jede Übersiedlung einen gravierenden Eingriff dar, sei das Ambiente noch so angenehm. Daher sollte dieser Schritt längerfristig und behutsam vorbereitet werden. Das gilt in abgeschwächter Form auch für die Kurzzeitpflege und Tagesbetreuungseinrichtungen.

In Österreich gilt nach wie vor die Pflege zu Hause als wünschenswerte Betreuungsform für Menschen, die in die letzte Phase ihres Lebens eintreten. Diese Haltung ist verständlich und doch nicht immer richtig. In einigen anderen Ländern, insbesondere in Skandinavien, hat sich inzwischen eine etwas andere Sichtweise entwickelt, und es wird viel in die unterschiedlichsten betreuten Wohnformen investiert, dazu zählen auch Wohngemeinschaften.

Konkrete Hilfen

Im Folgenden werden Methoden der Diagnose und Hilfe präsentiert. Es handelt sich um Instrumentarien der Sozial- und Pflegearbeit, die es unter anderem ermöglichen, Faktoren der Belastung und das Ausmaß der sozialen Kontakte zu messen sowie neue Möglichkeiten zu eröffnen. Es handelt sich dabei um eine vorstrukturierte, angeleitete Erhebung, die eine bessere und fundierte Selbstreflexion ermöglicht. Damit werden Sie in die Lage versetzt, die Pflegesituation in ihrer Gesamtheit einzuschätzen und Verbesserungen herbeizuführen.

OBJEKTIVE UND SUBJEKTIVE BELASTUNG DURCH PFLEGE
Nur die betroffene Person selbst erlebt und spürt die persönliche Belastung. Außenstehende können objektive Belastungsparameter erkennen und die Belastung anderer bestenfalls interpretieren. Das bedeutet, dass man Belastungsfaktoren zwar objektivieren kann, hingegen die wirkliche Belastung nur subjektiv empfind- und erlebbar ist. In der Forschung wird die Frage nach der Beurteilung und Messbarkeit von Stress gestellt. Eine Stressreaktion wird nicht durch einen Vorfall an sich hervorgerufen, sie ist das Ergebnis der Bewertung dieses Ereignisses durch eine Person. Objektivierbare Kriterien allein sagen über die persönlich erlebte Belastung nichts aus.

Elisabeth Seidl, eine der renommiertesten PflegewissenschafterInnen Österreichs, definiert das Ausmaß der Belastung wie folgt: »*Es resultiert aus dem Verhältnis zwischen Last und Belastbarkeit, wobei immer von der subjektiv empfundenen Belastung der pflegenden Angehörigen und nicht von beobachtbaren Belastungskriterien (z. B. Schweregrad der Demenz, Gesundheitsprobleme des pflegenden Angehörigen) ausgegangen wird.*«

Das Ausmaß der Belastung ist das Verhältnis zwischen Last und Belastbarkeit. Die Belastbarkeit ist subjektiv und nicht statisch. Durch Fragen nach der Motivation, nach materiellem und ideellem Ausgleich, nach Wissen und Information etc. ist es möglich, einen Eindruck über das Ausmaß der Belastbarkeit pflegender Angehöriger zu gewinnen. Dazu ist es auch wichtig zu erfahren, wie das familiäre Umfeld über die bestehende Belastung urteilt. Generell ist die Frage, wie sich die objektive Last zur subjektiven Belastung verhält, für die Pflege in ihrer operativen Tätigkeit von besonderer Bedeutung. In der professionellen

Pflegearbeit sind wir vielfach mit moralisierenden und selbstmotivierenden Aussagen konfrontiert, die etwa so lauten können: »*Das ist schon zum Aushalten*« oder »*Halte durch, andere haben es noch schwerer*«, oder im Gegenteil dazu »*Hör auf, dich so zu belasten, du musst dich abgrenzen, sonst gehst du vor die Hunde*«. Pflegende Angehörige haben oft Probleme, sich mit Fragen nach Belastung und Überlastung zu konfrontieren und sich diese einzugestehen. Professionelle HelferInnen tendieren auf Grund der vielen erlebten Situationen eher dazu, Belastungen zu vergleichen, Schlussfolgerungen anzustellen und zu bewerten, ob einzelne Betreuungssituationen weniger oder mehr Belastung für die jeweils pflegenden Angehörigen mit sich bringen.

Um pflegende Angehörige adäquat zu unterstützen, ist den im Umfeld lebenden Personen bewusst zu machen, dass die individuell empfundene Belastung nicht nur von der objektiv erfassbaren Pflegesituation geprägt wird (vorhandene finanzielle Mittel, Umfang und Einsatz von Heilbehelfen, professionelle Hilfe sowie Schwere der Demenz). Neben den objektiven Gegebenheiten gibt es sogenannte *intervening factors*, das sind Faktoren wie Akzeptanz, Motivation und Handhabung, die die subjektiv erlebte Belastung ausmachen.

Für die Belastungssituation der pflegenden Angehörigen ist es von großer Bedeutung, wie die Umgebung mit der Situation umgeht, damit sind Familienmitglieder, FreundInnen, KollegInnen und Bekannte gemeint. Wird die Pflegearbeit toleriert und mitgetragen? Setzen die Familienangehörigen die pflegenden Angehörigen unter Druck, beispielsweise den Beruf aufzugeben, oder raten FreundInnen und BerufskollegInnen mit Nachdruck, die Pflegearbeit zu delegieren? Diese Fragen müssen beantwortet werden, um adäquate Unterstützungsangebote für pflegende Angehörige in ihrer besonderen Situation entwickeln zu können. Als zusätzliche Belastungen definieren pflegende Angehörige Informationsdefizite, wie etwa zu geringes Wissen über Unterstützungsmöglichkeiten am Beginn der Pflege und auch im Verlauf, wenn es zu Veränderungen und zu Verschlechterungen des Pflegezustandes der zu betreuenden Person kommt. Sie vermissen individuelle Betreuungsangebote, Beratungen und Schulungen. Sie würden sich eher Zeit für eine Beratung im eigenen Haushalt nehmen als für den Besuch einer Selbsthilfe- oder Angehörigengruppe. Dies wird mit Zeitmangel und der Unmöglichkeit begründet, die zu Pflegenden alleine zu lassen. Die Konsequenz daraus muss die Angebotslegung von Coaching und Supervision sein, die im Haushalt der pflegenden Person abgewickelt werden können und ohne Einstiegsbarrieren konsumierbar sind. Da dies nicht immer organisier- und herstellbar ist, ermöglichen Ihnen die folgenden Methoden den Zugang zu einer besseren Selbsteinschätzung und setzen damit den Grundstein für eine Verbesserung der Pflegesituation.

DER PFLEGEKOMPASS
Der Pflegekompass ist eine Methode der Sozialarbeit und ermöglicht eine soziale Diagnostik der Pflege. Er dient dazu, die Situation der pflegenden Angehörigen zu erfassen und mit ihnen eine bedürfnisorientierte Angebotspalette zu entwickeln. Der ursprünglich in den Niederlanden entwickelte *Zorgkompas* ist logisch aufgebaut und gut strukturiert. In einem ersten Schritt werden die Daten der pflegebedürftigen Person erhoben, im Anschluss wird ein Interview mit den pflegenden Angehörigen geführt. So erhält man einen Einblick in die Versorgungssituation und kann bedürfnisorientierte Hilfe für die betreuenden Familienmitglieder anbieten. Nicht das Messen, sondern das Verstehen steht im Vordergrund. Im Niederländischen wird von den »Dementierenden« gesprochen, dadurch kann die Dynamik der Demenz besser zum Ausdruck gebracht werden (der Begriff wird daher auch in der deutschen Rezeption verwendet). Die Betreuung hat sich trotz der einmal diagnostizierten Erkrankung ständig neu auf den Verlauf einzustellen.

Der Pflegekompass wird in Form eines strukturierten Interviews erstellt, das durch seine standardisierten Fragestellungen die Belastung der pflegenden Angehörigen aus verschiedensten Blickwinkeln erfasst. Er beschäftigt sich sowohl mit den Pflegebedürftigen und deren Angehörigen als auch mit deren Umgebung und wird von professionellen Pflegenden und SozialarbeiterInnen erstellt. Er besteht vor allem aus offenen Fragen. Daraus resultieren die notwendigen Informationen, um die richtigen Unterstützungsmaßnahmen für pflegende Angehörige zu entwickeln. Die InterviewpartnerInnen müssen in Kenntnis über den Zweck der Befragung und über den zu erwartenden Gesprächsverlauf sein.

Der Fragebogen befasst sich mit biografischen Daten, mit der Krankengeschichte, mit der Motivation zu pflegen, mit der Hilfe bei den täglichen Verrichtungen, mit den Problemen der Merkfähigkeit und des Wiedererkennens, mit Beschäftigungsmöglichkeiten, mit problematischem Verhalten, mit der notwendigen Aufsicht, mit der körperlichen Gesundheit der pflegenden Person, mit sonstigen Aufgaben und Arbeiten der pflegenden Person, mit Finanzen und der Wohnsituation, mit sozialer Unterstützung und professioneller Hilfe, mit den Gefühlen hinsichtlich der Pflege und mit Fragen zur Zukunft.

Durch die Beantwortung der Fragen wird ein theoretischer Bezugsrahmen der Belastung abgebildet. Auf Basis dieser Ergebnisse werden passende Maßnahmen der Entlastung entwickelt, festgelegt und organisiert. Der Pflegekompass ist ein gutes Werkzeug, um die individuelle Situation der Angehörigen standardisiert und fundiert zu erfassen. Sie werden in die Lage versetzt, die von ihnen durchgeführte Betreuungsarbeit und ihre Belastungssituation zu reflektieren und besser einzuschätzen. Sie werden dazu animiert, über den Betreuungsaufwand und die Belastung zu sprechen, ihre Bedürfnisse zu artikulieren und adäquate, unterstützende Angebote anzunehmen.

Die Erfahrung zeigt, dass pflegende Angehörige das Setting des Pflegekompasses sehr schätzen. Es stellt sich als gute Grundlage dar, um die Pflegesituation zu verbessern. Besteht keine Möglichkeit, einen Belastungskompass professionell erstellen zu lassen, so können die Fragen selbst nachgelesen, beantwortet und mit einer Person Ihres Vertrauens reflektiert werden. Die Themen, die mittels Fragebogen bearbeitet werden, sind im Buch *Wie soll ich das nur aushalten? Mit dem Pflegekompass die Belastung pflegender Angehöriger einschätzen* (deutsche Ausgabe herausgegeben von Wilfried Schnepp) nachzulesen.

Im Folgenden finden Sie eine Kurzfassung des Fragenkatalogs. Sie erhalten so die Möglichkeit, Ihre eigene Belastungssituation zu reflektieren. Diese Fragen als Muster für ein Gespräch wenden sich allen wesentlichen Bereichen zu und ermöglichen es den pflegenden Angehörigen, sich einen gesamten und systematisierten Überblick über ihre Lage zu verschaffen. Die Reflexion sollte, wenn möglich, mit einer geeigneten und ausreichend geschulten dritten Person erfolgen:

Die Krankengeschichte
Wann haben Sie gemerkt, dass sich das Verhalten der dementierenden Person verändert und etwas nicht stimmt? Wodurch hat sich das bemerkbar gemacht? Gibt es noch zusätzliche Erkrankungen? Inwiefern ist Ihre Angehörige oder Ihr Angehöriger auf Pflege angewiesen?

Die Kurzbiografie
Welche Stellung nahm die betroffene Person in der Familie ein? Welche Eigenschaften würden sie oder ihn gut beschreiben? Wodurch zeichnet sich der Charakter der Person aus? War sie kontaktfreudig oder zurückgezogen? Wodurch wurde sie geprägt?

Zur Motivation
Warum pflegen ausgerechnet Sie? Steht sonst niemand zur Verfügung? Pflegen Sie allein? Wie geht es Ihnen mit dieser Aufgabe?

Hilfe bei täglichen Verrichtungen
Bei welchen Verrichtungen des Alltags müssen Sie oft, manchmal oder nie unterstützend tätig sein: Aufstehen und Zubettgehen, Körperpflege, An- und Auskleiden, Nahrungs- und Flüssigkeitszufuhr, Hinsetzen und Aufstehen, Gehen und Fortbewegen, zur Toilette gehen, Aufräumen und Putzen, Umgang mit Geld, Telefonieren, Mahlzeiten zubereiten, Umgang mit Geräten und Hilfsmitteln? Wie geht es Ihnen mit der Hilfe, könnten Sie Hilfe annehmen oder fällt es Ihnen schwer? Sind noch andere Personen in die Pflege miteinbezogen?

Probleme mit dem Behalten und Wiedererkennen
Hat die dementierende Person Probleme mit einem der folgenden Themen: Bestimmung der Jahreszeit, des Tages, der Uhrzeit; sich im Haus oder außerhalb des Hauses zurechtfinden; Erkennen von Bekannten und Familienangehörigen, der Pflegepersonen? Lebt er oder sie in der Vergangenheit, fragt immer dasselbe und vergisst, womit er oder sie sich gerade beschäftigt hat? Besteht ein Krankheitsbewusstsein? Finden Sie, dass die Person große Probleme mit der Merkfähigkeit hat?

Was belastet Sie am meisten? Wie gehen Sie mit den Problemen um? Ist die von Ihnen gewählte Vorgehensweise erfolgreich oder nicht?

Probleme mit der Beschäftigung (Beziehungs- und Beschäftigungskompetenz)
Kann die dementierende Person Gesprächen folgen, an Gesprächen teilnehmen, mit Besuch umgehen; ist sie gerne unter Menschen, liest Zeitungen und Bücher, sieht fern oder hört Radio, hat Interesse an Angehörigen, Freunden und Bekannten? Oder ist sie nicht mehr aktiv, ist schwer zu stimulieren, kann sich nicht mehr auf eine Sache

konzentrieren? Finden Sie, dass die zu betreuende Person viele oder wenige Probleme im Umgang mit anderen Menschen hat? Ist es für sie schwierig, sich zu interessieren und zu beschäftigen?

Welche der beschriebenen Verhaltensweisen bereiten Ihnen selbst die größten Probleme? Wie gehen Sie damit um, wie sehen Ihre Bewältigungsstrategien aus? Wobei sind Sie erfolgreich, wobei nicht?

Problematisches Verhalten
Verhält sich die dementierende Person auffällig, indem sie andere beschuldigt, ihnen misstraut, rasch verärgert ist, über eine geringe Frustrationstoleranz verfügt, sich gegen fremde Hilfe wehrt, Dinge versteckt und verlegt? Ist er oder sie tagsüber oder nachts unruhig, sieht Dinge, die nicht da sind, verhält sich aggressiv, schimpft und schreit, ist gewalttätig, hat keine Manieren, ein unangenehmes Sexualverhalten, Alkoholprobleme?

Treten die Probleme schon länger auf, welche davon machen Ihnen am meisten zu schaffen, und warum gerade diese? Hat das Verhalten des oder der Betroffenen mit seinem oder ihrem Charakter zu tun? Wie gehen Sie damit um, und sind Sie damit erfolgreich?

Notwendige Aufsicht
Können Sie die betroffene Person allein lassen? Für einen halben Tag, für ein paar Stunden oder gar nicht? Können Sie das Haus verlassen, um einkaufen zu gehen oder andere Dinge zu erledigen? Können Sie sich den Freiraum schaffen, um für sich selbst einen Arzttermin wahrzunehmen? Haben Sie Angst, dass die von Ihnen zu pflegende Person sich oder andere gefährden könnte, wenn Sie nicht rund um die Uhr zur Verfügung stünden?

Körperliche Gesundheit
Fühlen Sie sich ausreichend gesund und fit? Leiden Sie an Müdigkeit, Niedergeschlagenheit und unter Schlafmangel? Haben Sie Schmerzen? Spüren Sie bei der Pflege und Betreuung körperliche Beschwerden? Hat sich Ihr Gesundheitszustand durch die Pflege verschlechtert?

Aufgaben und Beschäftigung
Haben Sie noch andere Beschäftigungen als die Pflege? Können Sie die Pflege mit anderen Aktivitäten, Interessen und Hobbys vereinbaren? Gönnen Sie sich ausreichend Auszeiten von der Pflege?

Finanzen, Wohnsituation
Entsteht für Sie durch die Pflege ein höherer finanzieller Aufwand, oder wird dieser durch das Pflegegeld abgedeckt? Erwachsen Ihnen durch die Pflege finanzielle Probleme?

Soziale Unterstützung
Bekommen Sie ausreichend Hilfe von Verwandten und Freunden? Bringen diese genügend Verständnis für Ihre Situation auf? Wird Ihre Arbeit geschätzt und anerkannt? Können Sie mit jemandem über Ihre Probleme und Sorgen sprechen? Übernehmen andere Personen aus Ihrem Umfeld tageweise die Pflege?

Professionelle Hilfe
Arbeiten professionelle Pflegefachkräfte im Pflegesetting mit? Sind Sie mit dieser Hilfe zufrieden, ist sie ausreichend? Welcher Bedarf wird nicht gedeckt?

Gefühle hinsichtlich der Pflege
Gehen Sie davon aus, dass Sie Hilfe bekommen, wenn es Ihnen persönlich schlecht geht oder Sie selbst krank werden? Werden Sie von der Pflegearbeit beherrscht, oder haben Sie auch Zeit für andere Dinge? Wie haben Sie es bis jetzt geschafft? Wie bewältigen Sie die tägliche Pflegearbeit? Haben Sie das Gefühl, für die Pflege auch etwas zu bekommen?

Fragen zur Zukunft
Welche Probleme könnten in der Zukunft auftreten, und welche davon sind die relevantesten und größten Hürden? Was passiert, wenn Sie nicht mehr in der Lage sind, zu pflegen? Glauben Sie, dass es einen Punkt gibt, an dem Sie die Pflege nicht mehr leisten können? Was würden Sie gerne ändern?

DIE ECOMAP

Die Stärke der Ecomap liegt in einer raschen und leichten Durchführung für Betroffene. Im Folgenden wird die Handhabung nach Peter Pantucek vorgestellt: Zuallererst ist zu entscheiden, aus welcher Sicht sie erstellt werden soll. Somit ist die Ankerperson zu wählen, es wird dies die pflegebedürftige oder die pflegende

Person sein. Die Teile des real existierenden Umfelds werden eingekreist. Danach wird die Ankerperson mittels einer Linie mit jenen Bereichen verbunden, die als positiv und stark erlebt werden. Zu belastenden oder negativen Bereichen oder Personen werden strichlierte Linien gezogen. Zu Bereichen und Personen, zu denen aktuell keine Verbindung besteht, werden Wellenlinien eingezeichnet. Das so entstandene Bild können Sie selbst reflektieren und interpretieren. Wenn die Möglichkeit besteht, die Grafik mit einer vertrauten Person oder einer Fachkraft aus dem professionellen Hilfesystem zu besprechen, sollten Sie dies tun. Ziel der individuellen oder kooperativen Reflexion ist, das Lebensumfeld besser zu gestalten und Beziehungen wieder aufleben zu lassen, um das soziale Netzwerk zu stärken. Die nebenstehende Skizze (von Elbe und Fritzer für die Altenpflege spezifiziert) lässt die Anwendung der Ecomap an einem Beispiel nachvollziehen.

Christine pflegt ihren Ehemann Karl. Sie unterhält eine gute und starke Beziehung zu ihren zwei Töchtern (liniert). Die Beziehung zu ihrer Schwester ist konfliktreich (strichliert). Maßnahme: Eventuell kann die Beziehung zur Schwester selbstständig oder mit externer Hilfe verbessert werden.

Der Kontakt zwischen Christine und ihren Enkelkindern ist nicht ausgeprägt. Auch zu den NachbarInnen besteht nur mehr eine rudimentäre Beziehung (Wellenlinie). Maßnahme: Kontaktaufnahme mit dem Ziel, das soziale Netz zu verbessern.

Zur Hausärztin wie zum Facharzt besteht ein für die Gesundheitserhaltung ausreichender Kontakt (liniert).

Es gibt entfernte Freunde, es besteht jedoch kaum Kontakt (Wellenlinie). Maßnahme: Wiederherstellung der verschütteten Kontakte, mit dem Ziel, der Isolation entgegenzuwirken.

Hauskrankenpflege wird in Anspruch genommen, doch erscheint sie aus Christines Sicht als in einem zu geringen Ausmaß (Wellenlinie). Maßnahme: Gespräch mit der Leiterin des mobilen Dienstes, um die mobile Betreuung zu intensivieren.

Besuchsdienst wäre wünschenswert, ist nicht installiert (Wellenlinie). Maßnahme: Gespräch mit der Diplomierten Gesundheits- und Krankenpflegerin, wenn möglich einen Besuchsdienst organisieren, eventuell ehrenamtlich.

Christines an Demenz erkrankter Ehemann Karl besucht keine Tagesbetreuungseinrichtung. Es soll aber in der näheren Umgebung eine geben (Wellenlinie). Frau Christine fühlt sich sehr belastet und hat wenig Auszeit und Erholung (Wellenlinie). Maßnahme: Der mobile Dienst oder das Sozialreferat sollte abklären, ob eine Möglichkeit besteht, für Karl Tagesbetreuung in Anspruch zu nehmen. Diese Maßnahme wäre für Karl und Christine gleichermaßen eine begrüßenswerte Form der Unterstützung.

**Ecomap-Skizze am Beispiel Christines
(pflegende Angehörige)**

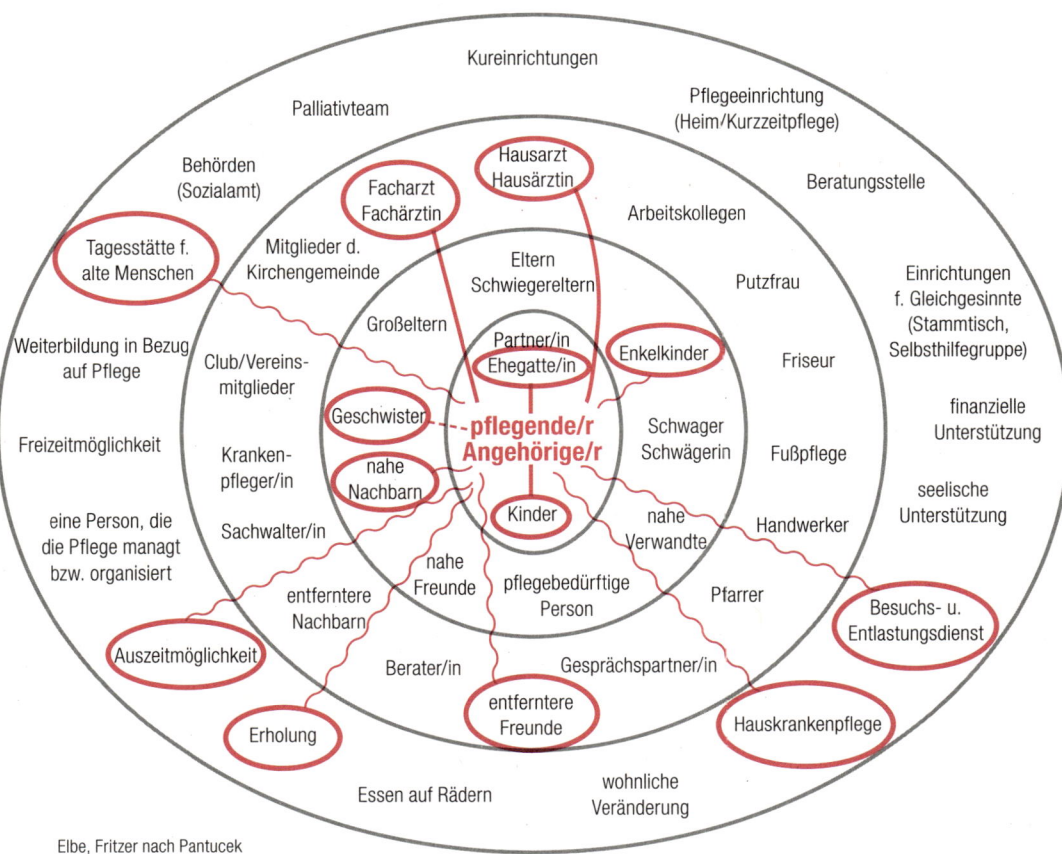

VALIDATION

Die Validation ist eine Methode, die von Naomi Feil entwickelt wurde, um mit verwirrten Menschen zu kommunizieren. Es geht um eine ganzheitliche Erfassung des Menschen. Die pflegende Person schlüpft, bildlich gesprochen, in die andere Person, um deren Bedürfnisse besser zu begreifen. Mithilfe von verbaler und nonverbaler Kommunikation geht man auf das Verhalten und die Äußerungen der desorientierten Person ein und nimmt sie so, wie sie ist. Validieren bedeutet, etwas für gültig zu erklären. Die Handlungen und Aussagen der betreuten Person werden akzeptiert und als gültig anerkannt. Validieren heißt, nicht zu bewerten, sondern andere wertzuschätzen und sie zu respektieren.

Die Grundsätze der Validation sind:
- Akzeptanz und Wertschätzung
- Würde bewahren
- Einfühlung und Empathie
- spürbar ehrlich und authentisch sein

Im Zusammenleben sollte es generell nicht darum gehen, recht zu haben oder recht zu bekommen. Im Zusammenhang mit verwirrten Menschen gilt dies in einem verstärkten Ausmaß. Wie »wirklich« ist unsere »Wirklichkeit«? Sie ist vielfach eine Konstruktion. Erinnerungen sind in der Regel nicht das exakte Abbild des Vergangenen, vielmehr sind sie Interpretationen von Erlebtem. Es gilt, den anderen Menschen in seiner Wirklichkeit und seinen Erinnerungen so anzunehmen, wie sie sich für ihn darstellen. Das ist Voraussetzung dafür, Konflikte zu vermeiden, die zu Streit führen und die Beziehung belasten. Deshalb empfiehlt Naomi Feil die folgenden einfachen Kommunikationsregeln:

- Dem verwirrten Menschen nicht widersprechen.
- Die Kommunikation soll ruhig, verständlich und wertschätzend erfolgen.
- Eindeutige und einfache Fragen stellen:
  Wer? Was? Wie? Wo? Wann?
- Die Frage »warum?« soll vermieden werden.
- Betroffene Menschen stets von vorne und in gleicher Augenhöhe ansprechen.
- Vermeiden Sie es, zu schreien.

- Die Zeit geben, die jemand für eine Antwort braucht, sodass er oder sie die Möglichkeit hat, zu verstehen und zu verarbeiten.
- In kurzen Sätzen sprechen, sodass pro Satz nur eine Mitteilung kommuniziert wird.
- Neben Worten auch nonverbale Kommunikation nützen (auf Gestik, Tonfall, Körperhaltung achten).
- Auf die Sprache des verwirrten Menschen eingehen (z. B. Dialekt).

Es geht darum, ein Gefühl für die zu pflegende Person zu entwickeln. Ein vorsichtiger, wertschätzender und respektvoller Umgang vermindert aggressives Verhalten. Denn Aggression ist meist das Resultat von Überforderung und dem Gefühl, nicht angenommen zu werden. Vergessen wir im fordernden Pflegealltag nicht auf die Aspekte der Validation, sie stellen eine Grundvoraussetzung für seine positive Gestaltung dar.

- Respektieren wir die an Demenz erkrankte Person, so wie sie ist, und schätzen wir ihren Rückzug in die Vergangenheit.
- Die eigene Sprache soll nicht zur Kindersprache mutieren.
- Lenken wir nicht ab, wenn sich die Person zu konzentrieren versucht.
- Gefühle werden wahrgenommen, wie sie sind. Wenn sich die betroffene Person nicht wohlfühlt, akzeptieren wir ihre Gefühle bzw. ihre Empfindungen.
- Die betroffene Person wird gelobt und bestärkt, nicht getadelt.
- Nehmen wir die eigenen Gefühle zurück und versuchen wir, in Blickkontakt mit der gepflegten Person zu bleiben. Sprechen wir mit normaler Stimme. Körperkontakt hilft, indem zu Beginn eines Gesprächs beispielsweise die Hand der dementierenden Person berührt wird.
- Kernaussagen eines Gesprächs können wiederholt werden.
- Fragen zur Vergangenheit können ebenso gestellt werden wie zur Gegenwart, es gibt keine Tabuthemen.
- Generell und für alle Aktivitäten wird Zeit gegeben.
- Die Körpersprache der betroffenen Person wird auf respektvolle Weise, d. h. sie ernst nehmend, bestätigt. Sie wird so angenommen, wie sie sich gerade fühlt.

Dementierende Menschen, pflegende Angehörige und wir

Wir leben nicht allein. Wir tragen Verantwortung gegenüber anderen Menschen. Gelebte soziale Verantwortung sichert den sozialen Frieden und die Teilhabe aller Menschen. Wer an Demenz erkrankt, bedarf der Hilfe und Betreuung, Angehörige leben diese Verantwortung durch die Pflege eines Familienmitglieds. Doch auch sie benötigen Unterstützung und Begleitung. Wir haben innerfamiliär, im Freundeskreis, im regionalen kommunalen Verbund, aber auch gesamtgesellschaftlich eine Verantwortung gegenüber erkrankten Menschen und ihren pflegenden Angehörigen. Pflegebedürftigkeit und Pflege sollten nicht individuell zu lösende Probleme und Herausforderungen sein. Die Politik hat die Aufgabe und Verantwortung, Rahmenbedingungen zu entwickeln und umzusetzen, unter denen es möglich ist, die Pflegeaufgaben zu bewältigen. Regierungen orientieren sich nicht immer an den Interessen der Menschen, die Hilfe brauchen. Mitunter vertreten politische Parteien stärker die Interessen der privilegierten als jene der sozial benachteiligten Personengruppen. Als Zivilgesellschaft sind wir gefordert, Vorschläge zur Verbesserung zu erarbeiten, sie einzubringen und, wenn nötig, Druck auf Parteien und Regierungen zu entwickeln, um gemeinnützige Anliegen durchzusetzen.

ZUR LAGE DER PFLEGENDEN ANGEHÖRIGEN

Die demografische Entwicklung zeigt ein deutliches Anwachsen des Anteils der älteren Menschen in unserer Gesellschaft. Aktuell sind 23 Prozent der Bevölkerung älter als 60 Jahre. Bis zum Jahr 2020 werden es 26 Prozent sein, und ab 2030 rechnet man mit einem Anteil von 30 Prozent. Auch die Zahl der über 80-jährigen Menschen wird bis zum Jahr 2030 von gegenwärtig 400 000 auf 630 000 ansteigen.

In Österreich werden rund 80 Prozent der betreuungsbedürftigen Menschen im Alter von über 60 Jahren in privaten Haushalten durch ihre Angehörigen gepflegt. Im Jahr 2012 haben 440 622 Personen Pflegegeld nach dem Bundespflegegeldgesetz bezogen. 70 Prozent der PflegegeldbezieherInnen sind innerhalb der ersten drei Pflegegeldstufen verankert. Die meisten davon beziehen Pflegestufe 2. Statistisch gesehen ist jede vierte Familie mit Betreuungs- und Pflegebedürftigkeit konfrontiert. 210 000 pflegebedürftige Menschen werden zu Hause von Angehörigen gepflegt, das sind 50 Prozent. 130 000 Personen nehmen mobile Dienste in Anspruch. 20 000 beschäftigen eine 24-Stunden-Betreuung, und 60 000 Menschen, das sind 15 Prozent der pflegebedürftigen Menschen, werden in Pflegeheimen betreut.

Somit sind die pflegenden Angehörigen die größte und wichtigste Gruppe in der Pflege und Betreuung von Menschen. Auch die professionelle Pflege ist auf die Unterstützung der Angehörigen angewiesen. Der soziale mobile Dienst ist ohne Mithilfe pflegender und betreuender Angehöriger nicht in der Lage, den Verbleib schwer betreuungs- und pflegebedürftiger KlientInnen im eigenen Haushalt zu sichern. Angehörige nehmen großen Einfluss auf die Betreuungsvereinbarungen und Pflegearrangements der Betroffenen. Sie veranlassen, unterzeichnen, bestätigen, kontrollieren und übernehmen selbst Betreuungs- und Pflegeleistungen.

Pflegende Angehörige sind nicht automatisch in der Lage, über ihre Zeit verfügen zu können. 30 Prozent aller Hauptpflegepersonen gehen derzeit einer bezahlten Erwerbstätigkeit nach. Das bedeutet gegenüber dem Jahr 1997 eine Zunahme von 7 Prozent und macht die vermehrte Bedeutung der Vereinbarkeit von Beruf und Pflege deutlich. Zudem wird die Erwerbsquote von Frauen im Alter zwischen 45 und 64 Jahren bis zum Jahr 2030 um 20 Prozent ansteigen.

PFLEGENDE ANGEHÖRIGE ERLEBEN IHRE AUFGABEN ALS PERSÖNLICH UND SOZIAL EINSCHRÄNKEND

Die Pflege eines Familienmitglieds wird von beinahe allen pflegenden Angehörigen als sehr belastend empfunden. Das zeigen auch die Ergebnisse der Studie *Carers Career*. Neben der Pflege- und Betreuungstätigkeit bleibt wenig Zeit für eigene Interessen. Generell wird von allen erwähnt, dass eigene Bedürfnisse stark zurückgesteckt werden müssen. Meist wird auf Hobbys, Familientreffen oder Kontakte mit FreundInnen verzichtet. Auch bei der Frage nach dem Tagesrhythmus ergibt sich in den im Rahmen der Studie geführten Einzelinterviews ein ähnliches Bild: Der Großteil eines Tages wird für Pflege beziehungsweise Betreuung aufgewendet. Die restliche Zeit wird mit Haushaltstätigkeiten und (wenig) Schlaf verbracht. Auf die Frage nach Aktivitäten, die Spaß machen, etwa das Ausüben von Hobbys, wird in der Regel darauf verwiesen, dass dafür keine Zeit bleibt. Das Gefühl der ständig notwendigen Anwesenheit oder Erreichbarkeit reduziert die Freiräume, die eventuell für persönliche Interessen genützt werden könnten, auf drastische Art und Weise. Viele pflegende Angehörige gehen nicht mehr aus, denn sie wollen das Risiko vermeiden, auf Grund eines Anrufs sofort jede Tätigkeit abbrechen zu müssen oder nicht zu wissen, was während ihrer Abwesenheit zu Hause geschieht. Obwohl jene pflegenden Angehörigen, die nicht mehr berufstätig sind, an und für sich mehr Zeit zu Hause verbringen als berufstätige pflegende Angehörige, wird von beiden Gruppen das Gefühl der verpflichtenden Anwesenheit als eine zentrale Belastung erlebt. Sie alle klagen über ein zu geringes Maß an von ihnen selbst zu bestimmender Freizeit.

Es sind die Pflegenden, die leiden, die Kinder, die Angehörigen. Krankheit, Leid, all das sind falsche Begriffe, weil man dadurch die Person nicht mehr sieht und nicht in der Lage ist, Empathie aufzubauen.

— Naomi Feil

**DIE GROSSE BELASTUNG
DER PERMANENTEN VERFÜGBARKEIT**

Generell wird Pflege als sehr belastend empfunden, unabhängig davon, in welche Pflegestufe die zu Betreuenden eingestuft sind. Etwa ein Drittel der in der Studie befragten pflegenden Angehörigen fühlt sich isoliert, und ein Viertel der Befragten beschreibt ein Gefühl der Aussichtslosigkeit. Als besonders belastend wird die Notwendigkeit der ständigen Verfügbarkeit empfunden. Pflegende Angehörige verlieren laut eigenen Angaben durch diese Aufgabenstellung sowie durch die zeitintensiven Betreuungstätigkeiten ihre sozialen Kontakte. Zusätzlich geben pflegende Angehörige an,

- dass die Pflege und Betreuung weniger planbar als Kinderbetreuung ist,
- dass Pflege als individuelles Problem verstanden wird,
- dass Pflege permanente Verfügbarkeit bedeutet
- und dass Pflege als Privatsache erlebt wird.

Pflege wird in Österreich an die Angehörigen delegiert. Sie wird als individuelles Problem gesehen. Christlich-religiöse Vorstellungen und, darauf fußend, über Jahrhunderte entstandene Traditionen haben unser gesellschaftliches Bewusstsein dahingehend geprägt. BürgerInnen anderer europäischer Staaten sehen die Pflege nicht ausschließlich als ihre Privatangelegenheit. Sie definieren Pflege und Demenz als gesellschaftliche Phänomene, die solidarisch und kollektiv zu lösen sind. Angehörige wünschen sich seitens der Politik und der öffentlichen Verwaltung mehr Engagement. Sie wünschen sich, dass Pflege auch als gesellschaftliche Aufgabe erkannt wird.

PFLEGEBEDÜRFTIGKEIT ALS GESELLSCHAFTLICH ZU LÖSENDES RISIKO

»Jeder Mensch in unserer Gesellschaft kann durch Krankheit, Unfall, Invalidität oder einfach altersbedingt pflegebedürftig werden. Dieses individuelle Risiko kann zwar vom Einzelnen durch seine Lebensweise zu einem Teil beeinflusst werden, entzieht sich aber in der Regel seiner Disposition. Auf Grund des Charakters und des Ausmaßes des Lebensrisikos ›Pflegebedürftigkeit auf Grund des Alters‹ halten wir eine ähnlich solidarische Absicherung wie für die Bereiche Alter, Krankheit oder Arbeitslosigkeit für notwendig und gerechtfertigt.« (Aus dem Pflegepositionspapier der Bundesarbeitsgemeinschaft freie Wohlfahrt, bestehend aus der Volkshilfe und den vier anderen großen Wohlfahrtsverbänden Caritas, Diakonie, Hilfswerk und Rotes Kreuz.)

Betroffene benötigen ein umfangreicheres mobiles und semistationäres Betreuungsangebot. Neue Wohnformen sind speziell für an Demenz erkrankte Menschen regional zu entwickeln und anzubieten. Pflegende Angehörige sind mittels Beratung, Begleitung und Unterstützung in ihrer Arbeit zu stärken. Ziel muss sein, die Belastungsfaktoren Isolation und Überlastung für pflegende Angehörige in Zukunft zu reduzieren.

VERHINDERN WIR, DASS PFLEGE WEIBLICH BLEIBT

In der öffentlichen Diskussion zur Pflege wird betont, dass ein Großteil der Pflege von den Familien erbracht wird. Ohne pflegende Angehörige würde das soziale System zusammenbrechen. Bei genauerer

Betrachtung der Zahlen ist diese Behauptung unpräzise, da die häusliche Pflege in überwiegendem Ausmaß von Frauen geleistet wird. Vielmehr müsste es heißen: Ohne pflegende weibliche Angehörige würde die Pflege zusammenbrechen. Die Pflege hat ein Geschlecht, und das ist weiblich.

Frauen leisten in Österreich nahezu 80 Prozent der Pflegearbeit. In anderen mitteleuropäischen Ländern wie etwa Deutschland ist die Situation nicht wesentlich anders. Mütter, Töchter und Schwiegertöchter kümmern sich um die pflegebedürftigen Menschen. Söhne und Schwiegersöhne hingegen tun das in einem wesentlich geringeren Ausmaß (3 bis 5 Prozent). Diese weitgehende Abwesenheit der Männer im Pflegebereich spiegelt die Ungleichheit der Geschlechter in Hinblick auf das soziale familiäre Engagement wider. Männer sind in hohen beruflichen und politischen Positionen überproportional vertreten und verdienen dementsprechend mehr. Dort, wo Frauen und Männer hierarchisch vergleichbare Positionen innehaben, verdienen Frauen weniger als Männer.

Hausarbeit, Betreuung und Erziehung der Kinder sowie die Pflege erkrankter Familienangehöriger werden nach wie vor in überwiegendem Maß von Frauen geleistet. Diese geschlechtsspezifische Rollenzuteilung sollte längst der Vergangenheit angehören. Die Rollenverteilung von Männern und Frauen ist nicht wesens- oder naturbedingt, sie wurde über Jahrhunderte als solche konstruiert.

Eva soll aus einem Knochen Adams geschaffen worden sein. Damit wird die Menschheit als männlich determiniert. Die Frau definiert sich nicht selbst, ihr Dasein wird vom Mann abgeleitet. Sie steht somit nicht als automatisches, sondern als relatives Wesen da, so formuliert es Alice Schwarzer, eine der profiliertesten Frauenrechtlerinnen des deutschsprachigen Raums. Die Rolle der Frau wurde im 18. Jahrhundert als naturgegeben interpretiert und begründet. Im 19. Jahrhundert war man bemüht, wissenschaftlich zu untermauern, dass Frauen auf Grund ihrer Gebärfähigkeit zur Mutter- und Hausfrauenrolle bestimmt seien und Männer außerhalb des Hauses agieren sollten. Die solcherart propagierten Geschlechterbilder und -rollen standen in der christlichen Tradition. Die Grundlage bildete ein Konzeptionalismus, der den Frauen Charaktere und Eigenschaften und damit klare Aufgaben und Verantwortungsbereiche wie Fürsorge, Pflege und Erziehungsarbeit zuordnete. Männer seien von Natur aus Herrscher und Entscheider und somit für die große

Welt bestimmt. Diese historisch entworfenen Weltbilder sind zu einem gewissen Grad dafür verantwortlich, dass Pflegearbeit bis heute mehrheitlich von Frauen geleistet wird.

In der agrarisch strukturierten Gesellschaft wurde die Ehe als Zweckgemeinschaft angesehen. Familien bildeten eine Produktionseinheit, in der Frauen zum Erwerb beitragen mussten. Die Familienstrukturen unterschieden sich von heutigen gravierend, da alle Mitglieder der Familie, Männer wie Frauen, Junge wie Alte, das Überleben der familiären Einheit mit ihrer Arbeitskraft zu sichern hatten. Die Kinderbetreuung wurde vielfach gemeinschaftlich von mehreren Frauen übernommen und die Arbeit aufgeteilt, damit Frauen in der landwirtschaftlichen Produktion tätig sein konnten. Die Industrialisierung veränderte die Produktionsbedingungen, ließ neben der Arbeiterklasse eine bürgerliche Klasse entstehen. Die bürgerliche Gesellschaft schloss die Frau aus dem Arbeitsprozess aus und übertrug ihr die Aufgabe, sich um das Wohl der Familie zu kümmern. Die Rolle der Frau wurde neu definiert. Frauen wurden zum Wesen der Weiblichkeit, ihre Aufgaben waren die der Mutterschaft, der Kindererziehung und der fürsorgenden Ehefrau. Allenfalls konnten sie sich karitativ engagieren. Auch in der Arbeiterklasse wurden die Familienstrukturen ähnlich gelebt, mit dem einzigen Unterschied, dass Frauen aus ökonomischer Not keine andere Wahl als die Erwerbstätigkeit hatten. In der Regel arbeiteten sie in Fabriken oder als Dienstmädchen, später verrichteten sie einfache Bürotätigkeiten. Doch immer hatten sie nebenbei Hausarbeit zu leisten und die Familie zu versorgen und bekamen die Doppelbelastung unmittelbar zu spüren. Die wirksamste Konstruktion von Zweigeschlechtlichkeit ist somit die der geschlechtlichen Arbeitsteilung, sie räumt den Männern die Vormachtstellung ein. Die Familie der Gegenwart ist keine ökonomische Produktionseinheit mehr, sie ist Instanz der Kindererziehung, Pflege und Reproduktion im Haushalt. Individuelle und gesellschaftliche Traditionen, Klischees, Wünsche, Sehnsüchte und Projektionen machen die Familie zu einem Hort, der davon historisch geprägt ist.

Frau und Mann weisen in ihrer Biologie Unterschiede auf. In ihrer Rollen- und Charakterzuschreibung sind sie rein männliche Konstruktionen und bilden nicht ihr eigentliches Geschlecht ab. Frauen sind trotz des Wandels der Gesellschaft mehrheitlich für die »Sorgearbeit« zuständig. Pflegende Angehörige der Gegenwart treffen beinahe im selben Wortlaut Aussagen wie vor rund 70 Jahren. Eine pflegende Angehörige meint 2011: »*Ich habe immer nur für andere gesorgt. Zuerst waren es meine kleinen Brüder, dann mein Kind und mein Mann und jetzt meine Mutter. Ich merke es erst jetzt, dass ich niemals auf meine Bedürfnisse geschaut und nie zu meinem Leben gefunden habe.*« Im Vergleich dazu eine Aussage einer Frau aus dem Jahr 1949: »*Ich hatte nur ein Leben, und das soll es nun gewesen sein, so stehe ich jetzt da.*« (Entnommen aus dem Buch »Das andere Geschlecht« von Simone de Beauvoir, einem der wichtigsten Werke feministischer Literatur.) Im Alter wird Frauen oft schmerzlich bewusst, dass sie sich ein ganzes Leben lang aufgeopfert haben. Je passiver sie sich ihrer zugeordneten Rolle untergeordnet haben, desto stärker fühlen sie sich um ihre Chancen betrogen. Frauen, die nicht nur die Rolle des Sorgens leben, können anders damit umgehen. Im Fall innerfamiliärer Pflege setzen sie viel daran, um weiterhin berufstätig sein zu können, und empfinden die Doppelbelastung als weniger beschwerlich, als wenn sie ausschließlich zu pflegen hätten. Eine pflegende Angehörige dazu: »*Bei aller Anstrengung, die meine Berufstätigkeit und meine Pflegearbeit mit sich bringen, würde ich die Aufgabe meiner Berufstätigkeit als enorme Belastung empfinden. Ich hoffe, dass es nicht dazu kommt.*«

Frauen wollen nicht allein für die Sorgearbeit verantwortlich sein. Sie haben wie Männer das Recht, ihre eigenen Lebensentwürfe zu realisieren. In aller Regel können Frauen sich nicht für Betreuungsarbeiten entscheiden, sie müssen sie mangels männlicher Bereitschaft übernehmen. Mittlerweile sind Frauen in allen Berufszweigen tätig. Während früher Frauen *in* der Familie und Männer *für* die Familie arbeiteten, bringen sich Männer heute noch immer vergleichsweise wenig in die Familie ein, während Frauen für die Familie und in der Familie tätig sind.

Es gibt einen direkten Zusammenhang zwischen der geschlechtsspezifischen Aufteilung der Erwerbsarbeit einerseits und der Haushalts- und Familienarbeit andererseits. Die Reproduktionsarbeit genießt kein hohes Ansehen und ist nicht prestigeträchtig. Obwohl sie zum Kernbereich notwendiger gesellschaftlicher Aufgaben gehört und unverzichtbar ist, hat sie keinen gesellschaftlichen Stellenwert. Hausarbeit ist eine stark geschlechterkonstruierende und emotional aufgeladene Tätigkeit. Die Ausübung oder Nichtausübung zeigt, wer wir sind oder wer wir sein wollen. Verrichtung und

Verweigerung sind mit Fragen der Macht, Hierarchie und Dominanz verknüpft. Reproduktion, Kinderbetreuung, Pflege und Erwerbsarbeit sind nicht nur Arbeiten, sie spiegeln die gesellschaftliche Definition weiblicher und männlicher Agenden wider. Vor allem die Verweigerung häuslicher Arbeit definiert und begründet noch immer männliches Image und Macht.

> *Oft sind es die Frauen, Töchter und Schwiegertöchter, von denen wie selbstverständlich erwartet wird, dass sie die Betreuung übernehmen. Dadurch müssen sie häufig ihre eigenen Bedürfnisse zurückstecken.*
> — Irene Fischer

WIE KANN PFLEGE AUCH ALS MÄNNLICHE AUFGABE ERKANNT WERDEN?

Es stellt sich die Frage, inwieweit Hilfsangebote für individuelle Pflegesituationen am eigentlichen Kern des Problems vorbeigehen. Wir wissen, dass sich die wirklich großen Belastungen in der Pflege mehrheitlich aus der Alleinverantwortung der Frauen ergeben. Daher greifen viele Unterstützungsmethoden zu kurz und setzen nicht am Grundproblem an. Es macht Sinn, die Probleme von pflegenden Angehörigen mehrheitlich als Probleme von pflegenden Frauen zu verorten. Die Geschlechterungleichheit, die sich auch in der Pflegearbeit manifestiert, kann nicht ausschließlich dort aufgehoben werden. Belastung, Überforderung und der Leidensdruck, mit dem Pflegende allein gelassen werden, sind nicht nur im unmittelbaren Pflegesetting zu lösen. Eine nachhaltige Veränderung kann nur erreicht werden, wenn sie auch andere Lebensbereiche erfasst. Die Rahmenbedingungen, unter denen Pflege stattfindet, müssen verändert werden, nur so kann garantiert werden, dass Pflege keine weibliche Angelegenheit bleibt. Der gesellschaftliche Status quo erschwert es auch engagierten Frauen und Männern, eine gleichberechtigte Partnerschaft zu leben. Die Elternkarenz zeigt dies sehr deutlich: Es ist für viele Familien leichter organisierbar und auf Grund des Einkommensunterschiedes finanziell von Vorteil, wenn die Frau die Kinderbetreuung übernimmt und der Mann für das Familieneinkommen sorgt. Zuallererst müssen also eine faire Verteilung der Erwerbsarbeit und faire Bezahlung gesichert werden.

Eine pflegende Angehörige dazu im Interview: »*Eigentlich war immer ich für die anderen da. Ich hab mich um die Kinder gekümmert, sie umsorgt und erzogen. Ich war immer zu Hause, habe meinen Mann bedient und bekocht. Ja, ich habe ihn geliebt, aber habe ich selbst ein Leben gehabt? Mir kommt vor, dass ich immer nur mit den anderen mitgelebt und nie mein eigenes Leben geführt habe. Als die Kinder größer wurden, war ich über sechs Jahre für die Pflege meiner Schwiegermutter verantwortlich, und nun pflege ich meinen Mann. Er hat mich zu Hause nie unterstützt, denn er war der Ansicht, das sei allein meine Aufgabe.*«

Wie würde eine Gesellschaft aussehen, die die Erwerbsarbeit ebenso wie die Pflege-, Erziehungs- und Hausarbeit gleichmäßig aufteilt? Wie wäre es, wenn Frauen und Männer unter gleichen Karriere- und Einkommenschancen über die gleiche Menge Zeit für Kinderbetreuung, Pflege und Hausarbeit wie auch für die Ausübung ihres Berufs verfügten? Erst unter diesen Voraussetzungen wäre Pflegearbeit nicht länger vorrangig weiblich besetzt. Es ist eine Illusion zu glauben, die Rollenverteilung in der Pflege könne geändert werden, ohne die fundamentalen gesellschaftlichen und ökonomischen Strukturen anzutasten.

Jean Ziegler nennt es den »*Aufstand des Gewissens*«, der uns veranlassen sollte, Ungleichheiten nicht länger hinzunehmen und zu tolerieren. Das Bewusstsein, dass das Engagement für Gleichheit einen langen Atem benötigt, sollte uns nicht davon abhalten, dieses Anliegen konsequent zu verfolgen. Für pflegende Angehörige bedeutet geschlechtergerechtes Engagement die Durchsetzung der stärkeren Beteiligung von Männern im Bereich der Pflegeagenden. Dies kann nur über einen Prozess der Bewusstseinsbildung erfolgen. In jedem einzelnen Pflegesetting ist daher die Frage zu stellen, wer sich in welcher Form an der Bewältigung der vorhandenen Aufgaben beteiligen kann. Es darf nicht als selbstverständlich vorausgesetzt werden, dass weibliche Familienmitglieder die Alleinverantwortung für Pflege und Betreuung tragen, und es darf nicht nur an ihnen liegen, diese Problematik zu thematisieren oder nach anderen Lösungen zu suchen.

Hinsichtlich junger Familien wird dem gesellschaftlichen Wandel durch Gesetzgebung und die Bereitstellung von Dienstleistungen Rechnung getragen. Mutterschutz, Elternkarenz, Vaterschaftsurlaub nach der Geburt, Tagesbetreuungseinrichtungen für Kinder vor dem Kindergarteneintritt und das Angebot von Nachmittagsbetreuung an Schulen ermöglichen eine bessere Vereinbarkeit von Kindererziehung und Beruf. Die häusliche Pflege erfährt nicht annähernd diese Aufmerksamkeit oder vergleichbaren Schutz. Obwohl auf Vorschlag des Bundesministers Rudolf Hundstorfer in Österreich die Pflegekarenz eingeführt wurde, ist für die sogenannte späte Familie noch vieles zu verbessern.

Die Rollendeterminierung ist ein historisch gewachsenes Produkt unserer Gesellschaft. Es ist unsere Aufgabe, zeitgemäße Richtungskorrekturen vorzunehmen und ein *Mainstreaming* hin zu einer egalitären Ordnung einzuleiten. Gemeinsame und geteilte Betreuung führen zu einer Qualitätssteigerung der Pflege und minimieren das Burn-out-Risiko. Durch die Bereitstellung von Coachings, die kooperativ von ProfessionistInnen der Sozialarbeit und Pflege durchgeführt werden, könnten pflegende Angehörige in diesem Anliegen unterstützt werden. Zudem sind Sensibilisierungsmaßnahmen staatlicher und kommunaler Institutionen notwendig. Die skandinavischen Staaten leben uns vor, mit welchen Maßnahmen das erreicht werden kann. Durch Öffentlichkeitsarbeit und Förderungsprogramme ist es dort gelungen, Männer erfolgreich zu motivieren, Elternkarenz in Anspruch zu nehmen. Derartige Programme könnten auch für die Pflegearbeit in Österreich adaptiert werden. In Großbritannien werden beispielsweise sogenannte *Carer*-Wochen organisiert. In deren Rahmen werden Pflegearbeit und deren Bewältigung durch beide Geschlechter thematisiert.

DER AUSBAU VON MASSGESCHNEIDERTEN UND BEDÜRFNISORIENTIERTEN PFLEGELEISTUNGEN

Die schon erwähnte *Carers Career*-Studie kommt zu dem Befund, dass sich pflegende Angehörige einen Ausbau der mobilen Dienste vor allem in folgenden Bereichen wünschen:

- Angebote für Abend- und Nachtbetreuung
- Besuchsdienste, auch für stundenweise Betreuung
- flexibel planbare Einsätze
- Angebote von »Noteinsätzen«
- individuelle Betreuungsangebote
- Beratungsangebote, die sich an *Carer*, also an pflegende Angehörige, richten

Die häusliche Pflege ist ohne Engagement der Familien nicht organisierbar. Daher ist die Politik gefordert, Maßnahmen zu beschließen und umzusetzen, die pflegende Angehörige finanziell, durch konkrete Hilfestellungen und Sachleistungen unterstützen. In Österreich besteht mittlerweile ein relativ flächendeckendes Netz an mobiler Betreuung und Pflege durch Wohlfahrtsorganisationen. Dennoch sind die Rahmenbedingungen noch nicht ausreichend organisiert. Pflegebedürftige Menschen benötigen ein höheres Maß an professionellen Pflege- und Betreuungszeiten, für pflegende Angehörige fehlt es an Beratung, Unterstützung und Angeboten der Psychohygiene. Neben der gegenwärtigen Unterversorgung sind wir bis zum Jahr 2020 mit dem folgenden prognostizierten Mehrbedarf konfrontiert:

- 25 % mehr stationäre Pflegeplätze
  (von 62 200 auf 77 500 Plätze)
- 6500 mehr im stationären Bereich tätige Pflegekräfte
  (von 27 000 auf 33 500 Vollbeschäftigte)
- 60 % mehr Einsatzstunden in der mobilen Pflege
  (von 15 auf 23 Millionen jährliche Einsatzstunden)
- 6400 mehr Pflegekräfte im mobilen Dienst
  (von 10 600 auf 17 000 Vollzeitbeschäftigte)

Für die jeweilige Situation sind passende Unterstützungsformen zu entwickeln und anzubieten. Es muss die Möglichkeit bestehen, zwischen unterschiedlichen und vielfältigen Pflegeangeboten die individuell besten Hilfsformen auswählen und bedürfnisgerecht kombinieren zu können. Pflegebedürftige Menschen und deren Angehörige sind verbindlich in Anamnese und Evaluierung der Pflegesituation einzubinden. Darauf aufbauend sind individuelle und maßgeschneiderte Pflegearrangements zu entwickeln und umzusetzen. Die soziale und pflegerische Arbeit hat sich konsequent am Willen der Betroffenen und deren Angehörigen zu orientieren. Durch die folgenden Maßnahmen kann die Pflegesituation verbessert werden:

- Schließung der Betreuungslücke zwischen den Angeboten der mobilen Dienste und der 24-Stunden-Betreuung
- leistbare Kostengestaltung der mobilen Dienste (durch die föderale Struktur besteht in einigen Bundesländern hoher Handlungsbedarf)

- Adaptierung bzw. Erhöhung des täglichen Betreuungsausmaßes vor allem für betreuungsintensive Pflegesituationen
- flexible Ausgestaltung der Pflege- und Betreuungsangebote

Die größte Herausforderung für pflegende Angehörige liegt in der Tatsache, dass sie permanent und rund um die Uhr zur Verfügung stehen müssen. Es besteht daher großer Bedarf, die semi-stationären Angebote auszubauen, das sind vor allem Tagesbetreuungs- und Kurzzeitpflegeeinrichtungen für an Demenz erkrankte Menschen. Dies erlaubt pflegenden Angehörigen, die selbst erkrankt sind, den Schwerpunkt auf den eigenen Gesundungsprozess zu legen und/oder Urlaub von der Pflege zu nehmen, um Kraft und Motivation zu tanken.

Die Erfahrungen, die mit neuen Wohnformen für pflegebedürftige und an Demenz erkrankte Menschen gemacht werden, sind positiv. Es wird zunehmend erkannt, dass sie vielfach die beste Möglichkeit darstellen, um gegen Vereinsamung und Isolation anzugehen. Dementsprechend hoch sind Anfrage und Ausbaubedarf. Neben der Tatsache, dass es eine Bandbreite individuell unterschiedlicher Bedürfnisse gibt, ändert sich auch die Bedürfnislage jedes Menschen mit dem Wechsel der Lebensabschnitte. Ideal wäre also eine Wohnform, die es gestattet, mit diesem Wandel mitzuwachsen. Zudem sind betreute Wohnformen oder Wohngemeinschaften zu entwickeln, die eine gute Integration des nicht erkrankten Partners oder der nicht erkrankten Partnerin ermöglichen.

BUNDESWEIT EINHEITLICHE STANDARDS UND REGELUNGEN FÜR DIE PFLEGE

In erster Linie sind die Bundesländer für Pflege zuständig. Sie definieren Qualität und Quantität der Versorgung, beschließen die Durchführungsrichtlinien und legen die Kosten fest. Die Konsequenz ist ein nach Bundesländern aufgefächertes Betreuungs- und Pflegeangebot, das nicht nur hinsichtlich der zur Verfügung stehenden Leistungen, sondern auch in Hinblick auf die Kosten variiert. Die aufgeteilten Kompetenzen erschweren Vergleichbarkeit, effiziente Steuerung und bundesweite Lösungen.

Wünschenswert sind einheitliche Bundesrichtlinien zum Ausbau der Pflege und Betreuung sowie eine Zusammenführung der Kompetenzen. Dazu zählt auch die enge Zusammenarbeit zwischen

Sozial- und Gesundheitssystem. Zudem müssen ein flächendeckender Ausbau der mobilen Dienste und Einrichtungen mit einheitlichen Qualitätsstandards sowie eine vermehrte Unterstützung von Selbsthilfe- und Pflegegruppen forciert werden.

ZUR VEREINBARKEIT VON BERUFSTÄTIGKEIT UND PFLEGE

Es hat lange gebraucht, um elternergänzende Einrichtungen, familienfreundliche und kindergerechte Rahmenbedingungen, wie ganztägige Kinderbetreuungseinrichtungen oder die Nachmittagsbetreuung von Schulkindern, durchzusetzen. Sind derartige Einrichtungen vorhanden, versetzt dies beide Elternteile in die Lage, einer Erwerbstätigkeit nachzugehen. Die demografische Entwicklung und die Zunahme an pflegebedürftigen älteren Familienmitgliedern stellen uns vor die Herausforderung, familienergänzende Einrichtungen und Betreuungsformen für die späte Familie auszubauen. Pflegende Angehörige werden mangels ausreichender Pflege- und Betreuungsangebote oftmals gezwungen, ihre Berufstätigkeit aufzugeben. Ein Ausstieg aus dem Berufsleben führt für sie vielfach zum Einstieg in die Altersarmut. In einigen europäischen Ländern bieten Unternehmen direkte Lösungen für dieses Problem an. Ihr Ziel ist es, MitarbeiterInnen auch dann im Betrieb zu halten, wenn diese eine familiäre Pflegearbeit übernehmen müssen. Sie wollen das erworbene Know-how ihrer Beschäftigten nicht verlieren. Erfahrungsgemäß werden solche Angebote vorrangig dann entwickelt, wenn jemand aus dem Management aus eigener Erfahrung ein Verständnis für diese Problematik entwickelt.

PFLEGE MUSS FINANZIELL ABGESICHERT WERDEN

Ein Wohlfahrtsstaat wie Österreich sollte es sich zur Aufgabe machen, nicht nur Arbeit, Alter und Krankheit, sondern auch das Risiko der Pflegebedürftigkeit finanziell abzusichern. Dies könnte durch eine Versicherung oder durch die Einführung einer Steuer erfolgen, für beide Möglichkeiten gibt es Argumente. Die Versicherungsvariante ist wohl eher akzeptiert und entspricht gewissermaßen einer österreichischen Tradition. Sie ermöglicht den BürgerInnen eine stärkere emotionale Bindung, und es ist nicht möglich, sie mit einer einfachen parlamentarischen Mehrheit wieder abzuschaffen.

Der große Nachteil einer solchen Lösung ist die Belastung des Faktors Arbeit und die fehlende Erfassung von bestehendem Vermögen. Eine Steuerfinanzierung belastet den Faktor Arbeit nicht zusätzlich und wirkt durch die Vermögensorientierung wesentlich verteilungsgerechter. Die gemeinschaftliche Absicherung des bis dato individuellen Risikos der Pflegebedürftigkeit ist eine der größten gegenwärtigen Herausforderungen.

Der europäische Durchschnitt vermögensbezogener Steuern liegt bei 5,4 Prozent, in Österreich beträgt er unter 2 Prozent. Somit zählt Österreich zu jenen Ländern, die Vermögen kaum besteuern. Hier besteht also Nachholbedarf. Eine bessere Verteilungssituation zwischen Arm und Reich würde für mehr Fairness sorgen.

Menschen, die krank und pflegebedürftig werden, sind derzeit dazu verpflichtet, für bezogene Dienstleistungen Regress zu leisten. In der Steiermark wurde zudem die Regresspflicht für Angehörige wieder eingeführt. Zur Finanzierung eines Pflegeheimplatzes wird auf Vermögen und auf Immobilien zurückgegriffen. Man könnte dies auch als Erbschaftssteuer für pflegebedürftige Menschen bezeichnen. Neben den Bürden der Pflegearbeit werden Angehörige dazu gezwungen, auf ihr potenzielles Erbe zu verzichten. Nur jene, die gesund bleiben und »gesund sterben«, sind in der Lage, alles zu vererben. Aus den genannten Gründen kommt es immer wieder vor, dass Menschen, für die ein Platz in einem Pflegeheim die bessere Lösung darstellen würde, aus Kostengründen weiterhin in der Familie versorgt werden. Eine gerechtere Verteilung wäre dann gegeben, wenn alle Erwerbstätigen ab einer gewissen Vermögenshöhe Erbschaftssteuer abführen würden. Das wäre für sie leistbar und würde ihren Angehörigen ermöglichen, auch nach Abzug der Steuer ein ausreichendes Erbe antreten zu können.

PFLEGEFREUNDLICHE UNTERNEHMEN

Um einen familienfreundlichen Betrieb zu entwickeln, ist es notwendig, ein Bündel an Maßnahmen und Regelungen zu implementieren. Familienfreundlichkeit kann nur dann erreicht werden, wenn sich alle Ebenen, Bereiche und natürlich MitarbeiterInnen mit dem Ziel identifizieren können. Der Erfolg stellt sich ein, wenn Familienfreundlichkeit zur Unternehmenskultur wird. Aus Sicht der Unternehmensleitungen und Eigentümer bedeutet dies, dem

Mitarbeiter oder der Mitarbeiterin die Vereinbarkeit zwischen Beruf und Familie zu ermöglichen. Die Intention von familienfreundlichen Maßnahmen bedeutet weder puren Altruismus noch Humanismus. Das Eingehen auf Bedürfnisse von Beschäftigten heißt, die Arbeitsplatzattraktivität zu erhöhen und die Folgen von Fach- und Führungskräftemangel zu kompensieren.

Eine Studie der Vereinigung hessischer Unternehmerverbände, an der 60 Unternehmen beteiligt waren, kam zu folgenden Ergebnissen: Familienfreundliche Maßnahmen sind, auch wenn es einzelne betriebliche Versuche dazu gibt, nach wie vor ein zu wenig beachtetes Thema und nicht Bestandteil der Unternehmenskultur. Gelebte Familienfreundlichkeit ist eine Strategie, um einem in vielen Branchen festgestellten Mangel an qualifizierten Arbeitskräften zu begegnen. Sie wird als Bindungs- und Motivationsinstrument bewertet. Wenn knapp 70 Prozent der MitarbeiterInnen seitens der Führungskräfte als nicht leicht ersetzbar eingestuft werden, sind Instrumente der MitarbeiterInnenbindung die Methode der Wahl. Rund 73 Prozent der LeiterInnen sind der Ansicht, dass eine familienfreundliche Positionierung eine Chance darstellt, die demografischen Herausforderungen besser zu bewältigen. Viele Führungskräfte geraten in einen Konflikt, wenn sie zugunsten von MitarbeiterInnen familienfreundlich handeln. Lösungsmöglichkeiten werden vor allem in einer zeitlichen Flexibilisierung der Arbeitszeit geortet.

Knapp über 50 Prozent der Führungskräfte sind selbst NutzerInnen von familienfreundlichen Regelungen. Im Ausmaß der Inanspruchnahme kann ein deutlicher Geschlechterunterschied festgestellt werden. Frauen nehmen Home-Office- und Teilzeitlösungen stärker an, Männer hingegen bleiben im Betrieb und jonglieren mit Überstunden: »Je höher jemand in der Hierarchie angesiedelt ist, desto eher scheinen sich die Prioritäten von der Familie weg hin zum Beruf zu verlagern.« (Vereinigung der hessischen Unternehmerverbände)

Pflegende berufstätige Angehörige wünschen sich von ihren ArbeitgeberInnen
- Flexibilität der Arbeitszeiten, Gleitzeit.
- bei Reduktion der Arbeitsstunden, Kündigung oder Karenz eine Garantie auf Rückkehr in das Unternehmen sowie die

Möglichkeit, nach dem Ende der Pflegetätigkeit wieder zum ursprünglichen Arbeitszeitmodell zurückzukehren.
- die Möglichkeit eines langsamen Wiedereinstiegs in den Arbeitsalltag nach der Rückkehr aus einer Pflegesituation, die mit dem Tod des zu Pflegenden endet.

DANK

Naomi Feil, Irene Fischer, David Sieveking und Herbert Schäfer waren bereit, sich für dieses Buch interviewen zu lassen. Die Zitate im Kapitel »Mit Demenz leben« stammen aus diesen Gesprächen.

Naomi Feil,
US-amerikanische Gerontologin und Sozialarbeiterin, erfand die Methode der Validation für den Umgang mit dementen oder verwirrten alten Menschen.

Irene Fischer,
deutsche Schauspielerin und Drehbuchautorin, spielte im Spielfilm »Eines Tages ...« die Tochter einer an Demenz erkrankten Frau (siehe Filmempfehlung im Serviceteil). Sie ist vielen von uns aus der Fernsehserie »Lindenstraße« bekannt.

David Sieveking,
deutscher Regisseur, Drehbuchautor, Filmcutter und Produzent. Im Dokumentarfilm und -buch »Vergiss mein nicht« porträtiert er seine an Demenz erkrankte Mutter (siehe Buch- und Filmempfehlung im Serviceteil).

Herbert Schäfer,
deutscher Schauspieler, spielte im Episodenfilm »Eines Tages ...« den Sohn einer demenzkranken Mutter.

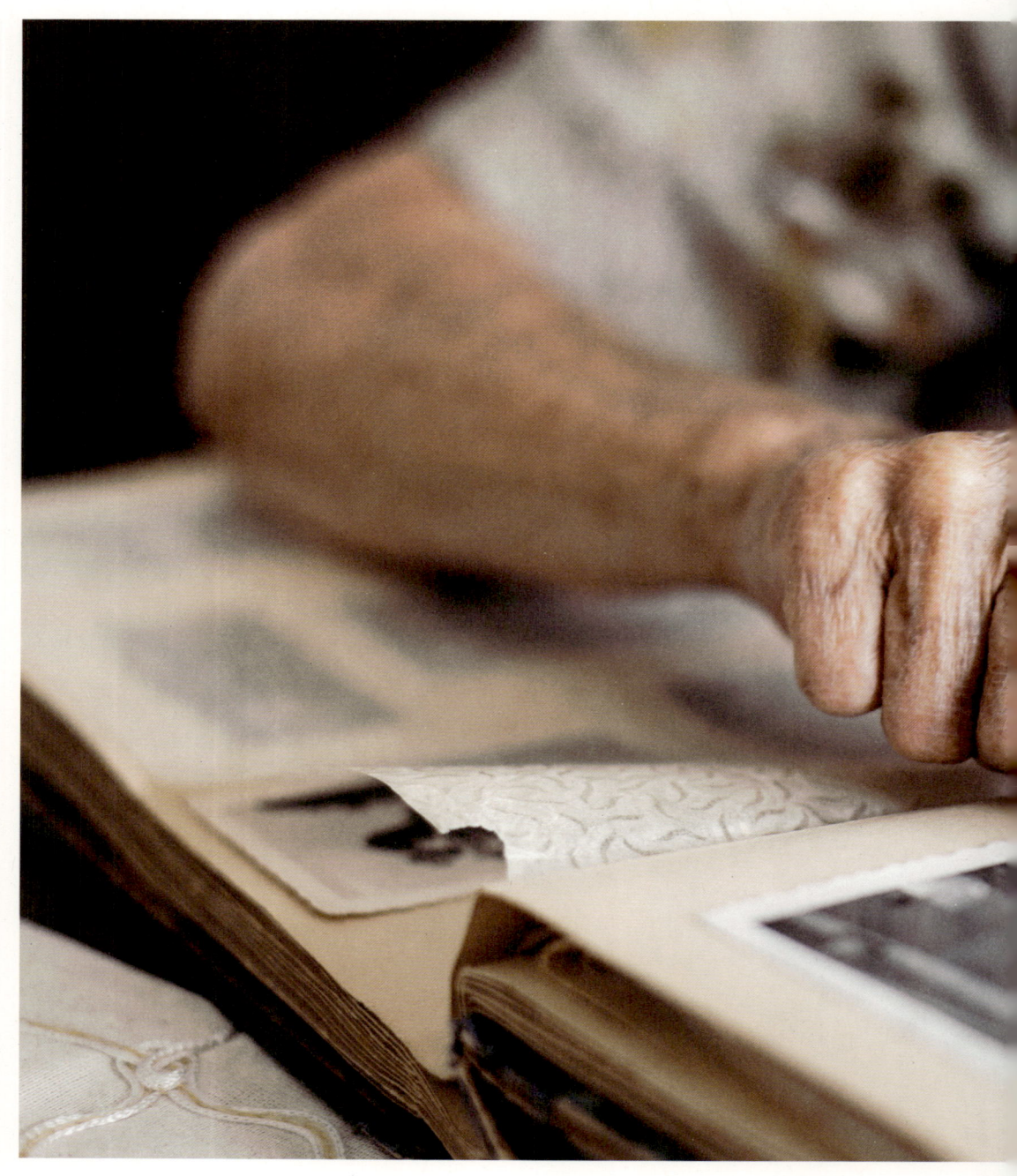

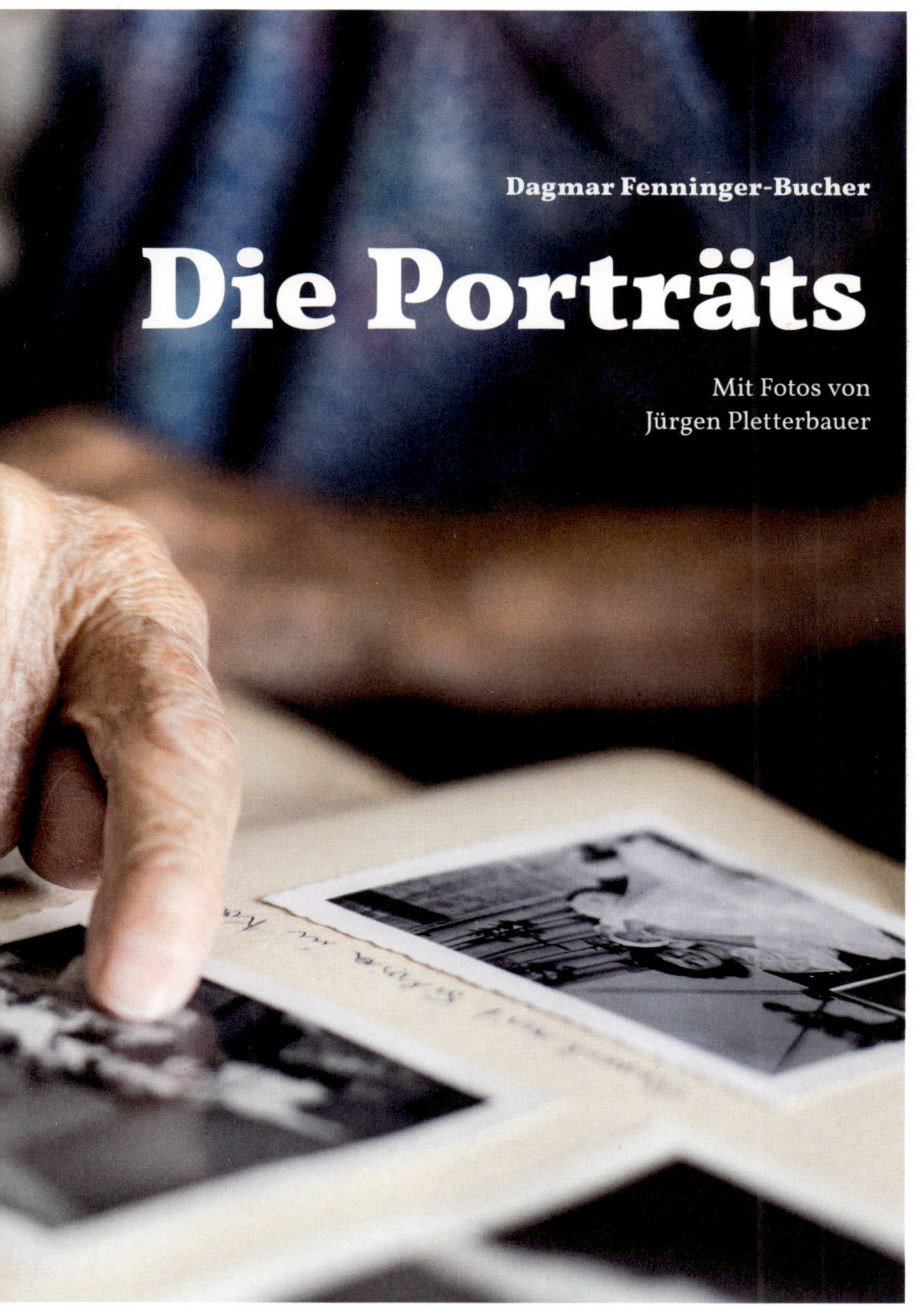

Dagmar Fenninger-Bucher

Die Porträts

Mit Fotos von
Jürgen Pletterbauer

Mathilde und Helmut

Bis vor einem Jahr lebte Mathilde Faninger allein in einer Wohnung im dritten Stock. Dort wurde sie zunehmend depressiv, fand das Leben zu beschwerlich und stürzte mehrere Male schwer. Bis ihre Kinder etwas unternahmen und eine betreute Wohnform für sie suchten. Es war nicht einfach, die Mutter zu überzeugen, doch nun fühlt sie sich wohl. Die Leute im Haus mögen einander und halten regelmäßig Kontakt, wochentags wird eine lose Betreuung angeboten. Mathildes Sohn Helmut wohnt ganz in ihrer Nähe, niemand liebt sie so wie er. Er erzählt, dass die Demenz in der Familie liegen dürfte, Mathildes Schwester Elli und ihr Bruder Peter erkannten zuletzt niemanden mehr – beide Geschwister wurden 86 Jahre alt, nun ist auch Mathilde in diesem Alter. Das Vergessen machte sich bei ihnen allen erst in ihren letzten Jahren bemerkbar.

Mathilde wurde im August 1928 als eines von sechs Kindern in der Nähe von Knittelfeld geboren. Ihr Vater war Holzfäller, die Familie sehr arm. Beruf konnte Mathilde keinen erlernen. Sie pflegte ihre Mutter, die mit 50 Jahren an Parkinson erkrankt war. Danach arbeitete sie in einer Papierfabrik und lernte ihren späteren Mann kennen. Mit 28 Jahren brachte sie Helmut zur Welt, drei Jahre später ihre Tochter Uschi. Hinsichtlich der Familiengeschichte könne Mathilde besser Auskunft geben, ihr Langzeitgedächtnis sei nicht schlecht. Nur aktuelle Sachen merke sie sich nicht, nach zwei Minuten würde sie alles vergessen. Ihr Sohn hatte sie mehrmals über den Interviewtermin in Kenntnis gesetzt, doch ob sich die Mutter daran erinnert?

Sich selbst beschreibt Helmut als quirliges Kind, seine Mama musste ihn immer »herunterfangen«, sonst hätte sie ihn den ganzen Tag nicht gefunden. Er war im Wald unterwegs, spielte Fußball und dachte nicht ans Heimgehen. Damals wohnten sie schon in Judenburg, in einem Uraltbau, in einer Bruchbude, bis sie sich die neue Wohnung leisten konnten. Nach seiner Geburt blieb die Mama zu Hause. Der Vater war gelernter Kfz-Mechaniker, arbeitete in der Postgarage, machte Aufstiegsprüfungen und war zuletzt in der Kanzlei tätig. Er war ein Familienmensch, gutmütig und ruhig. Dennoch versuchte die Mama manchmal, den Kindern mit ihm zu drohen. Doch sie hatte auch andere Mittel, zum Beispiel den Kasperl. »*Im*

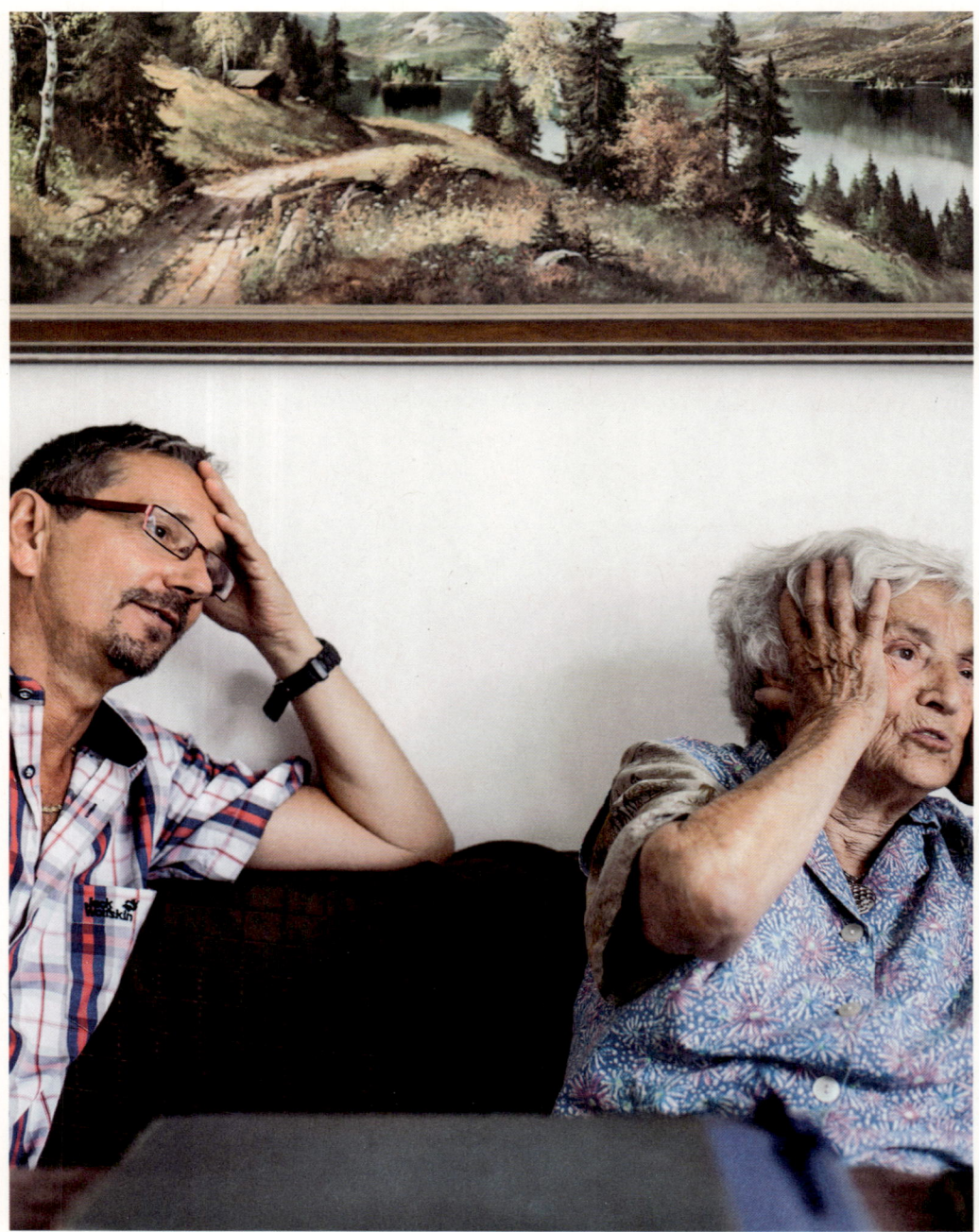

Jahr 1962, als ich sechs Jahre alt war, gab es ja kaum Haushalte mit einem TV-Gerät. Wenn ich brav war, durfte ich einmal im Monat fernsehen: Fury, Lassie oder Kasperl. Wir gingen in ein Gasthaus oder zum Nachbarn.«

Ein paar Jahre später besaß der Vater von Helmuts bestem Freund als einer der Ersten einen Farbfernseher, damals eine Sensation. Der Bub lauschte täglich den Erzählungen des Freundes, welche Filme dieser gerade gesehen hatte. Eines Abends gab es Robin Hood. Helmut freute sich auf ein Filmabenteuer. Doch keine Chance: Obwohl die Mama wusste, dass der Abendfilm gerade angefangen hatte, holte sie Helmut nach Hause. Da war sie konsequent, um 20.15 Uhr mussten die Kinder ins Bett. Überhaupt war die Erziehung ihr Ressort. Ihr Mann arbeitete Tag und Nacht. Helmut und Uschi schliefen in einem Zimmer, sie hatten ein Stockbett und waren ein eingespieltes Team. Bis heute verstehen sie sich bestens. Sie ist das Spiegelbild des Papas, Helmut ist wie die Mama. *»Wir hatten eine tolle Kindheit, wir hatten super Eltern. Es war halt eine andere Zeit, es gab ja nichts, also waren wir jeden Tag im Wald. Wir bauten ein Indianerlager, schnitzten uns Pfeil und Bogen, vom Papa bekamen wir ein Maipfeiferl, er hat sich wirklich um uns gekümmert.«* Als Tormann ruinierte Helmut seine Hosen. Sein Vater fabrizierte ihm eine Fußballhose und Knieschützer aus Leder und Baumwolle. Die ersten Ski schnitt er für seinen Sohn aus großen Skiern zusammen. Das funktionierte, weil es damals noch keine Stahlkanten gab.

Die Eltern waren miteinander glücklich, es gab keinen Streit. Nur beim Kartenspielen verstand die Mama keinen Spaß, das ist bis heute so. Sie war voll des Vorwurfs, wenn sie nicht gewann. Den Papa amüsierte das. Sie spielten Jolly, Schnapsen, Schwarzer Peter, alle Spiele, die damals »in« waren.

Der Tod ihres Mannes war ein furchtbarer Schlag für Mathilde, lange Jahre konnte sie den Schmerz kaum ertragen, den Verlust nicht überwinden. Es ging ihr schlecht. Sie war zum ersten Mal in ihrem Leben auf Kur gewesen und hatte dort die Nachricht erhalten, dass ihr Mann gestorben war. Helmut holte sie ab und brachte sie nach Hause. *»Meine Tochter war damals drei Jahre alt und mein Vater holte sie täglich zu Mittag vom Kindergarten ab. Sie blieb dann bis zu meinem Dienstschluss bei meinen Eltern. Auch an diesem Tag hätte es so sein sollen. Er setzte sich ins Auto und hatte einen Herzinfarkt, es war sein vierter. Er war erst 63 Jahre alt und starb, einfach so. Allein. Als mich die Kindergärtnerin anrief, wusste ich sofort, dass etwas passiert sein musste. Bei der Obduktion stellte* *sich heraus, dass sämtliche Herzkranzgefäße verschlossen waren. Bei mir war es ähnlich. Mit 53 Jahren hatte ich den ersten Infarkt. Dass ich noch lebe, ist reines Glück. Jetzt bin ich in Pension und das ist gut, weil ich nun meine Mutter betreuen kann.«*

Nach dem Tod des Vaters versuchten die Geschwister, die Mutter stärker in ihre Familien einzubinden. Aber sie brauchte ihre Zeit. Nach einigen Jahren fand sie noch einmal einen Partner. Er war ein Charmeur, und sie zog mit 68 Jahren zu ihm. Erst wollte sie es den Kindern nicht sagen, sie schämte sich. Vor beinahe zehn Jahren starb auch dieser Partner, sie hatte ihn bis zum Schluss gepflegt. Nach seinem Tod kehrte Mathilde in ihre Wohnung zurück und blieb dort allein. Über ihre Depressionen sprach sie nicht. Doch eines Tages meinte sie, es freue sie nichts mehr, sie würde nicht mehr leben wollen. Sie wollte nichts mehr tun, auch in der Wohnung nicht, sie wollte auch nicht für sich kochen. Die Kinder bestellten Essen auf Rädern. Hinzu kamen die schweren Stürze, sie fiel mit der Gießkanne in der Hand und schlug mit der Schläfe auf, hatte eine Gehirnerschütterung und tiefe Hämatome. Von Demenz war damals keine Rede. Rückblickend haben Helmut und Uschi falsch reagiert. Sie glaubten, es wäre eine Depression nach dem Tod des Lebensgefährten. Erst die Enkelkinder machten sie darauf aufmerksam, wie sehr sich ihre Oma verändert hatte.

»Wenn man näher dran ist, sieht man das nicht so und will es nicht wahrhaben, das gebe ich zu. Ich führte vieles auf ihre Schwerhörigkeit zurück. Die Hörgeräte benutzt sie ja kaum, weil sie das als unangenehm empfindet. Jetzt spreche ich mit meiner Mutter automatisch extrem laut, ich schreie also mit ihr, damit sie mich hört. Wenn sie den Hörapparat ausnahmsweise reingibt, sagt sie zu mir: Warum schreist du denn so?« Es begann damit, dass sie alle Namen verwechselte. Dann wusste sie nicht mehr, was sie gegessen oder bestellt hatte. Sie wollte nicht mehr putzen und nicht mehr kochen, auch zu ihrer Damenrunde ging sie nicht mehr. Sie konnte den Gesprächen nicht mehr folgen. Sie wollte nicht einkaufen gehen, vielleicht hatte sie Sorge, nicht mehr heimzufinden. Für Helmut war es selbstverständlich geworden, alles für sie zu besorgen. Auch als ihn seine Tochter auf die Veränderungen aufmerksam machte, unternahm er nichts. Er wollte es nicht wahrhaben, er redete sich ein, es sei nicht so dramatisch. *»Okay, vergisst sie halt etwas. Ich habe kein Problem damit, mein Gott, sage ich es ihr halt noch fünf Mal. In puncto Mama bin ich ja geduldig, da habe ich überhaupt kein Problem.«*

Nach einem weiteren schweren Sturz wurde Mathilde im Krankenhaus getestet und erhielt ein Mittel gegen ihre Depressionen. Erst als sie vor drei Monaten die Volkshilfe zur Betreuung hinzuzogen, wurde ihnen geraten, einen Test beim Facharzt zu veranlassen. Die Diagnose lautete: mittelschwere Demenz, Alzheimer. Bis dato ist Mathilde in Pflegestufe 1. Mit dem bescheinigten Alzheimer-Test wird sie wohl höher eingestuft werden. Das steht ihr zu. »*Doch wenn die Amtsärztin kommt, reißt sie sich so zusammen, dass ein völlig anderes Bild entsteht. Ihre Sprüche hat sie noch immer im Repertoire und die schmeißt sie dann auf den Tisch. Beim letzten Mal sagte die Ärztin zu ihr: ›Wie weit kommen Sie denn hinunter?‹ Ich war mir sicher, die Mama fährt mit den Armen runter und kann sich dann drei Wochen nicht mehr rühren. Sie hat ja starke Osteoporose, da ist alles kaputt. Also sagte ich: Mama, du weißt eh, mach jetzt keine falsche Bewegung, sonst kann ich dich wieder pflegen.*« Derzeit ist es nicht so schlimm mit ihren Schmerzen, doch da fällt Helmut ein, dass sie neuerdings vielleicht vergisst, unter welchen Schmerzen sie leidet. Früher beklagte sie sich, dass sie die ganze Nacht kein Auge zugetan hätte, weil es ihr mit dem Ischias so schlecht gegangen wäre. Das sagt sie jetzt nie mehr. Sie vergisst auch, ihre Medikamente einzunehmen. Es reicht nicht, sie daran zu erinnern, sie wird abgelenkt und denkt nicht mehr daran. Darum kümmern sich nun die Betreuerinnen der Volkshilfe.

Vor einigen Monaten hatte Mathilde schwere gesundheitliche Probleme, Vorhofflimmern, einen extrem hohen Puls. Nach dem Krankenhausaufenthalt war sie so schwach, dass sie nicht mehr aufstehen konnte. Die hoch dosierten Medikamente senkten ihren Blutdruck auf 80 zu 40. Sie war in einem besorgniserregenden Zustand. Gemeinsam mit dem Hausarzt reduzierte Helmut die Medikation, bis nur übrig blieb, was wirklich notwendig war. Er ist davon überzeugt, dass sie ohne die intensive familiäre Pflege nicht mehr am Leben wäre. »*Über drei Monate war ich jeden Tag in der Früh, zu Mittag und am Abend bei ihr und päppelte sie auf. Um halb sieben in der Früh weckte ich sie, gab ihr die Medikamente, machte ihr Frühstück, plauderte mit ihr. Danach duschte ich sie und machte alles für sie, sie war ja zu nichts mehr fähig. Sie lehnte nur herum und redete den ganzen Tag vom Sterben.*« Ihr Sohn ist glücklich, dass es ihr jetzt wieder gut geht. »*Wenn du da keinen Betreuer hast, der dich mag! Ich verstehe es ja, in einem Pflegeheim, was willst du tun, wenn vierzig Leute zu betreuen sind? Dass man nicht für jeden die Zeit aufwenden kann, ist klar. Ich habe mich teilweise rund um die Uhr um meine Mama gekümmert.«* Doch Helmut war überlastet und überfordert. Jedes Mal, wenn er die Wohnungstür seiner Mutter öffnete, hatte er Angst, sie würde nicht mehr leben. Die Sorge wirkte sich schwer auf seine ohnehin fragile Gesundheit aus. Seine Frau überredete ihn, die Dienste der Volkshilfe in Anspruch zu nehmen, für die Pflege, für den Haushalt, für Essen auf Rädern. Das gefällt auch seiner Mutter, nur die Namen merkt sie sich nicht. Sie tut, als würde sie die Leute erkennen, doch meist macht sie sich erst im Nachhinein einen Reim darauf. Die Diagnose Alzheimer ist ihr nicht bewusst. Während des Mini-Mental-Status-Tests sagte sie immer wieder: *»Mei ja, ich bin so blöd.«* Doch der Arzt nahm ihr die Sorge, denn mit 85 Jahren darf man vergessen. Das sagt sie übrigens immer: *»Ich bin so viel blöd. Dass ich mir das nicht merken kann, wieso merke ich mir das nicht?«* Helmut hat sich angewöhnt, die wichtigen Dinge für seine Mama aufzuschreiben, wie zum Beispiel: »Tür zusperren!«. Das funktioniert. Wenn er sie anruft und sie nicht abhebt, fährt er sofort zu ihr. Er muss wissen, was los ist.

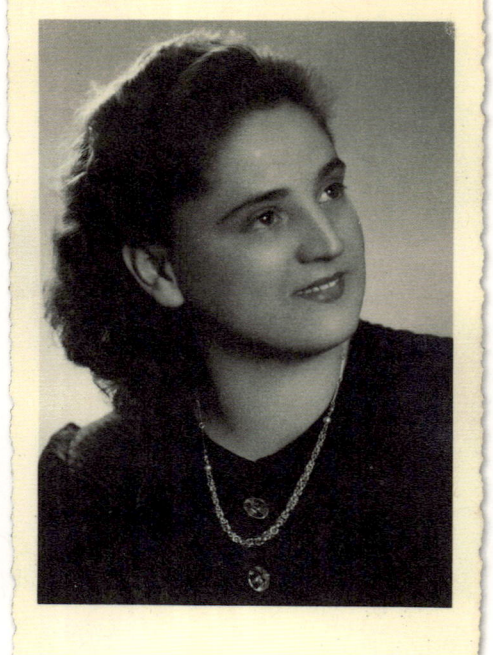

Nun hält er es nicht mehr aus, wir brechen auf, um seine Mutter zu besuchen. Ein neutral und modern gehaltener Bau, nicht groß. Die Wohnung liegt im Erdgeschoß, davor eine kleine Terrasse. Frau Faninger begrüßt uns in einer blauen Schürze, darunter trägt sie eine Bluse und schwarze Leggins. Sie ist eine zarte, lebhafte Frau, der Schalk blitzt aus ihren Augen. Die Gesichtszüge sind fein, das füllige weiße Haar ist auf moderne Art kurz geschnitten, sie könnte eine verwegene Pilotin aus den Dreißigerjahren sein. Mathilde. Sie ist über unseren Besuch äußerst überrascht und überhäuft ihren Sohn mit Vorwürfen, dass er sie nicht vorgewarnt hat. Helmut versucht zu erklären, dass er seiner Mutter mehrmals Bescheid gegeben hat. Dennoch fühlt sich Mathilde überrumpelt, ist nervös und aufgeregt. Sie hält meine Hand und fragt, ob ich ihre neue Betreuerin sei. Ein Buch? Sie in einem Buch? Aber wieso? Ist sie denn so eine interessante Person? Und warum hat Helmut nur nichts gesagt? Ihr Sohn möchte dem Fotografen und mir die Wohnung zeigen.

Mathilde: Schauen Sie sich ruhig um. Es ist schön bei uns, keine Frage.
Helmut: Mama, du hast alles optimal zusammengeräumt.
Mathilde: Geh bitte, ich habe mich doch gerade hingelegt, hörst du? Du hättest mich schon anrufen können!
Helmut: Ich habe gedacht, du bist um diese Zeit munter.
Mathilde: Ach, du hättest mich vorher anrufen können, wie es da ausschaut!
Helmut: Tut mir leid, Mama. Ich habe das total vergessen.
Mathilde: Ja, ja.
Helmut: Wir haben gestern noch darüber geredet. Da habe ich gedacht, du weißt es noch.
Mathilde: Nein, ich weiß nichts davon.
Helmut: Ja, es ist meine Schuld. Setz dich her, Mama.
Mathilde: Wie ich ausschaue.

Sie greift sich an die Brust und dann ins Haar.

Helmut: Mama, dann ziehst du das Kitterl halt aus.

Mathilde verschwindet kurz im Badezimmer. Aus dem Bad schimpft sie weiter mit Helmut. Gleich kehrt sie wieder zurück, ihre Bewegungen sind hastig und fahrig, die Schürze hat sie noch an.

Mathilde: Wieso hast du mir nur nichts gesagt, Helmut?
Helmut: Mama, wir waren gestern Nachmittag da und haben noch einmal darüber geredet.
Mathilde: Na bitte! So was!
Helmut: Sitz her.
Mathilde: Anrufen hättest du können! Und warum ist das jetzt?
Helmut: Weißt eh, es geht ums Vergessen. Wir haben gestern darüber geredet, dass heute jemand kommt und mit dir darüber sprechen will. Damit soll den Leuten geholfen werden, wenn sie einmal so wie

du älter und ein bisschen vergesslich werden. Da darfst du dir nichts antun. Und entschuldige bitte, dass ich dich nicht angerufen habe. Das tut mir echt leid. Daran habe ich nicht gedacht.

Nachdem Helmut sich noch einmal entschuldigt hat, wird Frau Faninger langsam ruhiger und fängt an, sich über den Besuch, über das Interesse, über alte Erinnerungen und vergilbte Fotos zu freuen.

Mathilde: Wir waren sechs Kinder. Ja, da war zuerst mein ältester Bruder, der Gustl, der ist im Krieg gefallen. Dann die Elli, meine Schwester, das war die Zweite, mein Bruder Peter, und dann komm ich dran. Danach meine Schwester Maria und zum Schluss der Karli, das war der Jüngste. In der Mitte war ich, genau. Wir waren in der Rachau und sind nach Strettweg gekommen, weil der Vater da Arbeit hatte. Er war Holzknecht, ein armer Kerl. Wir waren arm. Wie war das weiter, Helmut? Ich bin da in Judenburg in die Schule gegangen, wie alle halt. Was war dann noch? Meine Mutter war sehr arm. Was hatte sie für eine Krankheit? Parkinson hat sie gehabt. Ich hab auf die Mutter schauen müssen. Ja, es war eine sehr traurige Zeit damals. Wann ist denn meine Mama gestorben, weißt du das, Helmut? Nein, du kannst dich nicht erinnern. Du warst ja klein, ein Bub, ein kleines Kind noch. Mein Vater ist mit 60 Jahren gestorben. Er hat eine Lungenkrankheit gehabt. Meine Mutter ist etwas älter geworden. Ja, das war so. Wir waren sechs Kinder, nicht? Der älteste Bruder ist im Krieg gefallen, da war er 22 Jahre alt, der Gustl. Ja, und mein Bruder, der Peter, der ist heuer mit 85 Jahren gestorben. Ich habe dann gearbeitet. Wann war das?
Helmut: Das war, bevor du mich bekommen hast, Mama. Drei oder vier Jahre lang hast du in der Papierfabrik in Pöls gearbeitet.
Interviewerin: Was haben Sie da gemacht?
Mathilde: Spreißl putzt haben wir, Spreißl putzt. Da hat man die Rinde abschälen müssen, wissen Sie? Wie lang bin ich denn da hinaufgegangen?
Helmut: Ein paar Jahre.
Mathilde: Das war so ein ...
Helmut: Eisen.
Mathilde: Da haben wir müssen die Ding hineingeben. Abschälen haben wir das müssen.
Helmut: Entrinden.

Mathilde: Wie viel habe ich da wohl verdient? Weiß ich nicht. Oh Gott, das ist jetzt schon so lange aus. Ein paar hundert Euro.
Helmut: Schilling.
Mathilde: Schilling war das damals noch, gell? Zweihundert Schilling so herum. Ich kann es nicht genau sagen, das habe ich vergessen. Ich bin jeden Tag um halb sechs mit dem Rad hinaufgefahren, und um sechs Uhr haben wir angefangen. Na ja, ich war zufrieden. Aber ich war froh, dass ich einen Job gehabt habe. Weil, was wollt ihr denn?
Interviewerin: Was haben Sie am Abend nach der Arbeit gemacht? Sind Sie tanzen gegangen?
Mathilde: Da habe ich einen Garten gehabt.
Interviewerin: Sie haben zu Hause weitergearbeitet?
Mathilde: Ja, was glauben Sie denn?
Interviewerin: Was hat es für Vergnügen für Sie gegeben?
Mathilde: Vergnügen! Na, viel nicht. Als junge Mädchen haben wir Sport betrieben, das war schön. In der Hitlerzeit, da war ich jung. Was habe ich da gemacht? Da waren die Jungmädel und wir haben im Wald drinnen Sport betrieben. Weitspringen und Laufen. Das war im Krieg. Aber dann sind die Russen hereingekommen, nicht? Die sind da marschiert. Da in Strettweg waren die Russen, und drüben waren die Engländer.

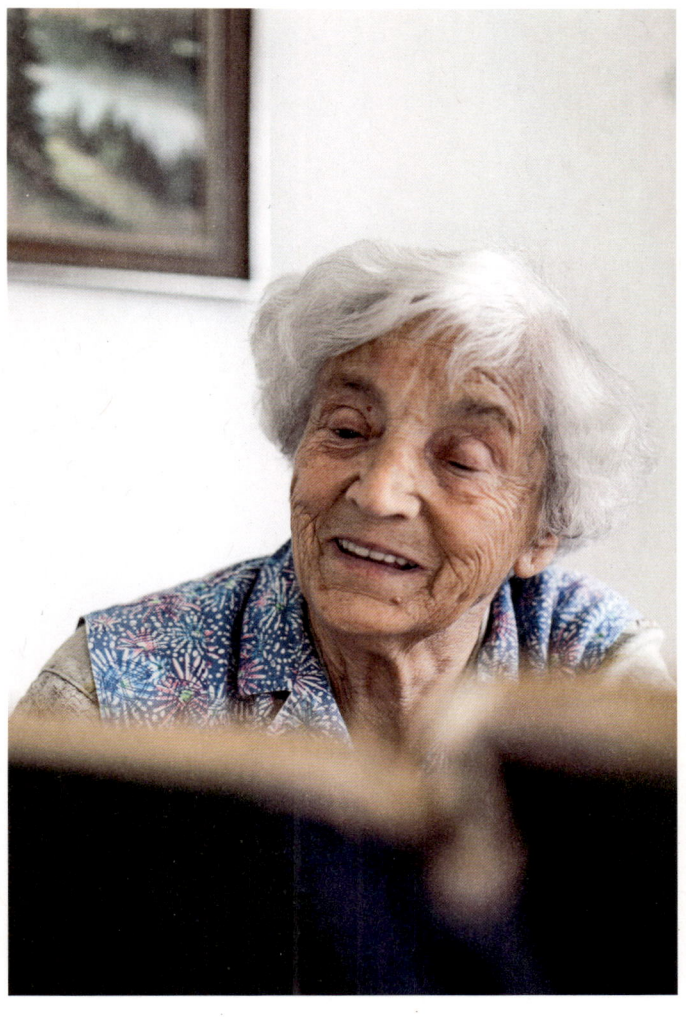

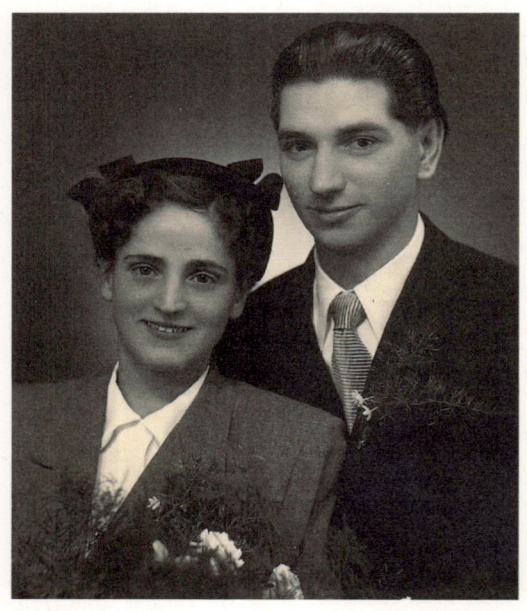

Interviewerin: Wie war das für Sie? Hatten Sie Angst?
Mathilde: Ja sicher, da haben wir schon Angst gehabt.
Interviewerin: Als junges, hübsches Mädchen.
Mathilde: Ich war damals vielleicht 14 Jahre alt. Na ja, meine Schwester ist vor lauter Angst in den Wald gerannt.

Frau Faninger lacht und schüttelt den Kopf.

Mathilde: Aber sie haben uns nichts getan. Das war so. Meine Eltern haben noch gelebt, Gott sei Dank. Sie waren schon wilde Hunde, die Russen. Aber bitte, uns ist nichts passiert, nein, nein.
Interviewerin: Wie haben Sie Ihren Mann kennengelernt?
Mathilde: Mein Gott na, dass ich das nicht mehr weiß, Trottel, der ich bin. So vergesslich. Ach, na ja, da muss ich nachdenken. Ich bin nach Pöls gefahren und habe gefragt, ob ich dort arbeiten kann. Sie haben mich aufgenommen, und ich war so froh, weil ich habe sonst nichts gehabt, das ist es ja. Es war eine schwere Zeit. Aber ich habe das gern getan, weil ich wenigstens ein bisschen Geld bekommen habe.
Helmut: Denk doch einmal nach, wie du den Papa kennengelernt hast.
Mathilde: Das ist ja nicht so einfach.
Helmut: Na ja, du wirst ja wohl wissen, wie du deinen Mann kennengelernt hast?
Mathilde: Ja, ich weiß schon alles, fällt mir schon ein. Beim Tanzen.
Interviewerin: Ah, hat es also doch ein Vergnügen gegeben!
Mathilde: Beim Ganda. Das war ein Gasthaus. Da habe ich meinen Mann kennengelernt. Ja, das war schön. Mit meinem Bruder war ich drüben. Das war das einzige Vergnügen, das wir damals gehabt haben. Wir waren eigentlich arm drauf.
Interviewerin: Waren dort Musiker?
Mathilde: Der Pongratz Vickerl mit der Ziehharmonika, und wer war denn noch? Noch ein Bursch war dort. Genau, der Wernfried.

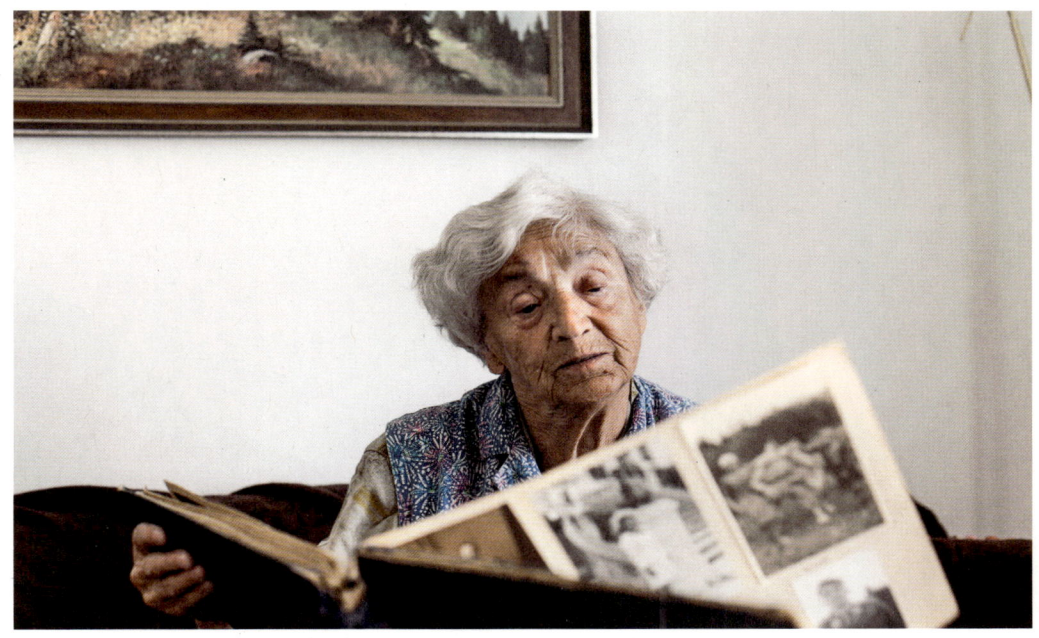

Frau Faninger bemerkt erst jetzt, dass sie fotografiert wird. Sie fährt sich ins Haar und lacht kokett.

Mathilde: Na hallo, was wird denn das? Na hallo!
Interviewerin: Welche Musik wurde dort gespielt?
Mathilde: Walzer, Polka, Slowfox, Englisch Walzer.
Interviewerin: Und Sie konnten alles tanzen?
Mathilde: Ja. Da war eine Freundin in Strettweg, die Leitner Rosa, die hat uns das alles beigebracht. Eine schöne Zeit war das schon. Das war witzig, die Leitner Rosa war älter als ich, um vier oder fünf Jahre vielleicht. Sie hat uns die ganzen Tänze gelernt. Wir haben einen großen Raum gehabt, da hat sie uns das gezeigt. Ich meine, es war eine schöne Zeit. Das Dirndl, die Rosa, die hat das alles können damals, die Leitner Rosa.
Helmut: Aber wie war das mit dem Papa?
Mathilde: Habe ich das nicht gesagt?
Interviewerin: Bisher noch nicht. Sie waren beim Tanzen, und er hat Sie aufgefordert, oder?
Mathilde: Ja, das schon.

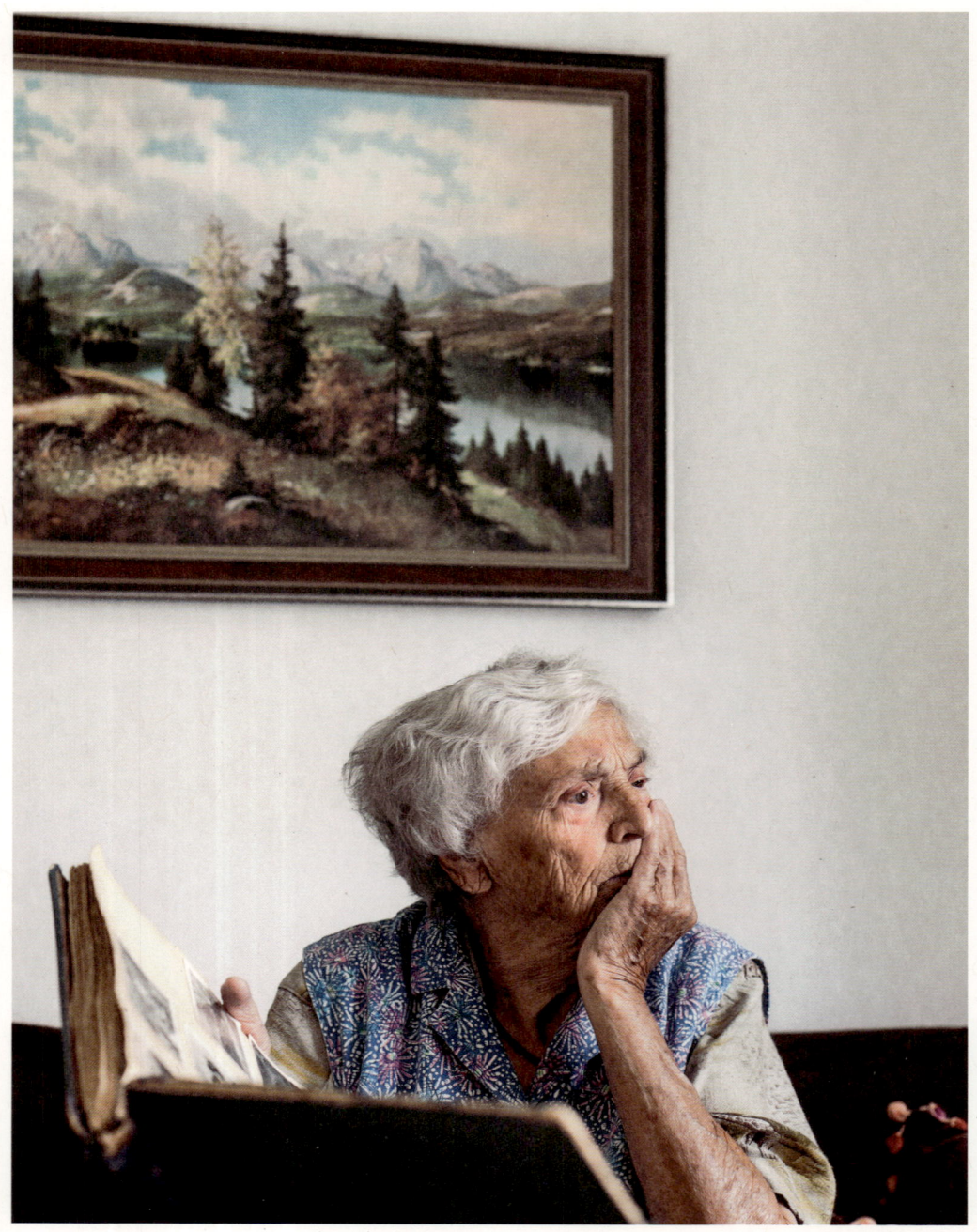

Interviewerin: Er hat sich gedacht: So ein hübsches Mädchen, mit der will ich tanzen. Kann das sein?

Mathilde lacht.

Helmut: Du warst wirklich sehr hübsch.
Mathilde: So hübsch war ich auch nicht.
Helmut: Oh ja, du warst sehr hübsch. Ich hätte dich sofort genommen, wenn ich damals …
Mathilde: Na geh hör auf, du dummer Bub.
Helmut: Nein ehrlich, wirklich wahr. Du kannst der Dame ja die Fotos zeigen.
Mathilde: Schau in die Lade hinein, da ist ein großes Buch. Nein, das ist es nicht, es ist ein ganz altes Buch. Dass ich heute Besuch kriege, das ist ein Wahnsinn.

Mathilde blättert im Fotoalbum, kommentiert lebhaft, ihre Augen leuchten. Plötzlich ist alles wieder da. Die Eltern in der Rachau, die Großmutter, Onkel, Nichten und Cousinen, die Geschwister. Die verstorbenen Brüder, und da ist die Leitner Rosi, die ihnen das Tanzen beigebracht hat. Das Heimkehrerfest in Strettweg 1946, Mathilde sitzt auf einem der Wagen, doch das sieht man nicht. Mathilde als Kind bei der Erstkommunion. Wo sind die Zeiten? *»Das bin einmal ich gewesen.«* Ob wir ein Foto für das Buch bekommen könnten? Mathilde stimmt zu und meint: *»Leider, ich war nicht schöner.«* Sie findet Bilder von den Strettweger Buben, da sind ihre Brüder, dann noch der Steiner Otto, der Schweiger Franzi. Zwischen ihnen die Leitner Rosi, die allen das Tanzen zeigte. Mathilde weiß nicht, woher die Rosi das konnte. Doch sie kann sich gut erinnern, welchen Spaß sie beim Üben hatten. Jetzt lacht sie über den komischen Hut, den sie bei der Hochzeit trug. Darunter eine Dauerwelle, sonst hatte sie sich immer Zöpfe geflochten. Lachen mochte sie nicht, wenn sie fotografiert wurde.

Mathilde: Ja, das ist leider schon so lange aus. Aber warum? Warum kommt ihr denn überhaupt zu mir? Wegen was denn?
Interviewerin: Weil wir mit Ihnen reden wollen. Weil Sie ein besonderes Leben haben.
Mathilde: Ach wegen dem.

Mathilde winkt ab.

Interviewerin: Frau Faninger, jetzt gehen wir noch einmal zurück. Sie haben sich kennengelernt.
Mathilde: Beim Tanzen. In Strettweg war das. Beim Ganda.
Interviewerin: Wie war das dann? Haben Sie sich heimlich getroffen?
Mathilde: Ja freilich. Das war schön. Wo waren wir denn da, fix noch einmal. In der Stadt waren wir, da bin ich über die Stiege hinuntergegangen und habe ihn kennengelernt. Dann ist er mit mir nach Strettweg gegangen. Und er war betrunken, mein lieber Herr. Da habe ich ihn aufheben und ziehen müssen. Und so, jetzt gehen wir heim, habe ich gesagt.
Interviewerin: Das war am ersten Abend?
Mathilde: Nein, da haben wir uns schon gekannt, ja. Und da war er halt ein bisschen betrunken, und ich habe ihm helfen müssen, dem Papa, gell? Es ist alles gut gegangen. Nein, aber eigentlich war es eine schöne Zeit. Mein Mann war ein gutmütiger Mensch. Er war so gut, ich hätte nie einen anderen mögen, nie.
Interviewerin: War das für Sie gleich klar, dass er Ihr Mann sein wird?
Mathilde: Ja, das war klar. Es war eine schöne Zeit, wirklich. Aber zu früh, viel zu früh ist er gestorben.

An die Hochzeit kann sich Mathilde nicht mehr genau erinnern, sie heirateten am Standesamt, sie trug ein graues Kostüm. Sie hatten ja nichts, sie waren arm. Doch damit fanden sie sich ab, denn sie waren glücklich miteinander. Die Kinder waren brav, alles war schön. Sie brachte einen Sohn und eine Tochter zur Welt, das erste Kind hatte sie leider verloren. Und dann erinnert sie sich wieder an die eigene Kindheit in Strettweg.

Mathilde: Sechs Kinder waren wir. Wir hatten nur einen Raum. Die Schwester ist dann beim Polhammer drüben gewesen, da haben wir ein Kind weg gehabt, nicht. Wir hatten drei Betten. Wir haben nichts anderes gekannt. Aber uns ist es gut gegangen, mein Gott, was willst du denn machen. So ist es im Leben. Wir haben die Freiheit gehabt, wir haben alles machen können, was wir wollten. Die Mutter war schon ein bisschen streng, um eine gewisse Zeit haben wir daheim

sein müssen. Auf den Zwetschkenbaum, ach nein, auf den Kirschenbaum bin ich hinaufgestiegen. Bis ganz hinauf. Das war ein großer Baum. Ich habe immer Glück gehabt, bin nicht heruntergefallen. Was hätte ich sonst machen sollen, ich wollte ja die Kirschen haben. Es war eine schöne Zeit. Nur vor den Russen haben wir Angst gehabt. Wie die da herummarschiert sind. Wie sagt man dazu, wenn sie hin- und herrennen, die Russen? Ach, ich weiß es nicht.
Helmut: Parade.
Mathilde: Ja, genau. Da haben wir schon ein bisschen Angst gehabt. Meine Schwester ist vor lauter Angst davongelaufen hinauf in den Wald, sie war ja älter als ich.

Später, als sie wegen der eigenen Kinder zu Hause blieb, arbeitete Mathilde in ihrem Garten, das war ihr Hobby. Und sie kochte, fabrizierte Knödel, Rindsuppe, Rostbraten. Zu jeder Erinnerung an ihr Erwachsenenleben gibt es Geschichten aus der eigenen Kindheit, die ungleich lebendiger in ihr aufsteigen. Die Denkanstöße ihres Sohnes streifen sie, bringen sie kurz aus dem Gleichgewicht und lassen sie unverzüglich in ihr karges und zugleich unendlich reiches Leben vor siebzig Jahren eintauchen.

Mathilde: Nur einmal in der Woche hat man Fleisch gegessen. Mein Vater war ja ein Holzknecht, und der ist alle 14 Tage heimgekommen, und da hat meine Mutter dann einen Schweinsbraten gemacht. Ja, ach Gott, das muss ich Ihnen auch erzählen. Himbeeren haben wir gepflückt, nach Strettweg hinauf, da war so ein Wald, da waren immer viele Himbeeren. Ich habe Saft und Marmelade gemacht. Schwarzbeeren gepflückt habe ich auch. Ich kann mich erinnern, da war ich vielleicht 14 Jahre alt. Wir sind zu Fuß von Strettweg nach St. Peter gegangen. Das war außer Judenburg. Wir sind zu Fuß hingegangen und haben Schwarzbeeren gebrockt. Das war ein weiter Weg. Es war ganz schön schwer, was wir da geschleppt haben.

Auch bei den Bauern hat sie gearbeitet, Erdäpfel geklaubt und Heu gefasst, als junges Mädchen und auch später. An den Tod ihres Mannes erinnert sich Mathilde nur ungern. Ihr fehlen die Worte und die Bilder, um zu beschreiben, was passierte und wo sie sich zu diesem Zeitpunkt befand.

Mathilde: Ja, das war schlimm damals. Mit 63 Jahren. Da war er gerade drei Jahre daheim. Drei Jahre nur. Warten Sie einmal, wie war denn das? Mein Mann ist mit dem Kopf nach vor gefallen. Stehen geblieben und mit dem Kopf nach vor gefallen. Das war ein Sekundentod, das war furchtbar. Ich war daheim. Ich war in der Wohnung.
Helmut: Wo warst du, Mama? Denk einmal nach. Da bist du das erste Mal auf Kur gefahren.
Mathilde: Ja, mein Gott nein, da siehst du wieder! Ich kann nicht mehr alles denken, ich bin ja auch schon alt.
Helmut: Mama, das ist auch schon 23 Jahre her. Du warst auf Kur in Bad Gleichenberg.
Mathilde: In Bad Gleichenberg war das? Das war sehr schlimm. Aber es geht wieder weiter. Dass ich so alt werde, das hätte ich mir nie gedacht. Das hätte ich mir nie gedacht. Warum ist denn das, warum macht ihr das? Für wen ist das?
Interviewerin: Für die Volkshilfe, wir machen ein Buch. Da wollen wir interessante Menschen wie Sie porträtieren.
Mathilde: Nein, das ist aber nett. Das hätte ich mir nie gedacht.

Jetzt im Alter sei sie faul, mache den Tag über fast nichts, habe keine Energie. Das ärgere sie, meint Mathilde. Nur die Wäsche mache sie selbst. *»Ich muss ja, das wird gewaschen und gebügelt und die Geschichte hat sich. Früher habe ich alles gebügelt. Aber in letzter Zeit, das brauche ich nicht. Das streicht man aus und legt es zusammen und die Geschichte hat sich. Es geht schon. Ich muss ja zufrieden sein.«* Außer der Nachbarin habe sie keine Freundinnen, in Strettweg wäre das anders gewesen, damals, da hatten sie eine Runde gehabt.

Sich selbst würde sie nicht als ungeduldigen Menschen beschreiben, auch wenn es oft so wirke. Temperamentvoll wäre wohl das richtige Wort.

Mathilde: Was glauben Sie denn, was wir früher alles gemacht haben? Richtig gesportelt. Da waren die Jungmädeln und die Leitner Rosi. Wir waren im Wald drinnen und sind weitgesprungen, dann sind wir gerannt und haben geturnt. Wir hatten eine Turnstange. Wir haben alles gemacht. Nur Schwimmen habe ich nicht gelernt. Ich bin gleich untergegangen. Leider, das habe ich nicht geschafft. Ich war zu feig. Auch später habe ich es nicht gelernt. Na ja, ich bin in Salzburg ja fast ertrunken.

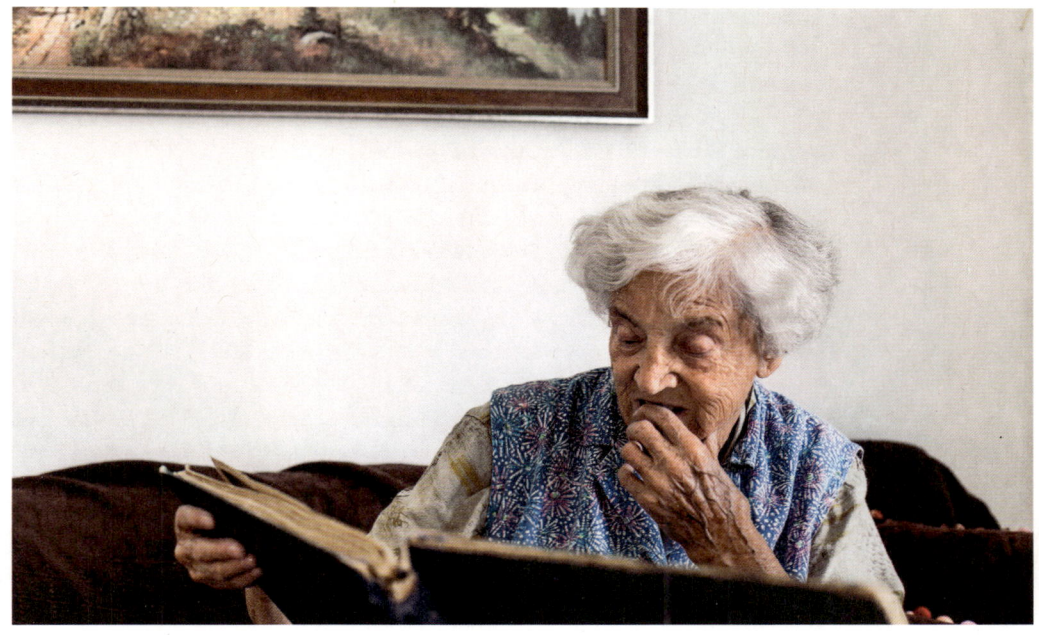

Helmut: Nein, das warst nicht du, Mama. Deine Tochter wäre fast untergegangen, die Uschi.
Mathilde: Die Uschi, ach so. Ich habe geglaubt, ich war das.
Helmut: Meine Schwester wäre fast im Salzachsee ertrunken. Da war sie schon mit dem Kopf unter Wasser. Sie ist wie eine starre Kröte im Wasser gelegen.
Mathilde: So ist sie drinnen gelegen. Mein Gott, da haben wir uns schon geschreckt. Ach, die Ursula war das, meine Tochter? Das habe ich gar nicht gewusst. Wie wir noch in die Schule gegangen sind, sind wir im Winter immer über die Mur gegangen, über das Eis. Da ist eine Schulkollegin eingebrochen, das war die Herta. Wir haben sie herausfischen müssen. Aber ich weiß nicht mehr, wer noch dabei war.
Interviewerin: Wie haben Sie das gemacht? Mit einem Stock?
Mathilde: Ja, ich weiß nicht mehr, wie wir das geschafft haben. Wir haben sie so gepackt. Es war noch ein Mädchen dabei. Da haben wir sie herausgefischt. Da haben wir ein Glück gehabt. Wahr ist, was ich erzähle! Aber alles kann auch nicht stimmen. Dass ich heute Besuch bekomme, das hätte ich mir nicht gedacht. Und ich schau so wild aus.

Abends geht Mathilde um neun Uhr schlafen. Spielt es einen interessanten Film, bleibt sie auch einmal länger auf. Dann braucht sie ihre Zeit, bis sie einschläft. In der Nacht wird sie mehrmals munter.

Mathilde: Aber es geht schon. Was soll denn sein? Es geht schon. Es haut schon hin. Ich darf nicht denken, dass ich schon so alt bin. Das darf ich nicht denken. Es ist ein Wahnsinn, nicht? Das hätte ich mir nie gedacht, dass ich so alt werde.
Interviewerin: Wieso haben Sie das nicht geglaubt?
Mathilde: Ich war einmal sehr krank. Mit 33 Jahren habe ich eine schwere Angina gehabt. Angina pectoris, ja. Da war ich sehr krank. Aber es ist gut gegangen, Unkraut verdirbt nicht. Da kannst du nichts dran ändern.

Zum Essen muss sich Mathilde oft zwingen, im Alter vergehe der Hunger. Es reicht ihr, jeden zweiten Tag Essen auf Rädern zu bekommen. Einmal isst sie frisch, dann wärmt sie sich die Reste auf, alles andere wäre Verschwendung. Nur das Trinken vergesse sie gerne.

Mathilde: Ja, es wäre eh schon wieder Zeit. Geh bitte, gib mir mein Glas. Ich ärgere mich über mich selbst, weil ich nicht daran denke. Wenn ich einen trockenen Mund bekomme, dann weiß ich, jetzt muss ich trinken. Ich sollte viel mehr trinken, ich weiß es eh. Aber dann vergesse ich wieder, was sollst du machen?
Interviewerin: Frau Faninger, der Jürgen, das ist der Fotograf. Der möchte noch ein paar Fotos von Ihnen machen.
Mathilde: Aber ich bin ja nicht danach angezogen, wie ich ausschaue!
Helmut: Dann ziehst du halt den Kittel aus, Mama, ganz einfach.
Interviewerin: Sie haben eine schöne Bluse unter der Schürze an.
Helmut: Wirklich, du bist so fesch beinander.

Mathilde streift sich die Schürze ab und wirft sich in Position. Es gefällt ihr, im Mittelpunkt zu stehen. Sie genießt die Situation sichtlich.

Mathilde: Na so ist es auch wieder nicht, wie ihr sagt. Nein, wirklich nicht. Es ist halt nicht mehr das, was es einmal war. Es wird mir alles ein bisschen zu weit.

Fotograf: Darf ich Ihnen vorschlagen, dass wir ein Foto am Fenster machen und dann noch ein oder zwei im Garten.
Mathilde: Na, das ist ein Wahnsinn. Warum seid ihr überhaupt da? Helmut, du hast mir gar nichts gesagt.
Helmut: Schatzl, das war eine Überraschung.
Mathilde: Geh, wie ich bei den Haaren ausschaue.
Helmut: Bist eh lieb. Der Haarschnitt passt dir super.

Mathilde stellt sich zur Terrassentür und blickt in die Ferne – königlich. Der Fotograf ersucht sie, eine Zimmerpflanze zu berühren.

Mathilde: Was muss ich?
Fotograf: An der Pflanze ein bisschen herumzupfen. Genau. Sehr schön. Jetzt schauen Sie ein bisschen hinaus, sehr schön, super.
Mathilde: Das darf doch nicht wahr sein!
Helmut: Was hast du denn, du bist jetzt ein Star.
Mathilde: Aha, sehr schön. Nein, das ist ja wirklich eine Überraschung, das ist ein Wahnsinn, so etwas. Das ist wirklich ein Wahnsinn. Seht euch den Garten an, es ist schön da, nicht? Aber es gehört alles gemäht.

Mathilde verschwindet beinahe hinter den wild blühenden Margeriten.

Mathilde: Das wird ein Buch werden. Mein Gott nein!
Interviewerin: Die Fotos werden sehr schön, Frau Faninger.
Mathilde: Ja, aber das ist wirklich ein Wahnsinn. Ich bin überrascht. Wirklich wahr, Helmut, du hast mir gar nichts gesagt. Aber es macht nichts. Es ist ja wunderschön da, ich meine, ich bin glücklich und zufrieden. Mehr kann man nicht sein. Mit meinem Alter! Nein, ich darf nicht denken, wie alt ich bin. Das ist ein Wahnsinn, so eine Überraschung!

Isolde und Alois

Einige Stufen führen zum Hauseingang. Die Wohnung befindet sich im ersten Stock. Sie ist groß und hell – Parkettböden, Gardinen, braune Polstermöbel. An den Wänden im Vorraum Fotos der Kinder und Enkelkinder. Im Wohnzimmer Gemälde, Skulpturen, Zeichnungen eines befreundeten Künstlers. Auf einer Kommode weitere gerahmte Familienfotos. Eines davon zeigt Alois und Isolde Krenn in glücklichen Tagen. Sie sind braun gebrannt und in Freizeitkleidung. Zwischen ihnen die Enkelkinder. Alle vier strahlen in die Kamera. Isolde trägt eine dunkle Sonnenbrille, ihr kräftiges Haar ist dunkel und fällt in großzügigen Wellen bis auf die Schultern. Die Sonne bescheint eine glückliche Familie.

Heute trägt Frau Krenn eine gemusterte Bluse und sitzt in einem Fauteuil, die nackten Beine sind nebeneinandergestellt, verkrampfte Hände im Schoß. Ihr Gesichtsausdruck ist starr, der linke Mundwinkel ragt nach oben, als würde sie lächeln. Ihre Augen sehen gütig aus. Der Blick aufmerksam und wach. Vor ihr kniet die Heimhelferin und bandagiert ihre Waden. Während der Betreuung spricht sie leise zu Frau Krenn, hin und wieder ertönt ein dünner Klagelaut. Auf dem niedrigen Wohnzimmertisch steht ein Glas mit den Resten eines orangen Getränks, ein Strohhalm ragt heraus. Jede halbe Stunde schlägt die Uhr an der Wand.

Wie so oft in den letzten Jahren versucht ihr Mann, positiv gestimmt zu sein. Vor drei Jahren war es, als die letzte, nunmehr gültige Diagnose für die Erkrankung seiner Frau gestellt wurde: Morbus Pick, eine seltene Form der Demenz, frontotemporal, weit fortgeschritten. Die Zuordnung fällt schwer in diesem späten Stadium. Herr Krenn war enttäuscht, als er die Bücher las und von der Methode der Validation von Naomi Feil erfuhr, denn für seine Frau war es zu spät. Auch wenn es schwierig ist, versucht Herr Krenn, seine positive Grundhaltung zu bewahren. Er weiß, dass er aufpassen, dass er darauf achten muss, nicht depressiv zu werden. Das ist eine Gefahr. »*Manchmal kommt mir der Gedanke, warum wir beide nicht gemeinsam Hand in Hand einschlafen können. Es wäre allen gedient. Die Kinder sind ja längst erwachsen. Da muss ich aufpassen, dass ich nicht nur die Aussichtslosigkeit empfinde. Rational betrachtet, ist es aussichtslos. Es ist eine Krankheit, die nicht gut endet. Dabei war ich immer positiv.*

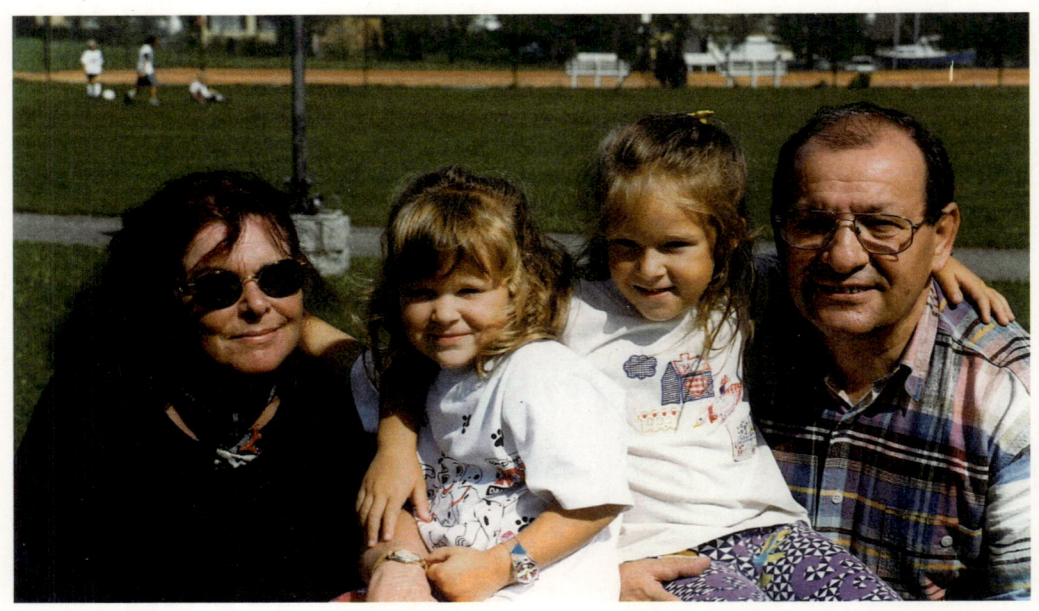

Ich habe bis vor Kurzem noch gesagt, dass mein Leben immer glücklich verlaufen ist.«

Blickt Herr Krenn zurück, so sieht er viele dieser positiven Momente. Obwohl er aus armen Verhältnissen kam. Er war noch klein, nicht älter als ein Jahr, als sein Vater in Russland starb. Mit seiner älteren Schwester und den drei Halbgeschwistern aus der zweiten Ehe seiner Mutter wuchs er auf. Diese Familie ist wunderbar, wie er selbst sagt, sie ist mit einem großen Zusammengehörigkeitsgefühl ausgestattet. Nur für die Altbauern, die seinen Stiefvater aufgezogen hatten und bei denen auch Alois und seine Geschwister groß wurden, waren er und seine Schwester immer Kinder zweiter Klasse. Morgens musste er ein oder zwei Stunden arbeiten, erst dann packte er seinen Ranzen und ging zur Schule. Blieb er nach dem Unterricht zur Strafe eine Stunde länger, so wurde er zu Hause ein zweites Mal bestraft, weil er nicht rechtzeitig zur Arbeit da war. Der alte Bauer sagte: »*Der soll arbeiten, bis er zwanzig ist, dann kann er gehen, weil Erbteil bekommt der eh keines.*« Das traf den 13-jährigen Buben, doch seine Mutter fing ihn auf und sorgte dafür, dass er seine Kindheit rückblickend als schön empfinden kann. Während die anderen Kinder gut gekleidet waren, ging er mit kurzen Hosen zur Schule, und als

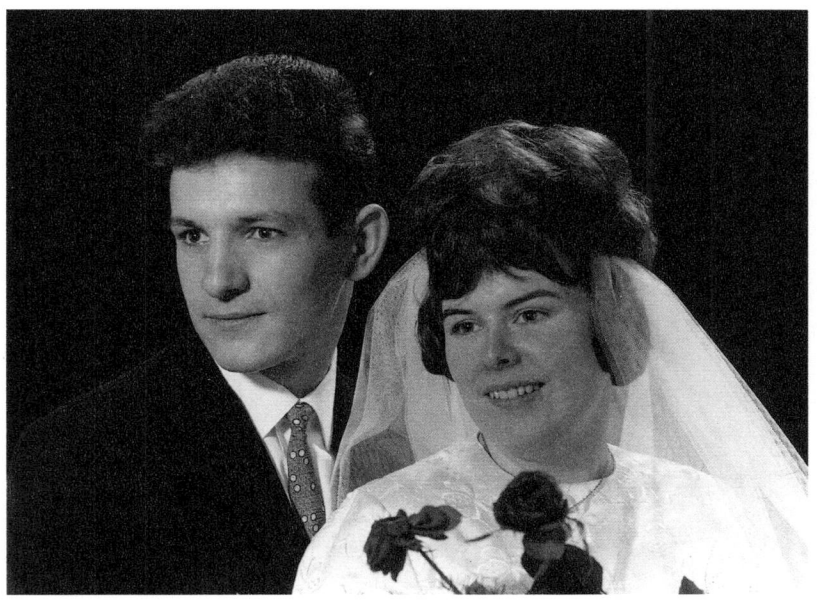

die Maturaprüfungen anstanden, wusste er nicht, was er anziehen sollte. Mit dem Geld, das er in den Ferien verdient hatte, kaufte er schwarze Schuhe, schwarze Socken, ein weißes Hemd, eine silberne Krawatte und einen schwarzen Anzug. »*Ich ging wie ein Kaiser zur Matura. Das war Glück! Mit dem Anzug habe ich dann auch geheiratet. Mein Maturaanzug war auch mein Hochzeitsanzug. Ich habe ja nichts gehabt, trotzdem ist mir nie etwas abgegangen. Ich war nicht unglücklich, ich war nie unglücklich. In der Schule hatten wir eine herrliche Klassengemeinschaft, das war mir viel wichtiger als alles Materielle. Was man nicht ändern kann, mit dem muss man fertigwerden.*«

Die Heimhelferin hat Frau Krenns Beine bandagiert und ihr eine schwarze Hose angezogen. Sie stützt Isolde am Arm und im Rücken und führt sie mit kleinen Schritten zum Tisch. Dabei ermuntert und lobt sie Isolde, kündigt jede weitere Bewegung an – »*ein bisschen nach links und vor, ja, sehr gut, vor*«. Herr Krenn ist aufgestanden, rückt einen Polstersessel für seine Frau zurecht und hilft ihr gemeinsam mit der Betreuerin beim Hinsetzen. Ein beiges Kissen wird Isolde hinter den Rücken geschoben. Herr Krenn verabschiedet die Pflegerin und wünscht ihr einen schönen Tag. Sie winkt ein letztes Mal und verlässt die Wohnung. Während Alois spricht, verfolgt Isolde aufmerksam jedes seiner Worte. Unverwandt sieht sie ihn an. Sie scheint ihm zuzuzwinkern, doch sie tut es nicht. Der Ausdruck in ihren Augen und in ihrem Gesicht bleibt unverändert.

Alois Krenn ist 72 Jahre alt, ein Jahr älter als seine Frau. Damals, vor 51 Jahren, hätte er wissen müssen, dass er in Linz die Liebe seines Lebens finden würde. *»Ich fahre mit dem Zug nach Linz, um einen Job zu suchen. Im Zug sitzt jemand neben mir, und wir plaudern, was wir so machen. Ich sage, ich fahre nach Linz. Nach Linz fahren Sie, ruft der andere aus. Wenn Sie eine Linzerin in die Hände bekommt, die lässt Sie nicht mehr aus! Das war dann auch so. Und es war mein Lebensglück, muss ich sagen, es war schön, wir haben eine schöne Zeit miteinander verbracht.«*

An seiner ersten Arbeitsstelle, an der Land- und Forstwirtschaftlichen Zuschussrentenversicherungsanstalt, traf Alois seine künftige Frau. Das Kennenlernen fand im Büro statt. Sie liefen sich über den Weg. Sie waren eine Gruppe junger Menschen, die zusammen arbeiteten und auch gemeinsam fortgingen. *»Wir haben gesagt: Was machst du heute nach dem Büro? Gehen wir auf ein Bier oder auf ein Eis, und so hatten wir immer wieder Kontakt. Irgendwie hat es zwischen uns gefunkt. Ich glaube, sie war initiativer als ich, weil sie bei mir sozusagen immer wieder erschienen ist. Das ist mir aufgefallen.«*

Auch Isolde hatte früh einen Elternteil verloren. Es war die Mutter, die an Leukämie starb. Nachdem der Vater, Abteilungsleiter in der Landwirtschaftlichen Krankenkasse, Witwer geworden war, betreute eine Tante die Familie. Isolde kümmerte sich um den jüngeren Bruder und glich die väterliche Strenge aus. Das verband die Geschwister.

Alois und Isolde waren bereits ein Paar, als er zum Bundesheer kam. Er wurde Pionier in Melk. Zuvor gab er seinen Job auf und fuhr nach Berlin. Das war zur Zeit der Mauerkrise. Die Jugend Europas lernte Berlin kennen. Alois war neugierig und wollte die Welt sehen, das Angebot fand er interessant. Doch der Chef gewährte ihm keinen Urlaub, also kündigte der junge Mann. Nach dem Präsenzdienst arbeitete Alois erst am Finanzamt, bald wechselte er zur AUVA. 1963 heirateten Alois und Isolde, sie waren 22 und 21 Jahre alt. Im November werden sie ihre Goldene Hochzeit feiern. *»Nach dem Bundesheer habe ich im Kolpinghaus gewohnt, und sie war bei ihrem Vater. Wir haben geheiratet und keine Wohnung bekommen, also haben wir zwei Jahre in der kleinen Wohnung ihres Vaters gelebt. Da hatten wir schon unsere Tochter, die Claudia, sie ist 1964 geboren.«* Frau Krenn gibt einen zustimmenden Laut von sich, sie beteiligt sich am Gespräch.

Nach einigen Dienstprüfungen begann Alois, an der Hochschule in Linz zu studieren. Das hatte er immer im Hinterkopf gehabt. Er wollte studieren. Er arbeitete, ging zur Hochschule und machte das Doktorat. *»Dann hatte ich das Glück – ich habe mein ganzes Leben lang immer Glück gehabt –, dass in der Rechtsabteilung ein Posten frei wurde. Ich habe den Posten gewechselt und bin letztendlich als Abteilungsleiter in der Rechtsabteilung in Pension gegangen.«* Die Uhr an der Wand tickt laut, sie lässt die Zeit rückwärtslaufen.

»Isolde hat durchgehend gearbeitet, sie blieb nur während der Zeit des Mutterschutzes zu Hause. Ich wollte gerne noch ein Kind. Als wir sagten, das ist halt so, dann bleiben wir zu dritt, da kam der Christoph, das war neun Jahre nach Claudias Geburt.« Wieder äußert sich Isolde durch ein lang anhaltendes Summen, das Thema bewegt sie. Herr Krenn hält inne, lange sieht er seine Frau an. *»Als unsere Tochter noch klein war und wir beim Vater gewohnt haben, da gab es die Frau Gerlich. Sie hat die Wohnung geputzt, gekocht und alles gemacht. Für Claudia war sie die zweite Mutter. Sie hat alles stehen lassen, nur für die Kleine. Bei jedem Wetter fuhr sie mit dem Wagerl los. Ihren Vornamen weiß ich nicht, sie war immer nur die Frau Gerlich für uns. Wir hatten nicht so einen intimen Bezug zu ihr wie unsere Tochter.«* Was würde Frau Krenn jetzt erzählen, wie ist es ihr damals ergangen, als sie zur Arbeit musste und Frau Gerlich die Mutterrolle übernahm? Mit Blicken macht sie auf sich aufmerksam, ihr Gesicht zu einem schiefen Lächeln erstarrt, gibt sie kleine Laute von sich.

»Dann haben wir Claudia zum Kindergarten angemeldet. Eines Tages wurden wir angerufen und erfuhren, dass es einen Platz für die Kleine gab. Sie war noch keine drei Jahre alt.« Frau Krenn beteiligt sich erneut. Sie begleitet die Worte ihres Mannes mit leisen Tönen in ihr Inneres hinein und aus ihrem Inneren heraus. Ist es eine Klage, ist es Zustimmung? *»Wir haben Claudia also dorthin gegeben. Das war für Frau Gerlich eine Katastrophe, und sie hat die Arbeit aufgegeben. In Kleinmünchen haben wir eine Wohnung gefunden, sind dort hingezogen. Der Kindergarten war gleich ums Eck. Claudia war so brav, sie ist nur krank geworden, wenn der Kindergarten zuhatte. In den Weihnachtsferien hatte sie Masern, in den Osterferien etwas anderes.«* Als Herr Krenn darüber schmunzelt, beginnt Frau Krenn laut und zustimmend zu lachen. Ihr Mann hält erneut inne, wendet sich seiner Frau zu und streichelt ihre Hand. *»Wir haben niemanden gehabt, Großmutter war keine da.«* Was sagt Frau Krenn? *»So ist es gegangen.«* Deutliche Worte, ein kurzer Satz. Die

Uhr tickt. »Ja«, sagt Herr Krenn, und seine Frau lacht erneut auf. *»Ob sie das mitbekommt, was wir da reden? Vielleicht ist es ein Spüren der Erzählungen aus der Zeit, ich weiß es nicht.«*

Auch nach der Geburt ihres Sohnes fing Frau Krenn bald wieder zu arbeiten an. Sie hatten Glück, in Kleinmünchen gab es eine Kinderkrippe. Inzwischen sind die Kinder längst erwachsen und haben eigene Familien gegründet. Claudia ist Diätologin in Bad Schallerbach. Christoph wurde Polizist. Er lebt mit seiner Familie in der Nähe von Mauthausen. Es gibt vier Enkelkinder, drei Mädchen und einen Buben. Als Isolde in Pension ging, wurde Rebecca geboren. Die Großeltern fuhren alle vierzehn Tage an einem Donnerstag in das Haus ihres Sohnes und kümmerten sich um die Kleine, wenn die Eltern zugleich Dienst hatten. *»Die Rebsi war ganz wild auf die Omi«*, meint Herr Krenn und schmunzelt. Wieder lacht seine Frau in sich hinein, bevor sie einschläft, den Kopf zurücklegt, mit offenem Mund tief ein- und ausatmet.

Eine Zeit lang hatten die Krenns ein Abonnement im Landestheater, sie waren kulturinteressiert. Die Bilder in der Wohnung stammen alle vom selben Künstler, dessen Frau war eine Bürokollegin Isoldes. Sie besuchten Galerien und hatten ein geselliges Leben. Das haben sie jetzt nicht mehr. Mittwochnachmittags kommt manchmal die Schwester von Alois zur Betreuung, er nützt die paar Stunden, um zum Friseur zu gehen oder etwas zu besorgen. Donnerstags ist Isolde im Tageszentrum der Volkshilfe. Zeit für Herrn Krenn, etwas zu unternehmen. Vor Kurzem war er in Gmunden und hat die Porzellanausstellung auf Schloss Weyer besucht. Vor Jahren war er gemeinsam mit seiner Frau dort gewesen. Einmal am Tag kommt die Heimhelferin. *»Bisher habe ich ja alles allein gemacht. Ich habe sie gewaschen und für die Körperpflege gesorgt. Bis meine Familie gemeint hat, ich komme ins Burn-out, wenn ich mir keine Hilfe hole.«*

Die Veränderungen begannen langsam, kaum spürbar. Frau Krenn konnte manche Dinge des Alltagslebens nicht mehr bewältigen. Sie hatte zwei Freundinnen, mit denen sie sich regelmäßig im Café Bruckmüller an der Mozartkreuzung traf, die Frau des Künstlers und eine andere Kollegin. Eines Tages fiel ihrem Mann auf, dass sie den Fahrschein im Autobus nicht entwertet hatte. Sie wusste nicht mehr, was zu tun war, konnte den Automaten nicht bedienen. Sie fand nach Hause, aber der Fahrschein war nicht entwertet. Es war ihr unangenehm, als Alois sie darauf ansprach, denn sie konnte es sich selbst nicht erklären. In der Folge holte er sie vorsorglich von ihren Treffen ab. Das war für sie in Ordnung. Manches Mal trank Alois im Bruckmüller mit den Damen einen Kaffee, und da bemerkte er, dass die Kommunikation zunehmend schwieriger wurde. Die eine Frau brach den Kontakt bald ab, die Freundschaft hielt nicht, Frau Krenn konnte zu wenig bieten. Jetzt schläft sie tief und begleitet die Erzählung ihres Mannes mit rhythmischen Atemzügen. Auch für ihn war es spürbar. Sie konnte zu aktuellen Themen nicht mehr mitdiskutieren. Ganz langsam wurde es weniger, zuerst wusste sie das Eine nicht mehr und dann das Nächste. So hat es angefangen. Auch verschiedene Dinge im Haushalt konnte sie nicht mehr regeln. Sie vergaß, die Herdplatte einzuschalten, wenn sie kochte. Sie ging nicht mehr zum Arzt. Sie hatte einen Kontrolltermin beim Frauenarzt, »*nein, da brauche ich nicht hingehen, das brauche ich nicht, ich bin eh gesund, was braucht es das denn, lasst mich in Ruhe*«. Immer hatte sie alles selbst bewerkstelligt, mit ihrem Körper war sie sorgsam umgegangen, ihre Termine hatte sie wahrgenommen. Doch nun lauter Fehlleistungen. Wollte man ihr helfen, wurde sie aggressiv. »*Wir konnten sie nicht zum Arzt bringen. Ich habe das mit meiner Tochter besprochen. Sie hat zu Isolde gesagt: ›Du, ich muss zu meiner Ärztin in Wels, geh mit.‹ So haben wir sie zur Ärztin gebracht, und die hat gleich erkannt, dass die Erkrankung schon ziemlich fortgeschritten war. Das war 2008, Isolde war noch keine 66 Jahre alt. Da wurde festgestellt, dass sie bereits an mittelschwerer Demenz litt.*« Der Test beim Neurologen dann eine Katastrophe. »*Falsch! Schon wieder falsch! Isolde hat unsere Tochter flehend angeschaut: Hilf mir, hilf mir! Und dann brachte sie 13 von 30 Punkten zusammen. Sie war also knapp vor der schweren Demenz.*«

Herr Krenn hatte mit einem solchen Befund gerechnet. Ihm war längst klar, dass etwas nicht in Ordnung war, dass etwas geschehen musste. Nach dem Arzttermin war Frau Krenn niedergeschlagen, sie wusste, dass sie dort nicht mehr hinwollte. Doch die Diagnose erfuhr sie nie. »*Wir haben es ihr nicht gesagt, sie hat auch nicht gefragt. Sie hat nie nachgefragt, welche Diagnose sie hat. Das hätte sie, glaube ich, nicht akzeptiert.*« Die Ärztin aus Wels schickte Frau Krenn zum Gynäkologen und zur Mammographie, sie übernahm vorerst die medizinische Betreuung und verschrieb die nötigen Medikamente. Am Ende des Quartals übergab sie die Unterlagen dem Hausarzt von Familie Krenn. Dieser veranlasste eine Computertomografie zur weiteren Abklärung. Im Röntgeninstitut kam Herr Krenn nicht zu Wort. »*Ich wollte der Assistentin sagen, dass meine Frau demenzkrank ist. ›Sie brauche ich nicht!‹ So wurde ich abgefertigt.*« Im Befund dann der Hinweis auf einen Tumor und die Notwendigkeit einer neuerlichen Abklärung im Röntgeninstitut. Und wieder hatte Herr Krenn keine Möglichkeit, zu erklären, zu fragen, Auskunft zu erhalten. Vom Wagner-Jauregg-Krankenhaus erfolgte die Überweisung in die Gesichtschirurgie im AKH. Dort konnte man Frau Krenn nicht dazu bewegen, zu bleiben, und so fuhren sie unverrichteter Dinge wieder nach Hause. Dieses Mal wurde Herr Krenn gehört und konnte eine neuerliche Aufnahme vereinbaren, sobald ein Zweibettzimmer frei würde. »*Wir wurden aufgenommen, Isolde wurde operiert und ich konnte sie betreuen. Man sieht es noch auf der linken Seite der Stirn. Ich musste überallhin mit, so habe ich das ganze Krankenhaus kennengelernt. Ich war sozusagen die Oberschwester.*« Herr Krenn lacht, und mit ihm seine Frau, die wieder aufgewacht ist. Sie lacht lange, viel länger als ihr Mann, der sie ansieht und beruhigend nach ihren Händen fasst. »*Ich habe zu Isolde vorher gesagt, das könnte Krebs sein, und ich habe ihr auch gesagt, wir zwei werden das packen, das stehen wir durch, wir halten zusammen, da gibt es nix. Wenn wir zusammenhalten, kann uns nichts passieren. Es hat sich herausgestellt, dass es kein Krebs war. Ich wusste, dass die Demenz da war und habe geglaubt, es wäre noch etwas dazugekommen. Aber es war ja immer etwas ganz anderes. Zu diesem Zeitpunkt war ihr Zustand schon sehr schlecht.*« Herr Krenn denkt nach und die Wanduhr schlägt im Sekundentakt. »*Das war im August 2010.*«

Isolde fürchtete sich vor einzelnen Situationen, vor dem, was gerade war. Sie konnte nicht realisieren, dass es in ihr und von ihr ausgehend war. Aber sie konnte erfassen, dass sie mit dem, was ihr passierte, allein war. Sie war überfordert und wurde aggressiv. »*Das war entsetzlich. Ich wäre in der Zeit nervlich fast draufgegangen. Das kann man sich nicht vorstellen, es war schrecklich. Sie hat sich nicht helfen lassen, sie hat immer etwas gesehen, im Schlafzimmer hat sie das Bett aufgerissen: ›Schaut, dass ihr da rauskommt, was tut ihr da drinnen?‹ Sie hat sich von mir nicht mehr waschen lassen, sie hat sich nicht ausziehen lassen, sie ist davongelaufen.*« Herr Krenn musste ins Krankenhaus, um sich einer Bruchoperation zu unterziehen. Die Tochter nahm Urlaub und betreute die Mutter, während ihr Vater im Spital war. Danach fragte sie ihn, wie er das nur aushalten kann. Mit großer Aggression war die Mutter auf sie losgegangen. Kurz darauf unternahmen sie zu dritt einen Ausflug, um für Abwechslung zu sorgen. Damals konnte Isolde noch gehen.

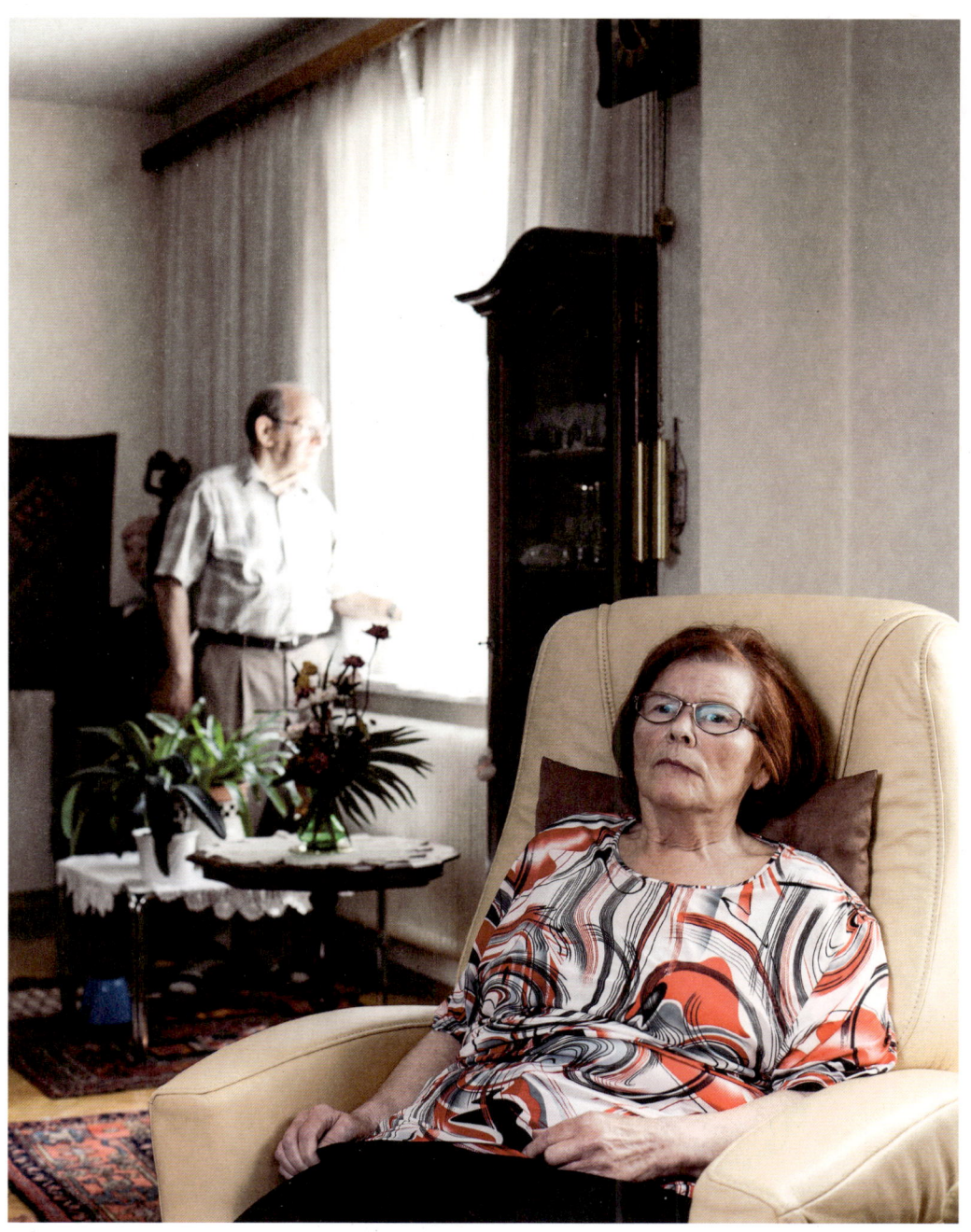

Es war schön. Sie gingen spazieren und danach essen. Auf der Heimfahrt regte Herr Krenn seine Frau an, sich auszuruhen. Das empfand sie als Übergriff und empörte sich während der gesamten Heimfahrt. Als Herr Krenn den Wagen stoppte, stieg sie aus und lief davon. Sie wollte nicht mehr einsteigen. »*Das war schrecklich! Was sie mich da alles geschimpft hat, das kann man sich nicht vorstellen. Dann sind wir in Linz angekommen, und es war alles vorbei. Ich war erschöpft. Das war eine Zeit, das hätte ich nicht lange ausgehalten.*« Isolde ist wach und lacht, nicht so laut wie zuvor, aber doch.

Diese schwierige Phase dauerte länger als ein Jahr. Herr Krenn versuchte, klar zu bleiben, die Geschehnisse der Krankheit zuzuordnen, sich nicht persönlich gekränkt zu fühlen. Das war nicht immer möglich. »*Wenn ich es nicht mehr ausgehalten habe, bin ich ins andere Zimmer gegangen, habe mich hingesetzt und habe losgelassen, da habe ich geflennt. Ich war fertig. Dann habe ich mir gedacht, reiß dich zusammen, geh wieder zu ihr. Ich bin zu ihr gegangen, habe sie genommen und sie an mich gedrückt. Und sie hat gesagt: ›Du, da ist ein Mann, der sekkiert mich bis aufs Blut, kannst du mir nicht helfen?‹*« Es war immer er. Einmal war er der böse und einmal der gute Alois. So ging es tagein und tagaus. Wenn sie sich nicht ausziehen ließ, redete er ihr zu und versuchte, sie abzulenken. Er brachte sie immer wieder dazu, dass es funktionierte. Es gab keinen Tag, wo es normal verlief. »*Ich bin dann kurz aus dem Zimmer und habe mir eingeredet: Krank, das ist die Krankheit. Das ist nicht die Isolde.*«

Einmal besuchte Herr Krenn einen Kurs für Angehörige. Er war der einzige Mann, immer traf er auf Frauen als Betreuerinnen. Dort hörte er einen Satz, der ihn später so manches Mal retten sollte: Denken Sie bei allen Schwierigkeiten daran, sie bleibt der wertvolle Mensch, der sie einmal war. Es ist schwierig, in der Situation gelingt es oft nicht. Aber wenn es vorbei ist, kommt dieser Gedanke wieder. »*So habe ich mir das Grundgefühl bewahrt, sie war immer mein Schatzerl. Es ist auch jetzt noch so. Ich sag ihr das, wenn wir schlafen gehen. Wenn ich noch etwas zu tun habe, lege ich mich vorher zu ihr und sage: Ich komm dann gleich. Dann streichle ich sie und sage: Du bist meine Isolde, und ich bin dein Alois. Früher hat sie das noch erkannt und verstanden, aber jetzt nicht mehr.*«

Die volle Stunde ist um, zusätzlich zu den Schlägen der Uhr ertönt ein kleines Glockenspiel. So oft es ihm möglich ist, versichert Herr Krenn seiner Frau, dass sie zusammengehören. Dann wird sie ruhiger. *»Früher hat sie zu mir noch Alois gesagt, das gibt es jetzt auch nicht mehr. Aber sie lächelt mich manchmal an. Die Vertrautheit ist immer da.«*

Als Frau Krenn noch gehen konnte, stand sie mehrmals in der Nacht auf. Sie musste zur Toilette. Jedes Mal begleitete sie ihr Mann. Danach konnte er nicht mehr einschlafen. Der Schlafmangel machte ihm zu schaffen, er bekam Angst um sich selbst. Noch heute nimmt er Baldrian und Passedan, wenn er zu unruhig wird. Auch seine Familie riet ihm dringend, Hilfe zu suchen. Auf Grund der Verweigerung seiner Frau scheiterten jedoch die ersten Versuche, professionelle Pflege in Anspruch zu nehmen. Wieder war Herr Krenn über lange Strecken alleingelassen. Die Situation wurde zunehmend schwieriger. Schließlich gelang es, für die Körperpflege einen mobilen Dienst zu organisieren. Über einen Monat funktionierte es gut. Bis es eines Tages zur Eskalation kam. Im Badezimmer beschimpfte Frau Krenn die Betreuerin und ging auf sie los. Die Hauskrankenpflegerin riet zu einer Durchuntersuchung im Wagner-Jauregg-Krankenhaus. Da sich Frau Krenn vehement weigerte und nicht zu beruhigen war, wurde eine amtsärztliche Einweisung veranlasst. Herr Krenn blieb zu Hause und seine Schwester begleitete Isolde ins Spital. Er sollte und wollte in ihren Augen nicht derjenige sein, der sie von zu Hause wegbrachte. *»Ich bin dagestanden mit Tränen in den Augen, dass ich meine Isolde verliere und sie von der Polizei abgeführt wird. Das waren schon harte Zeiten. Mir hat die Isolde so leidgetan.«*

Frau Krenn war einige Wochen im Spital, die Medikation wurde variiert. Mit den neuen Medikamenten schwanden die Aggressionen. Der Verlauf der Krankengeschichte legte den Gedanken nahe, dass Frau Krenn nicht an Alzheimer, sondern an Morbus Pick erkrankt war. Dies rechtfertigte eine gemischte Therapie aus Exelon und Axura, zwei Medikamente, die üblicherweise für mittlere und für schwere Demenz eingesetzt werden. Frau Krenn erreichte damals beim Mini-Mental-Status-Test elf Punkte. Doch die Gebietskrankenkasse erkannte den Vorschlag der Fachärzte nicht an und weigerte sich, diese Form der Medikation zu bezahlen. Herrn Krenns Interventionen blieben erfolglos. Das ist Vorschrift, das gibt es nicht. Das Wagner-Jauregg-Krankenhaus half mit Ärztemustern aus, und Dr. Krenn griff auf seine juristischen Erfahrungen mit der Sozialgerichtsbarkeit zurück. Doch der Neurologe riet ihm, seiner Frau die Tortur des Gerichts zu ersparen. Im

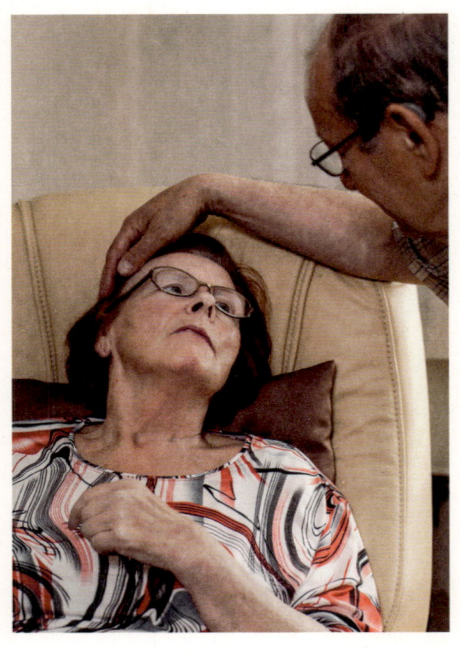

Rahmen der nächsten Untersuchung schaffte Frau Krenn nur mehr drei Punkte und war somit in der Axura-Klasse angelangt. So hatte sich das Problem gelöst.

Die Kinder sind über alles informiert, sollte Herr Krenn krank werden und ausfallen, müssen sie wissen, was zu tun ist. In der Früh kommt die Hauskrankenpflegerin, da bleibt Herr Krenn zu Hause. Muss er hinaus, nimmt er seine Frau im Rollstuhl mit. Dazwischen gab es eine Phase, in der sie immer fortging. Sie wollte heim. Er spazierte dann mit ihr herum. Nach einer Zeit sagte er zu ihr, dass sie jetzt heimgehen würden, und sie kehrten in die Wohnung zurück. *»Dieses Heimwollen, die Suche nach einem anderen Daheim hat sich irgendwann verflüchtigt, aber dann ist sie einfach weggegangen. Ich habe zugesperrt, gehe hinunter, um die Post zu holen, komme zurück, lege die Post hin, und wo ist Isolde? Weg. Ich renne hinunter, fahre mit dem Rad herum, suche sie, finde sie nicht mehr. Weg. Hole die Polizei, wo ist sie? Mein Sohn war damals noch Polizist in Linz, die haben sie gesucht. Oft habe ich sie selbst gefunden.«*

Es gab noch andere Dinge, die Herrn Krenn damals schwer belasteten. Seine Frau verspürte das Bedürfnis, sich plötzlich hinzusetzen, unabhängig davon, wo sie gerade stand. Permanent stürzte sie. Wenn ihr Mann auf die Toilette musste, wenn er das Essen vorbereitete – sie ging herum, versuchte sich zu setzen und fiel hin. Sie verletzte sich. Einmal musste der Notarzt gerufen werden. Alois hatte Isolde die Bandagen abgenommen und ihre Füße in einer kleinen Wanne gewaschen. Er musste ein Handtuch holen. Isolde stand auf, um ihm nachzulaufen. Sie fiel auf ihr Gesicht und schlug mit dem Jochbein auf. Die Notärztin beruhigte Herrn Krenn und meinte, auch wenn da ein Sprung sei, könne man nichts machen. Dann wieder rief die Nachbarin an: *»Ihre Frau liegt im Stiegenhaus.«* Keine Sekunde konnte Herr Krenn seine Frau aus den Augen lassen. Die permanente Sorge, die Angst, die Belastung hatten für ihn körperliche Folgen.

Einmal ging er zu einem Vortrag, während sich seine Schwester um Isolde kümmerte. Als er nach Hause kam, fühlte er sich nicht gut.

Die Schwester schickte ihn mit dem Taxi zum Arzt. Nach dem EKG rief der Arzt die Rettung. »*Das geht doch nicht, ich habe meine Frau daheim, meine Schwester ist nur auf Besuch da, ich muss nach Hause.*« Doch der Arzt wollte das nicht verantworten. Wenn das Herz schlecht durchblutet ist, erhöht sich ein bestimmter Wert. Bei Herrn Krenn war er vom Normalstatus 4 auf den Wert von 87 angestiegen. Die Herzkranzgefäße waren zu 90 Prozent verschlossen. Mit der Rettung wurde er ins Krankenhaus gebracht, doch er blieb nicht. Mit dem Versprechen, am nächsten Tag wiederzukommen, ging er nach Hause. Sie fanden eine Lösung. Ein paar Tage konnte sich die Tochter freinehmen. Danach wurde Isolde im Wagner-Jauregg-Krankenhaus zur Durchuntersuchung aufgenommen und kam anschließend in Kurzzeitpflege, bis ihr Mann aus dem Spital entlassen wurde. Das war im November 2012. Als sie nach Hause kam, konnte sie nicht mehr gehen. »*Sie steht nicht mehr auf, das ist für mich viel leichter. Wenn ich koche oder so, sitzt sie da und muss sitzen bleiben. Damit ist die Gefahr des Stürzens gebannt. Weil es ihr schlechter geht, geht es mir besser.*«

Frau Krenn ist zurzeit in Pflegestufe 5. Wäre sie in einem Pflegeheim, könnte man von Pflegestufe 7 ausgehen. Der Erhöhungsantrag wurde abgelehnt, weil sie sich nicht mehr selbst gefährdet. »*Hätte ich das vorher gemacht, als sie immer hinfiel, hätte ich die Erhöhung bekommen. Belassen wir es halt so, Geld ist ja nicht das Entscheidende.*«

Vor allem die Inkontinenz hatte ihr Mann gefürchtet, bis es vor zwei Jahren so weit war. Sie hatte oft Durchfall, die Einlage half kaum. Herr Krenn putzte und wusch, putzte und wusch. Aber man lernt alles, man kann alles. Isolde und Alois nahmen an einem Demenzurlaub teil, die Betroffenen werden betreut, für die Pflegenden wird ein Programm angeboten. Nach der Anmeldung hatte Herr Krenn auf Grund der Stuhlinkontinenz seiner Frau große Bedenken. Zu Hause im eigenen Badezimmer konnte er damit umgehen. Seine Sorge galt den Teppichböden und Polstermöbeln im Hotelzimmer. Er hatte dort gemeinsam mit seiner Frau ein Zimmer. Als Schwester Sieglinde kam, um den Ulcus am Unterschenkel zu behandeln, da passierte es. Der Fauteuil, der Teppich, alles war verschmutzt. Gemeinsam übernahmen sie die Reinigung. Als sie damit fertig waren, begann es von Neuem. Die Krankenpflegerin schickte Herrn Krenn fort. »*Gehen Sie frühstücken, ich mach das schon!*‹ *Nach einer Zeit ist sie gekommen, es war kein Problem, es war alles geputzt, es war alles sauber. Das war ein einziges Mal. Das war meine Angst, dorthin zu fahren.*«

Den gemeinsamen Urlaub konnte Herr Krenn dann doch genießen. Das Konzept gefällt ihm. Während sich die BetreuerInnen um die Demenzkranken kümmern, unternehmen die Begleitpersonen diverse Ausflüge. Sie fuhren nach Salzburg. Am späten Nachmittag waren sie zurück und konnten selbst die Pflege übernehmen. Alois würde gerne wieder einen solchen Urlaub mit Isolde verbringen. Er hätte jetzt keine Bedenken. »*Wenn meine Schwester da ist und ich schnell zum Friedhof fahre, um das Grab zu pflegen oder etwas anderes außer Haus zu erledigen, bin ich gedanklich immer daheim. Dort, bei diesem gemeinsamen Urlaub, war es anders. Auch da war ich der einzige Mann, wir sind in der Gruppe gesessen und haben geplaudert. Wir haben gewusst, unsere Lieben sind gut aufgehoben. Es war so viel Ablenkung, es war eine eigene Erfahrung, einmal nicht gedanklich bei Isolde zu sein. Ich war überrascht, als mir das bewusst wurde. Ich war den ganzen Tag mit etwas anderem beschäftigt. Dass man das überhaupt zusammenbringen kann. Das tut einem gut, sich nicht ständig konfrontieren zu müssen.*«

Zu essen gibt es Halbfertigprodukte, die einfach zuzubereiten sind. Isolde kaut schlecht, die Zunge ist ihr im Weg. Alois füttert sie mit weichen Speisen, es funktioniert gut. Er macht sich trotzdem Sorgen: Ob er erkennt, wenn Isolde etwas fehlt, wenn sie krank ist? Als er wegen seiner Herzoperation im Spital war, wurde bei seiner Frau ein Harnwegsinfekt festgestellt. »*Wie erkenne ich das, wenn sie daheim ist? Sie äußert sich ja nicht, wenn etwas nicht passt, wenn sie hungrig oder durstig ist. Ich weiß, dass sie pro Tag eine bestimmte Menge zu trinken braucht. Beim Essen schnappt sie jetzt manchmal so, wenn ich sie füttere. Aber ich kann nicht sagen, wann sie satt ist. Manchmal kaut sie schon so lange herum, dann denke ich, sie mag nicht mehr. Nur am Gewicht erkenne ich, dass es in Ordnung ist.*«

Alois leidet unter der Isolation. Zu anderen pflegenden Angehörigen hat er keinen Kontakt, Treffen mit Bürokollegen und Freunden gibt es nicht mehr. Es geht sich nicht aus, er kann es sich nicht einteilen. Er kommt nirgendwo hin und fühlt sich gesellschaftlich isoliert. Manchmal bleibt jemand stehen, wenn er mit Isolde durch die Gegend fährt. Ab und zu spricht er ein paar Worte mit der Nachbarin, die ihre Mutter pflegt. Mit Isolde kann er sich nicht mehr unterhalten, es fehlt ihm etwas, er fühlt sich einsam. »*Ich erzähle meiner Frau viel. Wenn wir mit dem Rollstuhl fahren, dann sage ich, ›horch, da zwitschern die Vogerl‹. Aber sie sagt nichts darauf.*« Die Hausarbeit lenkt Alois ein wenig ab. Wäsche waschen, bügeln, kochen, das alles macht er selbst. Manchmal kommt seine Tochter und übernimmt die Betreuung, um ihn zu entlasten. Seit Isolde krank ist, kommt auch ihr Bruder Otmar zu Besuch. Das Auto hat Alois umbauen lassen, sodass man den zweiten Sitz gegen den Rollstuhl tauschen kann. Vielleicht fährt er mit Isolde nach Wien zu ihrem Bruder, damit sie einmal etwas anderes sieht. *»Ich habe nicht das Gefühl, dass mir die Decke auf den Kopf fällt, ich glaube auch nicht, dass ich depressiv bin, es ist Trauer. Doch manchmal gibt es auch schöne Momente.«*

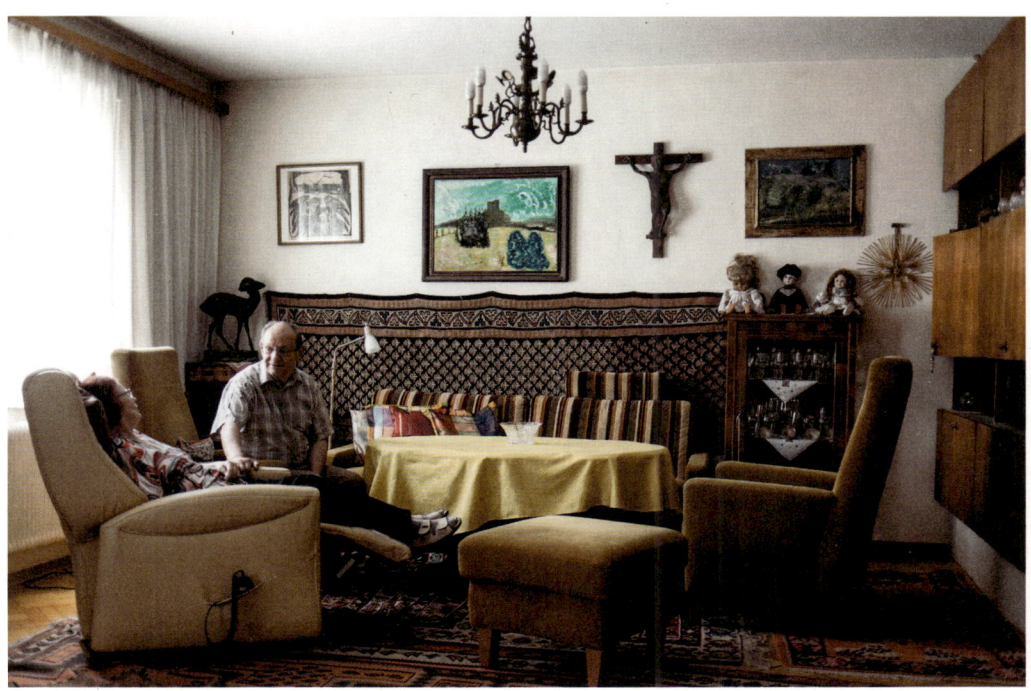

Jean-Jacques und Sandrine

Monsieur Jean-Jacques Wauthy lebt seit einigen Monaten im Haus für Senioren in Linz. An den Namen der Einrichtung will er sich nicht erinnern. Er hat dort ein Zimmer für sich allein, mit Dusche und Toilette. Dort ist alles, was er braucht, Fernsehen und Musik, Ausgang, so lange er möchte. Seine Tochter Sandrine hat Fotos mitgebracht: Jean-Jacques beim Militär in Frankreich, beim Bäuche-Messen mit seinem Bruder, mit seiner Enkelin Jolanda, wie er den Hund wäscht, beim Zunge-Zeigen. Das sei typisch für ihren Vater, meint Sandrine.

Jean-Jacques' Mutter war Belgierin, der Vater Franzose. In Loverval hatten sie sich kennengelernt und waren gemeinsam nach Amiens gezogen. Dort, zwischen Paris und der Grenze zu Belgien, kam 1946 das Wunschkind Jean-Jacques zur Welt. Sein Bruder Didier folgte 1951. Er arbeitete in der Versicherungsbranche und lebt heute noch in Amiens. Der Vater war Beamter und arbeitete für die Sozialversicherung. In ihrem Garten bauten sie Kartoffeln und Karotten an, sie hatten auch Obst, so gab es in den kargen Jahren nach dem Krieg immer etwas zu essen. Das Verhältnis zwischen den Brüdern war manchmal schwierig, doch jetzt tut es ihnen leid, dass sie weit entfernt voneinander leben. Didier habe einiges einstecken müssen, doch er habe auch Hiebe ausgeteilt und sei stärker als der ältere Bruder gewesen, immer. Die Eltern liebten sich sehr, es gab kaum Streit. Jeden Sonntag gingen sie zur Messe – diese Angewohnheit pflegt Jean-Jacques noch heute ab und zu. In jungen Jahren verbrachte er viel Zeit bei seinem Onkel in London und studierte schließlich Englisch für das Lehramt. Als *assistant teacher* unterrichtete er ein Jahr in Harlow New Town. Die Junglehrer trafen sich regelmäßig, so lernte Jean-Jacques die ehemalige Auslandsstudentin Heidi aus Oberösterreich kennen. Für ein Jahr musste der junge Franzose zum Militär, doch danach fuhr er sofort nach Linz und blieb.

»*Es war gleich klar, dass wir zusammenbleiben wollen, ich bin also zu ihr gefahren, damals war ich 25 Jahre alt. Dann kam Marc, und der zweite Beweis sitzt da.*« Herr Wauthy deutet auf Sandrine und lächelt stolz. »*Mein Englisch habe ich vergessen, denn hier muss ich Oberösterreichisch sprechen, da verlernt man alles, ja, so ist es.*« Übergangslos schwenkt er in die nächste Lebensphase. »*Dann, wie das Leben so spielt, traf ich auf eine Kollegin, Isabelle. Ich verliebte mich in sie und ließ mich scheiden. Wie lange hat die Ehe gehal-*

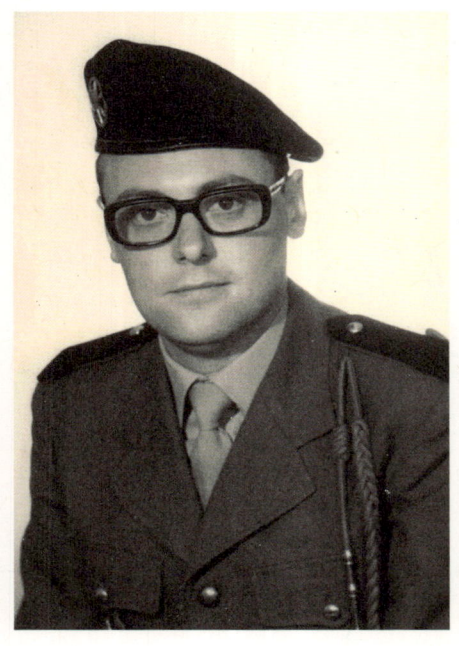

ten?« Sandrine springt ein und rechnet. Die Ehe habe zwanzig Jahre gedauert, sie sei 13 Jahre alt gewesen, als sich die Eltern trennten, die Mutter habe sie mit 37 Jahren bekommen. »So spät?«, wirft Jean-Jacques verwundert ein.

Im Oberstufenrealgymnasium Linz unterrichtete er Französisch, doch dann wurde von ihm verlangt, er müsse ein Studium seiner Muttersprache absolvieren, um den Lehrberuf weiterhin ausüben zu können. Das kam für ihn nicht in Frage. Er war also als Native Speaker und nicht als Lehrer beschäftigt, obwohl er besser Französisch konnte als jeder der unterrichtenden Professoren. Jean-Jacques wechselte den Job und arbeitete von nun an als Dolmetscher und Übersetzer in einem international tätigen Handelskonzern. Dort fühlte er sich wohl, es gefiel ihm. Er war viel auf Reisen, auch an den Wochenenden. *»Ich machte das bis zu meiner Pensionierung, bis die Scheiß-Krankheit mich blockierte. Als der Arzt zu mir sagte, ich bräuchte nicht mehr arbeiten gehen, weinte ich. Wenn ich daran denke, muss ich wieder heulen. So ein interessanter Job, super Kollegen, super Stimmung, jeden Tag neue Gesichter.«*

Sandrine erzählt, dass das Aufwachsen mit ihren Eltern lustig gewesen sei, nicht spektakulär, aber in Ordnung. Sie seien nicht die unternehmungslustigste Familie gewesen und hätten immer zur selben Zeit zu Abend gegessen. Ihr Papa habe Wert darauf gelegt, dass die Familie zumindest am Abend zusammensaß, an den Freitagen habe er das Kochen übernommen. Meistens gab es Fisch, sie habe Fisch damals gehasst. Solange er in der Familie gewesen sei, wäre er der strengere Elternteil gewesen, doch sie habe als das jüngere Kind einen Bonus genossen. Und immer, immer, immer seien sie im Sommer für fünf Wochen und meistens noch einmal zu Weihnachten nach Frankreich gefahren. Es sei schön, aber auch eintönig gewesen, erst mit 16 Jahren habe sie etwas anderes gesehen. *»In unserem Leben gab es natürlich französische Einflüsse. Wir aßen erst um sieben zu Abend und es gab immer auch Salat, den wir erst nach dem Hauptgericht aßen, anders als in Österreich, wo man ihn dazuisst. Größere Feste wurden in Frankreich mit hundert Gängen gefeiert, erst um Mitter-*

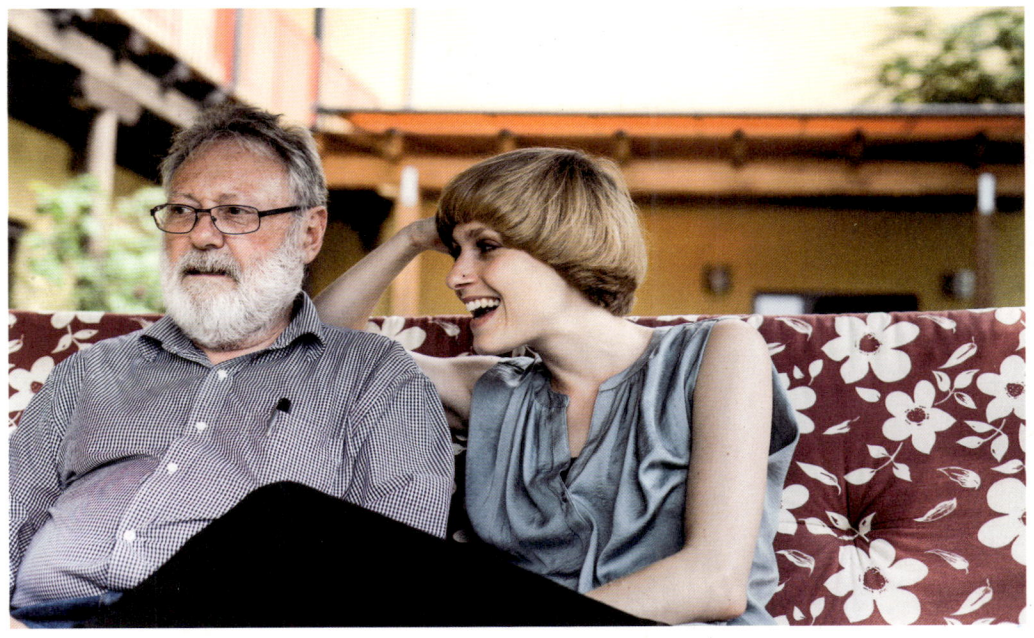

nacht war das Essen vorbei. Das zweisprachige Aufwachsen war kein Nachteil, doch wenn man klein ist, nervt es, dauernd seinen Namen wiederholen und die französische Aussprache erklären zu müssen.« Sandrine arbeitete zuerst für die Zeitschrift Woman und ist heute als freie Redakteurin bei Lokalmedien tätig. Sie profitiert davon, Englisch, Deutsch und Französisch zu beherrschen.

Der Vater habe immer über Österreich, die Österreicher, die österreichische Lebenseinstellung und überhaupt über alles Österreichische geschimpft. »Ja, manchmal schon«, räumt Jean-Jacques lachend ein. Dann habe er mit Isabelle zusammengearbeitet, einer Französin, elf Jahre jünger als er, das reiche wohl für eine Midlife-Crisis. Wieder stimmt ihr Vater zu: »Ich hatte also eine zwanzigjährige, gut funktionierende Ehe. Da machte es plötzlich Bumm. Wir waren Kollegen, und einmal, nach einem Fest, blieben wir länger, ich weiß nicht wieso. Wir gaben uns einen Kuss, und dann war die Rakete schon unterwegs. Heidi und ich ließen uns scheiden. Ich zog mit Isabelle zusammen, und es ging neun oder zehn Jahre lang gut. Doch dann begann sie, das Frühstück nur mehr für sich selbst einzukaufen und ich explodierte. Als ich von einem Krankenhausaufenthalt nach Hause kam, war die Hälfte der Wohnung weg.«

Sandrine korrigiert ihren Vater, so sei es nicht gewesen, er und sie und Isabelle hätten hundert Stunden darüber geredet, bevor Isabelle vor zwei Jahren ausgezogen sei. »*Und jetzt bin ich allein*«, sagt Jean-Jacques. In der Zwischenzeit sei die Diagnose Alzheimer gestellt worden. In der Arbeit habe es begonnen, alles musste er sich notieren: Nicht vergessen, nicht vergessen, nicht vergessen! Zuerst habe er geglaubt, die Erinnerungslücken kämen von seiner Überarbeitung. Memozettel überall. Butter! Milch! Nicht vergessen! Das Listenschreiben artete mit der Zeit so aus, dass auch der Arbeitsplatz mit Listen und Post-its überfüllt war. Soweit es möglich war, versuchte er seine Vergesslichkeit zu verheimlichen, deponierte die Erinnerungsnotizen in der Geldbörse. Als er schließlich zum Psychiater ging, erhielt er die Diagnose Alzheimer. Damit hatte Jean-Jacques nicht gerechnet, er hatte bloß das Gefühl gehabt, sich alles notieren zu müssen, zur Sicherheit. Das war 2008. Kurz darauf starben seine beiden Eltern innerhalb von sechs Wochen. Die Kombination der Demenzerkrankung mit diesem zusätzlichen psychischen Belastungssyndrom veranlasste den Arzt schließlich, ihn von der Arbeit freizustellen. Das Vergessen, das Ankämpfen dagegen und die Überforderung damit fanden ihren Ausdruck in Aggressionen. Es gab also die Erkrankung, damit verbunden die Aggressionen, wiederum verbunden mit einem Alkoholproblem. Ausreichend Konfliktpotenzial. Dazu die Auseinandersetzungen mit Isabelles Tochter Valerie, die noch zu Hause lebte. Zwei Jahre später, als Isabelle ihn verlassen hatte, als er auf der Landstraße fragte, wo er wohne, übernahm Sandrine seine Agenden. Sie betreute den Haushalt, bereitete die Medikamente vor, kümmerte sich um die finanziellen Angelegenheiten. Sandrine war gerade 25 Jahre alt. Die Aggressivität hat mittlerweile nachgelassen, eine Ungeduld ist manchmal da, Jean-Jacques will nicht belästigt werden. »*Aber, was soll ich sagen, jetzt bin ich in einem Heim. Das ist das Blödeste, was passieren kann.*«

Sandrine widerspricht, und ihr Vater lenkt ein, erzählt von den Vorteilen im Haus der Senioren. Die Betreuer und Betreuerinnen sind erstklassig, geduldig, intelligent, gesprächsbereit. Es ist gut, dass die Wohngruppe gemischt ist, zurzeit sind sie vier Männer und acht Frauen. Sie essen miteinander. Manchmal sind Kleinigkeiten zu erledigen, wie Tisch-Decken und so weiter. Man kann lachen, Schmäh führen, manchmal singen sie miteinander, ab und zu spielt jemand Klavier. Es sei menschlich in Ordnung, zwar nicht wie die große Liebe, aber

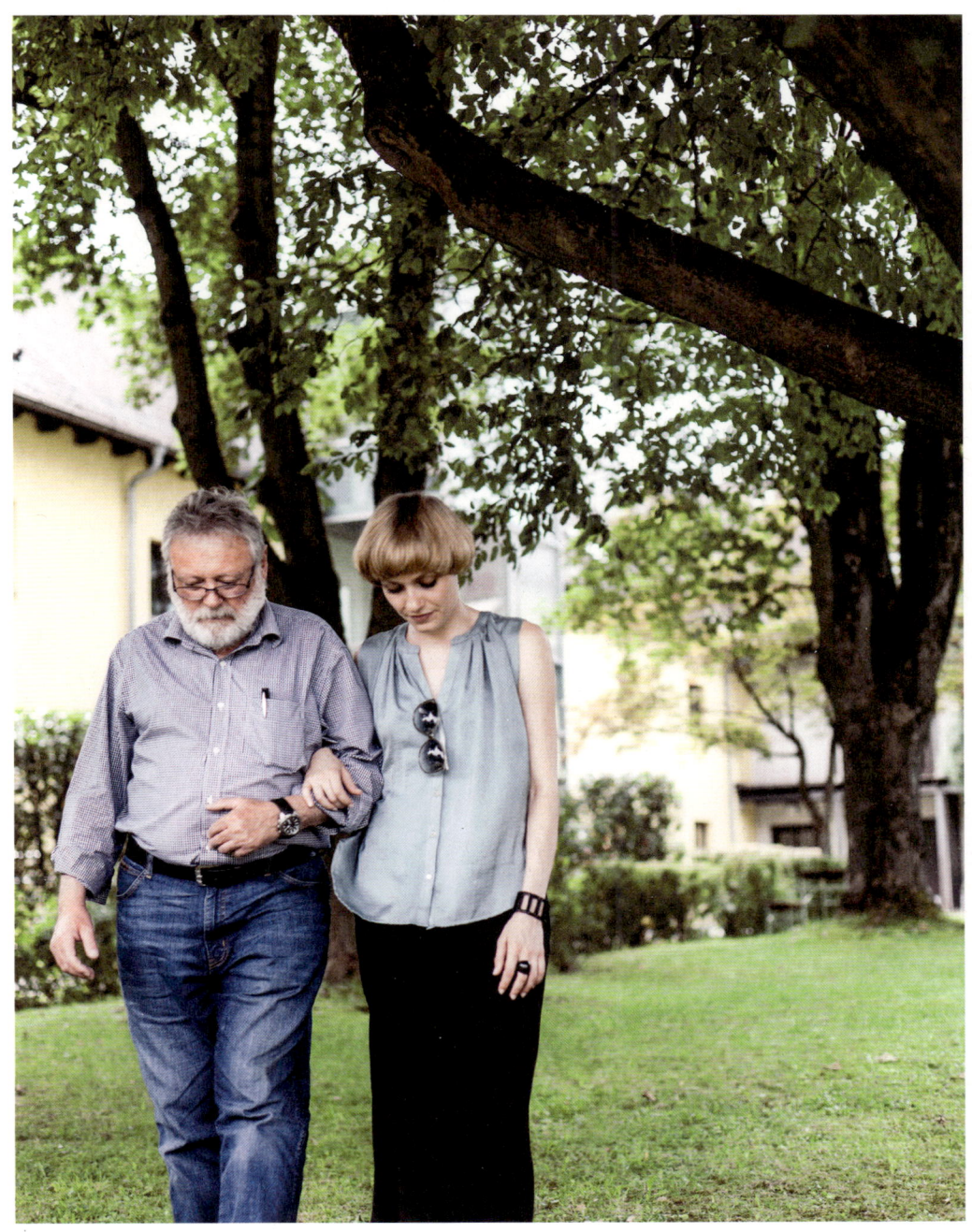

Jean-Jacques weiß, dass er nicht allein ist. Sandrine kann nicht rund um die Uhr für ihn da sein, sie ist jung, sie hat einen zeitintensiven Job. Aber wenn er sie anruft, dann kommt sie. Abends geht er gerne in die Stadt. Dann sagt er: »*Kinder, lasst mir vielleicht ein bisschen Käsebrot, falls ich Hunger habe, wenn ich um elf Uhr oder um Mitternacht nach Hause komme.*« Sein Handy trägt er immer bei sich, für den Fall, dass er verlorengeht. Wenn er zurückkommt, steckt er es an, um es aufzuladen. Die Adresse hat er aufgeschrieben, Schwindelzettel, das ist notwendig, das beruhigt. Die Taxifahrer wissen dann Bescheid.

»*Ich glaube, wir haben praktisch alle dasselbe. Wir vergessen. Das ist eine sehr dankbare Krankheit, du hast keine Schmerzen, und das ist wichtig.*

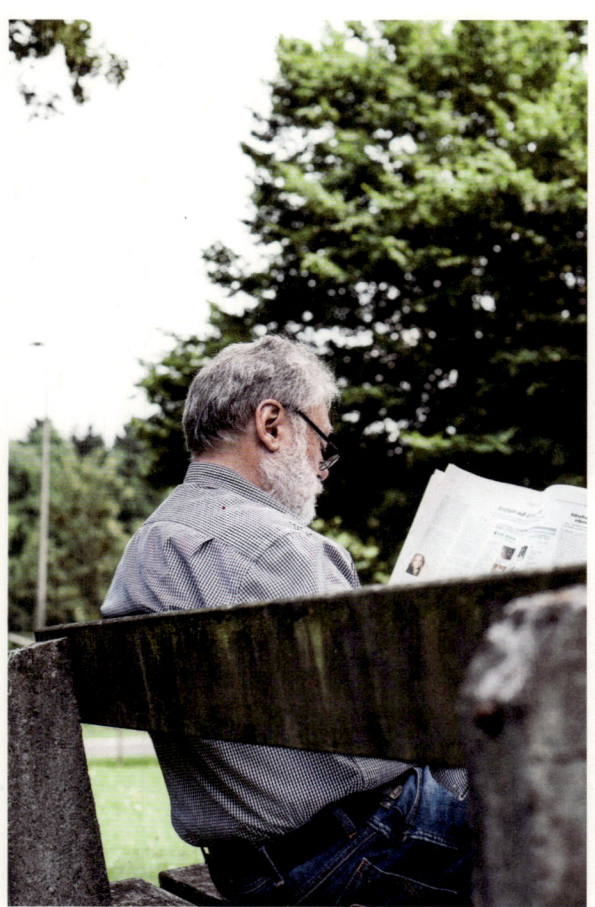

Jemand, der Krebs hat, muss en masse Tabletten schlucken, um die Schmerzen zu bekämpfen. Okay, ich darf nicht mehr Auto fahren, das tut auch weh. Wenn ich nicht aufpasse, kann es gefährlich werden. Aber ich kann mich nicht beschweren, es gibt Schlimmeres. Nur das mit dem Job hat mich geschmerzt. Ich habe meine Arbeit geliebt, sie war für mich das Wichtigste in meinem Leben. Die Krankheit spüre ich nicht, sie stört mich nicht. Doch manchmal, wenn ich unterwegs bin, denke ich: Wo bist du? Am Ende der Landstraße ist ein Park, den kenne ich nicht mehr, also gehe ich auch nicht hinein. Ich kann mir auch nicht mehr vorstellen, wie ich alleine mit dem Zug fahren konnte. Ich weiß gar nicht mehr, wann ich es das letzte Mal versucht habe. Ich hatte panische Angst, es war ein Riesenbahnhof in Deutschland. Da war ich komplett verloren.« Jean-Jacques beschreibt, wie es ist, wenn man glaubt, alles zu können und doch zugleich nicht weiß, wie man heißt, wie der eigene Name geschrieben wird. Es sei lästig, manchmal sei man der Ansicht, die anderen würden Dinge tun, um einen zu ärgern. Dann wäre da noch die Einsamkeit, die unter Menschen abnimmt, aber ganz stark wird, wenn wiederum zu viele Leute an einem Ort sind, wenn der Lärmpegel zu hoch ist. Da helfe es nur, zu flüchten.

Früher war Jean-Jacques täglich in der Tagesbetreuung der Volkshilfe, im »Regenbogen«. Seitdem er im Haus für Senioren wohnt, kommt er nur noch einmal in der Woche »*zu den alten Deppen*«, wie er es schmunzelnd ausdrückt. Über die hohen Kosten dort und da macht er sich Sorgen, Sandrine klärt ihn auf, sie ist seine Managerin.

Es ist nicht einfach, den Alltag zu beschreiben. Da muss man überlegen und nachdenken, sich auf die Sprünge helfen lassen. In der Früh duscht er sich. Ja, und dann? Dann holt er die Zeitungen. Der Trafikant legt sie auf die Seite, die *Presse*, die gelbe Zeitung, die *Krone*, *News*. Ach ja, und *Woman*. Das sei natürlich seine Lieblingszeitschrift, versichert Jean-Jacques augenzwinkernd. »*Musik und Zeitungen retten mein Leben. Wenn ich allein sein will, gehe ich ins Café, da habe ich meinen Platz und kann lesen, so lange ich will. Ich überfliege die Zeitungen, lese quer, und wenn mich etwas interessiert, vertiefe ich mich.*« Ob er Bücher in die Wohngemeinschaft mitgenommen hat, weiß er nicht. »Aber natürlich«, versichert Sandrine, »*du hast nur schon lange keines mehr gelesen. Da sind genug, die du noch nicht kennst.*« In der Musik hat er seinen eigenen Geschmack: Pop, Rock 'n' Roll, Jazz. Ob eine Musikanlage in seinem Zimmer sei? Auch das kann seine Tochter bestätigen. Im Gemeinschaftsraum könne es passieren, dass jemand Volksmusik hört und Jean-Jacques lieber Jazz hören würde. Doch zum Streit kommt es deswegen nicht. Vielmehr bringt ihn auf die Palme, dass die Damen schon um 17 Uhr das Abendessen nehmen, »*das sind die Österreicherinnen*«, sagt Jean-Jacques achselzuckend und kann es noch immer nicht verstehen.

Mit den jungen Betreuerinnen kann man sich bestens unterhalten, sie sind intelligent und aufmerksam, nur über Fußball kann er mit niemandem reden. »*Und wie gesagt, wenn alles vorbei ist, am Vormittag oder nach dem Mittagessen, dann fliegt der Wauthy in die Stadt. Jeden Tag. Mit meinem Zettel und der Adresse drauf. Dann gehe ich ins Café. Manchmal in ein Restaurant mit einem Biergarten. Dort trinke ich Bier und am Abend Whiskey.*« Sandrine schüttelt den Kopf und Jean-Jacques fragt lachend: »*Auch am Nachmittag schon Whiskey?*« Seine Tochter kann daran nichts lustig finden. Es handle sich um ein Alkoholproblem, das gravierend sei. Das mache ihr Sorgen, doch ihr Vater habe kein Einsehen. Jean-Jacques beruft sich auf seine Herkunft, auf den Genuss, auf den Aperitif, den der Franzose trinken müsse. Doch Sandrine meint, dass es danach möglich sein muss, noch zu sprechen und nach Hause zu gehen. Und nicht der Länge nach hinzustürzen und sich das Gesicht aufzuschlagen. Und nicht im Krankenhaus zu landen und dort abgeholt werden zu müssen. Und nicht den eigenen Verbleib im Haus für Senioren zu gefährden, weil das alles eben keine einmalige Sache wäre.

Jean-Jacques weiß das, doch er sieht wenige Gründe, sein Trinkverhalten zu ändern. Die Frau, die er liebe, sei in Bad Ischl, auch wenn es Bad Hall ist. Seine Gefühle seien nach wie vor stark, er erlebe die Kränkung täglich aufs Neue. Der Jean und der Jacques seien einsam. Die alten Damen würden nicht mit ihm um die Häuser ziehen, also gehe er allein. Wenn er trinke, sei er lockerer, nicht so verkrampft. Er trinke einen doppelten Whiskey und dann Bier, manchmal Wein. Und er wisse, wann es genug sei.

Sandrine macht sich Sorgen um ihren Vater, sie nimmt ihm seine Uneinsichtigkeit übel. Er verstoße permanent gegen die Spielregeln. Und es sei wohl bekannt, dass Alkohol den Verlauf von Alzheimer nicht unbedingt positiv beeinflusse, zumal die Medikamente die Wirkung des Alkohols noch verstärken. »*Du bist jeden Tag betrunken. Das heißt meiner Meinung nach nicht, dass man weiß, wann man aufhören soll. Und es ist nicht ein Whiskey, sondern es sind fünf, aber um das geht es jetzt ja nicht. Wenn du als abgängig giltst, werde ich um zwei in der Nacht von der Polizei angerufen. Wenn du nicht zu finden bist, wenn du nicht in dem Lokal bist, dann bist du im Krankenhaus. In den letzten Jahren musste ich dich oft suchen und es hatte immer mit Alkohol zu tun.*«

Das Trinken sei auch der Hauptgrund für das Scheitern der Beziehung gewesen. Sie selbst ist nun die Hauptverantwortliche für Jean-Jacques, sie muss immer abrufbar sein. Ihr Bruder lebt in Gmunden, die örtliche Distanz ermöglicht es ihm nicht, sich stärker einzubringen. Sie hatte gedacht, es würde leichter werden, wenn ihr Vater im Haus für Senioren wohnt, doch das wäre nicht der Fall, er sei ein Getriebener.

»*Manchmal möchte ich abkratzen, so rasch wie möglich*«, sagt Jean-Jacques. »*Das Ganze hat keinen Sinn mehr, oder? Sicher habe ich Lebenslust und will noch spüren und wissen, ich bin nach wie vor am Leben interessiert. Aber die Einsamkeit, die frisst mich. Für mich ist alles zusammengebrochen.*

Wenn sie wiederkäme, würde ich sie sofort zurücknehmen, auch wenn ich im Moment Aggressionen gegen sie verspüre. Aber davon brauchen wir nicht träumen. Ich habe auch ansonsten keine Freunde, null. Der Wauthy hat keine Freunde. Es könnte sein, dass sich die Leute wegen meiner Erkrankung zurückgezogen haben, ich weiß es nicht. Aber in meinem Stammlokal ist das nicht so. Die Kellner sagen Servus, da gibt es keine Berührungsängste. Der Chef auch: ›Servus, wie geht es dir?‹ Dann sagt er zum Kellner: ›Gib ihm ein Bier.‹ Ich bin nicht tot, noch nicht. Ich kann nur nicht allein sein. Hin und wieder gibt es Kontakt mit meiner Ex-Frau. Wir sehen uns im Café, oder manchmal sagt die Heidi, ›komm mit uns Mittagessen‹. Mein großes Problem ist da«, Herr Wauthy greift sich ans Herz, »*ja, der Schmerz. Die Leute in dem Haus nehmen mir nicht meine Einsamkeit.*«

Zuletzt sprechen wir über Pflegestufen und die Kosten der Einrichtung. Jean-Jacques fragt nach, ist überrascht, macht sich wegen des Banktermins Sorgen, den seine Tochter für den nächsten Tag vereinbart hat. Er hat nur wenig Vorstellung vom tatsächlichen Auf-

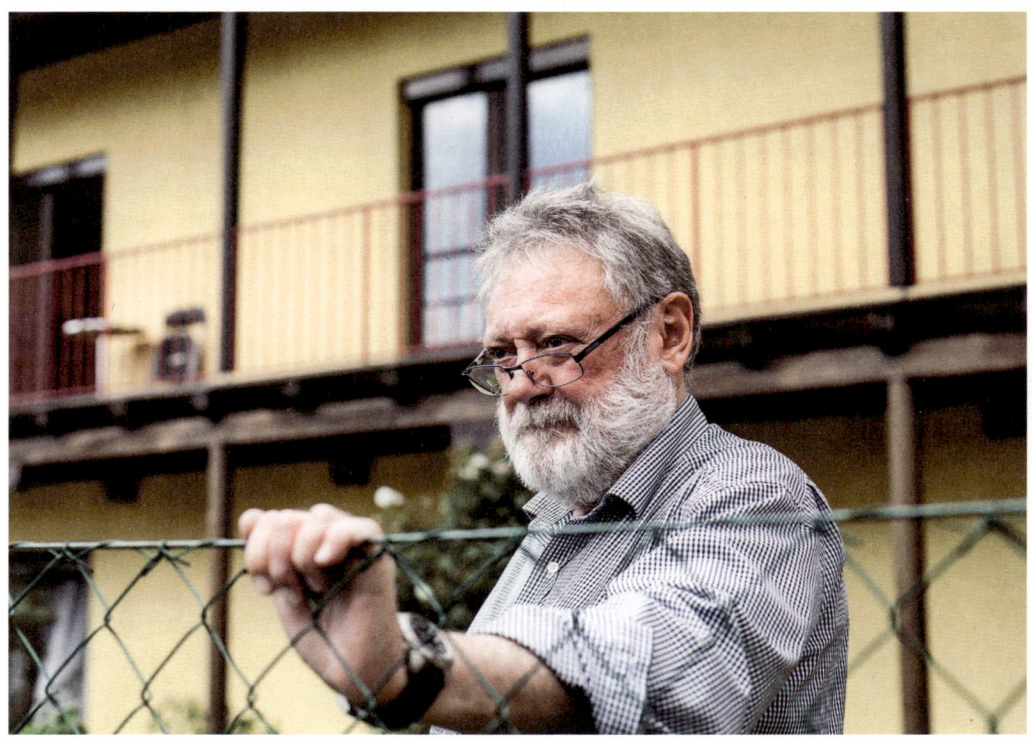

wand, verlässt sich ganz auf seine Tochter, denn sie führt und leitet ihn. Am Ende des Gesprächs macht sich Sandrine auf die Suche nach einer Toilette. Jean-Jacques zeigt ihr den Weg, dieses eine Mal noch ganz der Herr Papa, ironische Autorität.

Jean-Jacques: »Schau, da ist die Toilette für Damen.«
Sandrine: »Wo?«
Jean-Jacques: »Da steht es. Wenn du eine Dame bist, dann solltest du hier reingehen. Na also!«

Fünf Monate nach dem Interview und kurz vor Veröffentlichung dieses Buches verfasst Sandrine Wauthy einen Nachsatz zum Interview. Er zeigt, welche Chancen das Leben birgt.
Seit dem Interview mit Frau Fenninger sind fünf Monate vergangen. Die Dinge haben sich geändert. Zum Positiven. Nicht nur für mich als Tochter, sondern auch für Papa selbst. Im Haus für Senioren hat er mittlerweile ein Zuhause gefunden. Er bewegt sich frei, fühlt sich wohl. Er lacht viel. Auch mit den Bewohnern, den »alten Deppen«, wie er sie gerne nennt.

Alkoholexzesse gibt es keine mehr. Er fliegt nach wie vor nachmittags in die Stadt. Liest Zeitung, trinkt Bier, wird grübelig. Wie das nach dem Konsum von Alkohol wohl bei vielen Menschen der Fall ist. Das ist auch in Ordnung. Denn: Die sturzbetrunkenen Abende gehören der Vergangenheit an. Mein getriebener Vater ist nach wie vor rastlos. Aber mit einem Zuhause, das ihm Halt gibt. Das es ihm möglich macht, sich nicht mehr mit Whiskey betäuben zu müssen, um zu vergessen. Vielmehr ist er jetzt wieder der Franzose, für den Genuss und nicht Verdrängung im Vordergrund steht.

Liebeskummer. Auch das ein Thema, das ihn vermutlich bis an sein Lebensende begleiten wird. Seine Zeitrechnung ist vor zwei Jahren stehen geblieben. Deshalb dürfte es ihm vorkommen, als wäre es erst gestern gewesen, als seine Beziehung zerbrach. Aber er ist nicht mehr nur trübsinnig. Er hat ein Stück des Wauthys wieder, wie er in früheren Jahren war. Quirlig, fröhlich, frech. Einfach Papa.

Ich möchte an dieser Stelle ein ganz herzliches Dankeschön sagen. Nicht nur dem Tageszentrum »Regenbogen«, das uns schon so viele Jahre auf wunderbar engagierte und liebevolle Art und Weise begleitet. Sondern auch dem gesamten Team vom »Haus

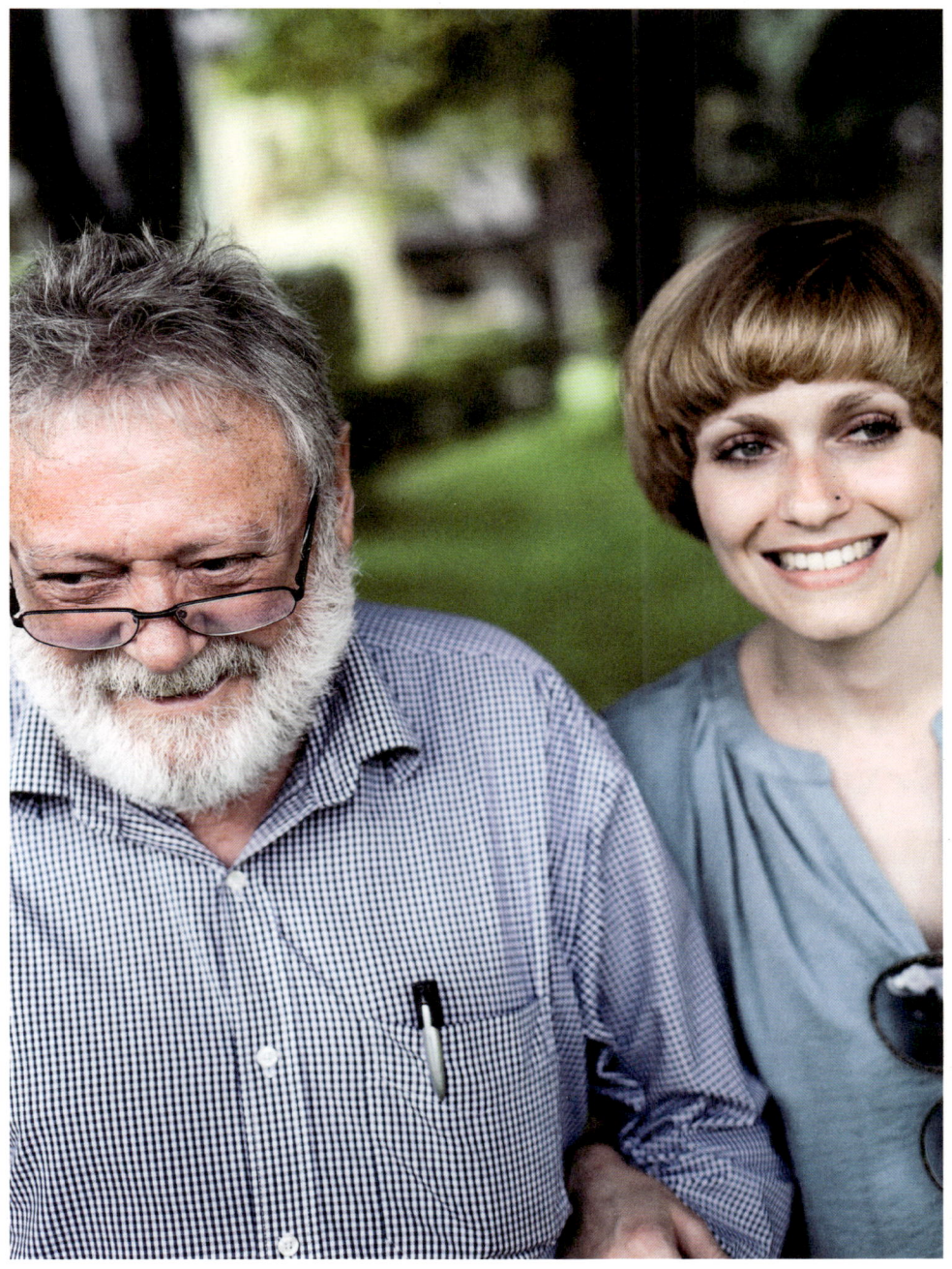

für Senioren«. Ohne die guten Seelen dieser beiden Einrichtungen wäre mein Vater, der Getriebene, mittlerweile vermutlich ein Gebrochener.

Was mich betrifft: Die Situation hat sich aufs Angenehmste entspannt. Keine Anrufe mehr in der Nacht, dass Papa als abgängig gilt. Kein Herzrasen mehr, wenn nach 21 Uhr das Handy klingelt. Noch vor fünf Monaten habe ich mir nicht vorstellen können, dass ich mit meinem Papa ganz ohne Stress, ohne Gram, ohne eine gewisse Wut Zeit verbringen werde können.

Gottfried und Renate

Gottfried Thom wurde 1938 als der mittlere von drei Brüdern in Perg geboren. Im darauffolgenden Jahr übersiedelte die Familie nach Wien in die Liechtensteinstraße. Als die Bombardements auf Wien einsetzten, kehrte die Mutter mit den drei Buben nach Perg zurück. Die Großmutter hatte sie zurückbeordert. Der Vater war im Krieg, im August 1944 schickte er den letzten Brief aus Rumänien. Seine Familie hörte nie wieder von ihm, die ganze Division galt als vermisst. Herr Thom hat keine Erinnerung an seinen Vater. Ein Foto in Uniform ist alles, was von ihm blieb. Der Großvater war im Ersten Weltkrieg gefallen. So ließen die Männer aus zwei Generationen ihre Frauen als Kriegerwitwen zurück, Mutter und Tochter, dasselbe Schicksal. Die drei Buben, ihre Mutter und die Großmutter lebten zu sechst in einer Dreizimmerwohnung. Die Mutter heiratete nicht mehr. Im Alter von acht Jahren stürzte Gottfried beim Herumtollen auf dem Gelände eines Sandsteinbruchs zehn Meter in die Tiefe und zog sich eine schwere Gehirnerschütterung zu. Von da an vergaß er alles. Die Nachbarn machten sich einen Spaß daraus, ihn zu fragen, was es zu Mittag gegeben hatte – nie wusste er eine Antwort. Der Bub merkte sich wenig, das schlug sich in den Schulzeugnissen nieder. Nach der Tischlerlehre und dem Präsenzdienst ging Gottfried nach Linz, arbeitete in verschiedenen Tischlereien und wohnte im Kolpinghaus. Er hatte gelernt, mit dem Vergessen umzugehen.

Zwei Jahre nach Gottfried kam Renate in Spital am Pyhrn zur Welt. Ihre Eltern ließen sich scheiden, als sie drei Jahre alt war. Mit ihrer Mutter zog sie zur Großmutter nach Neuhofen an der Krems und von dort nach Linz. Sie besuchte eine Haushaltsschule und arbeitete in Bad Gastein, wo sie das Kochen erlernte. Am ersten Abend ihres einwöchigen Urlaubs ging sie mit ihrem Bruder und dessen Freundin in Linz aus. Das Rosenstüberl war ein Tanzlokal, dort gab es jeden Tag Livemusik, eine Band spielte Rock 'n' Roll. Als ein Mann mit zwei Frauen das Lokal betrat, dachte sich Gottfried: Zwei sind zu viel für einen Mann, und er forderte eine der beiden jungen Frauen zum Tanzen auf. Es war Renate, die das Lokal mit ihm zum Rocken brachte. Auch für sie war amerikanische Musik ein Ausdruck der Lebensfreude. Nach einer Woche musste Renate zurück nach Bad Gastein. Sie schrieben einander Briefe. Es vergingen drei oder vier

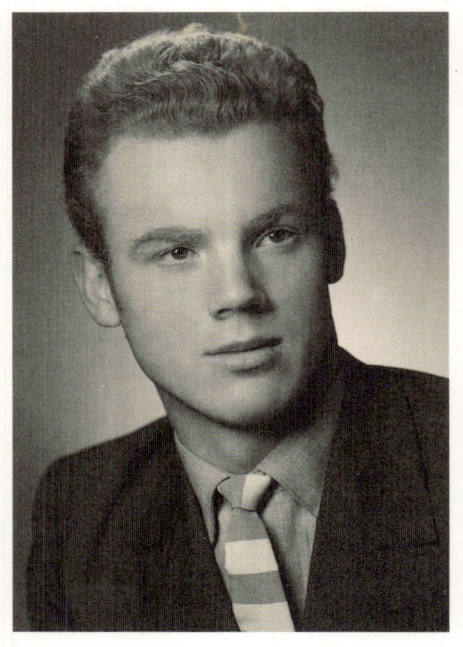 Monate, dann hielt Gottfried es nicht mehr aus und fuhr zu ihr. Er ließ nicht locker, bis Renate kündigte und sich in Linz ein Zimmer nahm. Sie hatte es nicht so geplant, die Liebe war überraschend gekommen. Doch es fehlte das Geld, um zusammenzuziehen. Sie arbeiteten, sparten und wuchsen immer mehr zusammen. Als Renate zwanzig Jahre alt war, brachte sie Christine zur Welt und ein Jahr später Markus. Dazwischen wurde geheiratet, zusammen wohnen konnten sie noch immer nicht. Es fehlte an Geld, wie es zuvor an Aufklärung gefehlt hatte. Als Renate von zu Hause weggefahren war, hatte ihre Mutter sie noch davor gewarnt, mit einem Kind heimzukommen. Nun waren es zwei. Das erste Lebensjahr verbrachte die kleine Christine bei der Großmutter in Perg, Renate musste nach dem Mutterschutz wieder arbeiten. Nachdem sie Markus geboren hatte, konnte sie zu Hause bleiben und Christine zurückholen. Erst Gottfrieds Jobwechsel zur Voest machte das gemeinsame Wohnen möglich. Die Kinder sind heute noch froh, dass ihre Mutter von da an zu Hause blieb. Dass sie ihnen die Tür aufmachte, wenn sie von der Schule kamen, und für sie da war. Für Christine, Markus, Caroline und Alice. Das fünfte Kind, der kleine Gottfried, war mit zehn Monaten an einer Kehlkopfschwellung erstickt. Damals war die Gendarmerie ins Haus gekommen, um die Todesursache zu prüfen.

Als Alleinverdiener war Gottfried bekannt dafür, dass er keine Überstunde ausließ. Dass dieses Lebenskonzept heute finanziell noch möglich wäre, kann er sich nicht vorstellen. Neben der harten Arbeit begann er ein Fernstudium in Theologie für Nicht-Maturanten und trat nach drei Jahren zu den öffentlichen Prüfungen an. Zudem absolvierte er die katholische Sozialakademie und besuchte für vier Semester die gewerkschaftliche Abendschule. Er war immer auf der Suche nach einer »Wahrheit«, er wollte es wissen. Seine soziale Prägung führt Gottfried auf das Mutter- und Großmutterhaus zurück. Als er noch ein Kind war, konnte man manches Mal die Wohnung kaum betreten, weil sie voller Flüchtlinge war. Die soziale Mutter und die tief religiöse Großmutter spielten Hand in Hand. Oft ging die Mutter mit einem riesigen Topf Suppe zum Bahnhof. »*Wenn wir gut sind, wird vielleicht auch unserem Vater irgendwer helfen.*« Diesen Satz hat Gottfried noch im Ohr. Mit sechs Jahren begann er zu ministrieren, als er fünfzehn war, trat er der katholischen Arbeiterjugend bei. Als im Zweiten Vatikanischen Konzil beschlossen wurde, verheiratete Männer zur Diakonweihe zuzulassen, war der weitere Weg für Gottfried klar. In Oberösterreich war er der Erste. Arbeiter, verheiratet, Familienvater, Diakon.

Nicht lange danach wurden in der Voest die ersten Mitarbeiter gekündigt. Auch da war Gottfried einer der Ersten. Er war zu diesem Zeitpunkt 49 Jahre alt und wusste nicht, wie es weitergehen, wie er für seine Frau und seine vier Kinder sorgen sollte. Keiner stand ihm zur Seite, kein Gewerkschafter und kein Pfarrer, niemand. Er war verzweifelt, es tat ihm weh, er wollte nicht mehr leben. Im Betrieb ging Gottfried auf die Toilette und stach sich mit einer Schere in den Hals. Das war sein erster Suizidversuch. Die Schere steckte in seinem Hals, gleich neben dem Kehlkopf. Dort, wo vielleicht noch immer der Schmerz über den Verlust des geliebten Kindes saß, das den Namen seines Vaters getragen hatte und eines Tages nicht mehr atmen konnte. Irgendwann zog Gottfried die Schere selbst heraus und presste ein Papiertuch auf die Wunde. Er überlegte, was zu tun sei, und ging zur Sanitätsstelle. Vielleicht wollte er doch wieder leben, er weiß es nicht mehr. Die Sanitäterin schrie auf und löste den Alarm aus. Der Verletzte wurde zuerst ins Unfallkrankenhaus gebracht, um die Schande zu mildern, wie er selbst meint. Nach ein paar Tagen wurde er ins Wagner-Jauregg-Krankenhaus überstellt, dort blieb er drei Monate. Als er schließlich nach Hause entlassen wurde, waren die Depressionen so stark, dass er sich nach einigen Wochen erneut stationär aufnehmen ließ. Die Medikamente halfen ein wenig, er nimmt sie bis heute.

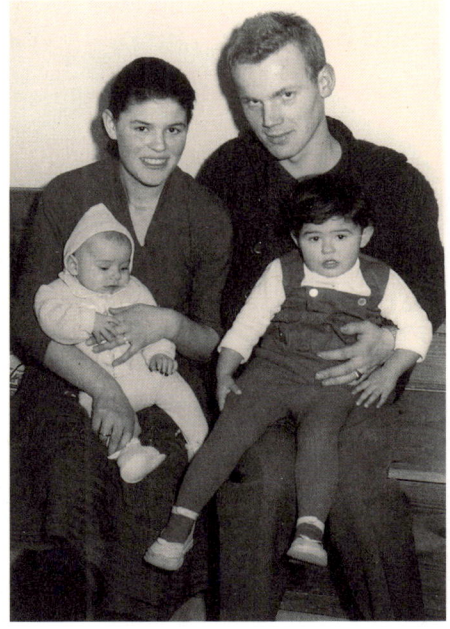

Renate hatte nicht erkannt, wie schlecht es ihrem Mann ging, er hatte es gut vor ihr verborgen. Für sie stand vielmehr sein Umgang mit dem Alkohol im Vordergrund. Schon lange wusste sie, dass er alkoholkrank war, doch zu jener Zeit trank er besonders viel. Einmal gab es eine Abstinenz für genau ein Jahr, das war nach dem Suizidversuch. Dann fing er wieder an. Er trank heimlich und konnte es vor seiner Frau doch nicht verbergen. Mittlerweile hat er den Konsum eingeschränkt. Heute trinkt er ein oder zwei Flaschen Bier, auch wenn es ihm nicht guttut und der Alkohol in Kombination mit den Medikamenten zu Problemen beim Harnlassen führt. Renate glaubt, dass das Trinken nie vorbei sein wird, weil Gottfried vergisst, dass es besser wäre, es zu lassen. Gottfried erzählt, dass in seinem Arbeitsumfeld immer viel getrunken wurde und dass sein Drang zur Weiterbildung nicht gut ankam. Es wurde ihm vorgeworfen, klüger als die anderen sein zu wollen. Wenn er trank, war er einer von ihnen.

Auch in der Arbeit war Gottfried exzessiv. Als Diakon taufte er mehr als dreihundert Kinder, assistierte bei zwanzig Eheschließungen und zweihundert Beerdigungen. Nebenbei half er in zehn verschiedenen Gemeinden mit. Er kam von der Voest nach Hause, kontrollierte nur kurz die Hausaufgaben der Kinder und fuhr wieder los. Währenddessen kümmerte sich Renate um die Kinder, um den Haushalt, um die Enkel. Das ist jetzt vorbei, auch die sechs Enkelkinder sind mittlerweile erwachsen. In ein paar Tagen wird ihr Mann den jüngsten Urenkel auf den Namen Gabriel taufen.

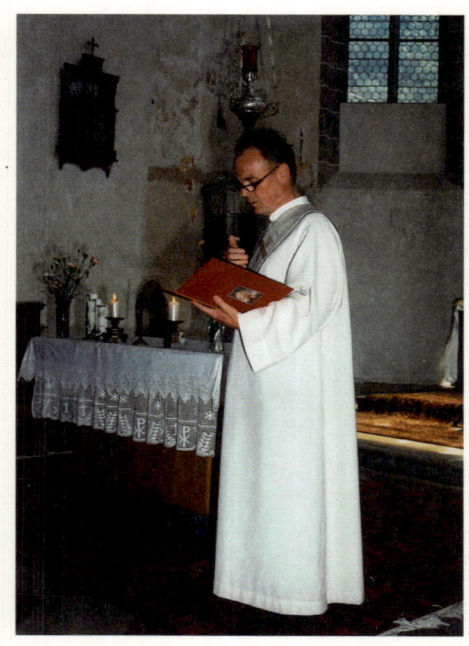

Manchmal wollte Renate nicht mehr. Sie dachte, sie würde es nicht ertragen, sich ein Leben lang so zu plagen. Mehrmals plante sie, sich von Gottfried zu trennen. Das erste Mal, als sie die Alkoholerkrankung ihres Mannes entdeckte. Damals waren sie noch sehr jung verheiratet, hatten zwei kleine Kinder. Ein anderes Mal hatte sie schon einen Rechtsanwalt konsultiert. Doch sie fühlte sich alleine und wusste nicht, wie sie es schaffen sollte. Zuletzt wollte sie ihren Mann vor einem Jahr verlassen. Gottfried hatte wieder eine Phase, in der er sehr viel trank. Renate lud eines Abends die Kinder ein und sagte ihnen die Wahrheit.

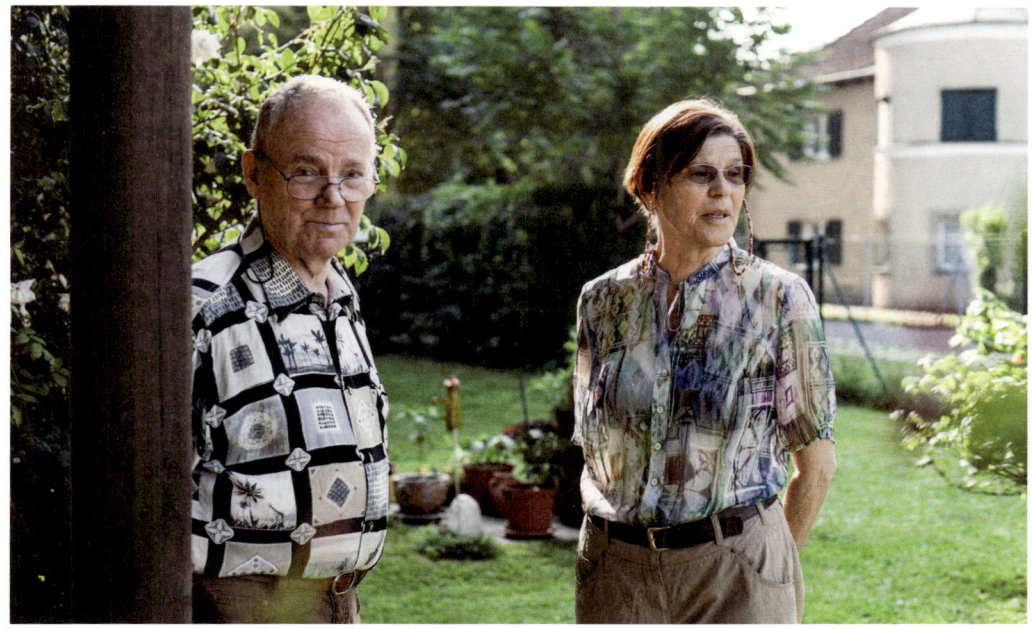

Sie waren erschüttert, denn sie hatten nicht gewusst, wie schlecht es um die Ehe ihrer Eltern stand. In all den Jahren hatte sich Renate niemandem anvertraut, hatte nie darüber gesprochen. Nur mit Gottfried selbst, doch der hatte sie nicht ernst genommen.

Das Vergessen hat Gottfried ein ganzes Leben lang begleitet. Bis vor drei Jahren wurde es mit seiner Kopfverletzung in der Kindheit in Zusammenhang gebracht. Er war 72 Jahre alt, als er erstmals mit der Diagnose Demenz konfrontiert wurde.

DAS GESPRÄCH

Renate: Ich war irgendwie naiv und habe mir gedacht, na gut, du vergisst ja eh schon immer alles. Ich muss alleweil für dich denken, hast du das und hast du das, wo ist deine Brille und wo dein Zettel, auf dem du alles aufschreibst. Ich war ja immer schon die Suchende. Als du wieder ins Spital gekommen bist, weil es mit den Medikamenten nicht funktionierte, da wurde ich erneut damit konfrontiert. Und wieder dachte ich, jetzt kenne ich mich aus, ich weiß Bescheid. Am meisten Probleme habe ich mit der Geduld, die muss ich noch lernen. Gerade die Kleinigkeiten machen mich fertig. Wenn du etwas hinlegst, dich umdrehst und mich fragst, wo es ist. Und dann sagst du: Du weißt ja eh, dass ich krank bin!

Gottfried: Oft habe ich das Gefühl, dass keiner an mich und für mich denkt und dass alle nur auf mich losgehen. Ich habe 13 Arbeitsunfälle gehabt. Davon hätte so mancher tödlich sein können. Die Diagnose hat mich zuerst geschockt, aber dann habe ich gesagt, jetzt hast du das halt auch. Ich habe damals nicht viel über Alzheimer gewusst. Aber ich habe geahnt, dass das Vergessen ärger wird. Ich habe über den Verlauf der Erkrankung gelesen. Es ist grauslich, was in den schwersten Fällen alles kommen kann. Aber man muss ja nicht immer das Ärgste annehmen.

Renate: Gleich nach der Erstdiagnose vor drei Jahren haben sie dich ins Tageszentrum der Volkshilfe vermittelt.

Gottfried: Ein junger Arzt hat mir das vorgeschlagen. Mir war klar, dass ich sofort etwas unternehmen muss. Würde ich nicht so viel tun, säße ich heute nicht da. So kann ich die Dinge besser einordnen. Wenn ich mit einem Arzt oder Therapeuten rede, wünsche ich mir einen ehrlichen Umgang. Der junge Arzt damals, ich weiß nicht mehr wie er hieß, der sagte zu mir, wenn Sie etwas Gutes tun wollen, dann gehen Sie ins Tageszentrum.

Renate: Die Kinder sind aufgeklärt, sie wissen über alles Bescheid. Über Demenz und auch über die Selbstmordversuche. Das liegt in deiner Familie. Eine Tante und zwei Cousinen haben sich umgebracht. Ich habe immer das Gefühl, ich muss dich begleiten. Ich kann mich nicht mehr von dir trennen, selbst wenn ich es wollte. Auch die Kinder geben mir dieses Gefühl. Sie versuchen, sehr, sehr gut zu mir zu sein, und tun alles Mögliche, damit ich mich wohlfühle. Sie sind sehr brave Kinder, sehr brav, alle.

Gottfried: Wenn du mich verlassen würdest, dann täte mir das sehr weh. Aber ich würde dich nicht um jeden Preis halten wollen. Es käme für mich nicht in Frage, von dir zu verlangen, dass du bei mir bleibst, nur weil ich krank bin. Das käme nicht in Frage. Die Freiheit muss jeder haben. Mein Gedächtnis ist in den letzten drei Jahren wesentlich schlechter geworden. Mir ist auch schon passiert, dass ich nicht wusste, wie ich nach Hause kommen soll. Aber ich wollte dich nicht anrufen. Also bin ich sitzen geblieben, habe mir noch einen Kaffee geholt und habe überlegt. Und dann ist es mir wieder eingefallen und ich bin heimgefahren. Die Adresse habe ich auf einem Zettel in der Brieftasche. Bisher musste ich noch nicht nachschauen. Wenn es so weit ist, wird es mir wahrscheinlich nicht helfen, ich werde den Weg trotzdem nicht wissen. Wenn mir der Nachhauseweg nicht gleich einfällt, denke ich mir: Bist du schon so blöd, dass du nicht einmal mehr weißt, wie du heimkommst?

Renate: Du bist nicht blöd, das darfst du dir nicht einreden, das ist die Krankheit. Ich mache mir oft große Sorgen. Wenn schon drei Stunden um sind und du noch immer nicht da bist, dann werde ich sehr unruhig.

Gottfried: Nur, das mache ich nicht mehr, weil so lange halte ich es eh nirgends mehr aus. Nach eineinhalb Stunden will ich meistens wieder heim. Meistens fahre ich in die Arbeiterkammer, wo die ganzen Zeitungen aufliegen. Das mache ich gerne, weil mich die unterschiedlichen Meinungen interessieren. Oder ich will eine Kleinigkeit besorgen, etwas anderes mache ich eh nicht mehr. Was tue ich schon groß? Ich schaue Österreich-Bild und Zeit im Bild, und dann gehe ich bald ins Bett. Ich kann ja noch recht gut schlafen, Pulver brauche ich jedenfalls keine dazu.

Renate: Du bist ja nicht sehr unternehmungslustig. Ich würde gern in Urlaub mit dir fahren, aber du magst gar nicht. Zumindest für ein paar Tage oder einmal einen Ausflug, aber das magst du ja nicht. Und ich kann dich nicht allein lassen. Das müssen wir dann sehr genau planen, dass du jeden Tag ins Tageszentrum gehst und dass unsere Kinder am Abend nachschauen und mit dir telefonieren. Sie müssen kontrollieren, ob du nichts am Herd hast stehen lassen und so weiter. Es ist nicht einfach. Weil uns die Arbeit zu viel geworden ist, haben wir ja auch das Haus mit dem Garten unserem Sohn gegeben und sind in eine Mietwohnung gezogen. Da habe ich es leichter. Ich bin eine Geherin, ich gehe auch alleine spazieren. Ich habe den Haushalt zu machen und dich gut zu bekochen – du bist ja nur zweimal in der Woche im Tageszentrum, Montag und Freitag. Öfter magst du nicht. Hie und da kommen auch die Enkelkinder. Ich sollte schauen, dass ich mehr hinauskomme. Aber dann hindert mich das alles wieder. Ja, das ist ein Problem für mich. Ich möchte wieder einmal nach Bad Kreuzen im Bezirk Perg. Das wird von Klosterschwestern geführt, die mag ich so gern. Wenn ich in dieses Gebäude hineinkomme, habe ich das Gefühl, mir kann nichts passieren, rein gar nichts, nichts. Wieso habe ich das Gefühl? Zweimal im Jahr versuche ich, für drei

Tage dorthin zu verschwinden. Die Kinder wissen es, bitte passt mir auf. Aber es muss gut geplant werden, sie sind ja alle berufstätig.
Gottfried: An der Orientierung und daran, dass ich manches nicht mehr kann, merke ich eine Verschlechterung meines Zustandes. Mit der Schreibmaschine habe ich Probleme, überhaupt tu ich mir bei vielen Sachen schwer, die früher ganz einfach für mich waren. Dann muss ich warten, bis eines von den Kindern kommt.
Renate: Oder du legst dich nieder.
Gottfried: Auch wenn ich mich im Moment ärgere, kann ich es zuordnen. Daher freut es mich auch, wenn ich noch so einigermaßen zurechtkomme. Ich finde, dass sich viele der Besucher im Tageszentrum zu stark gehen lassen und dass sehr viele Egoisten darunter sind. Das ist mir eine Unbill. Wenn jemand in einem sehr schlechten Zustand ist, dann tut er mir leid. Aber es ist ein Wahnsinn, wenn einer seine Frau vielleicht zwanzig Mal fragt, wann sie ihn wieder holt.
Renate: Gottfried, das ist die Krankheit. Die können nichts dafür.
Gottfried: Ja, ja, ich weiß.
Renate: Du bist halt ein kritischer Beobachter. Sehr kritisch, das bist du auf alle Fälle, und wenig verzeihend. Wenn dir jemand etwas

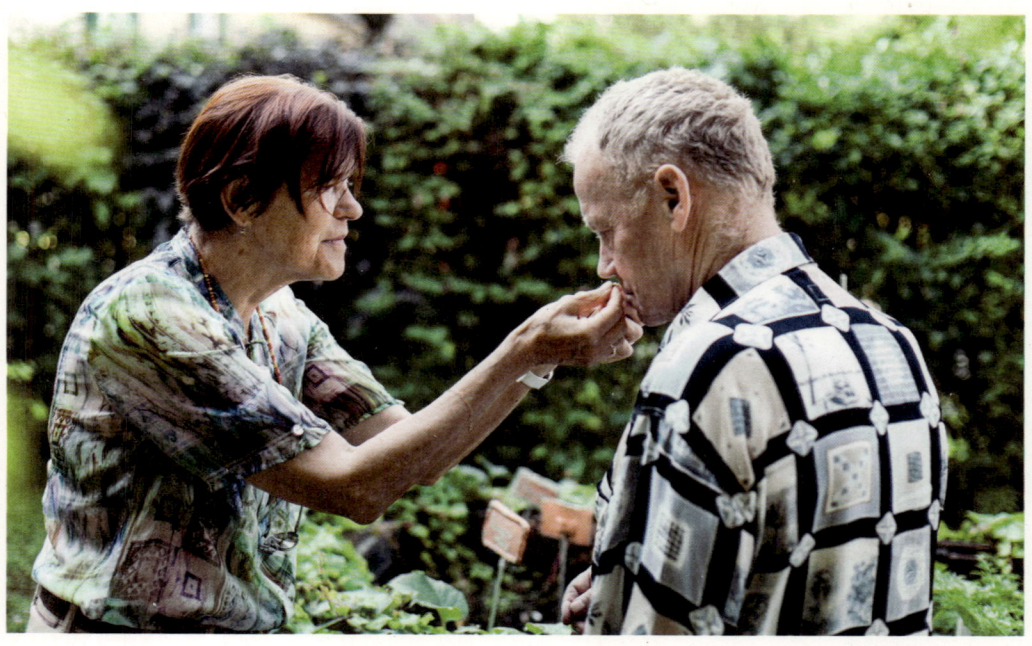

angetan hat, das vergisst du nicht. Das ist ganz krass, das fällt mir immer wieder auf. Kränkungen und Verletzungen vergesse ich, da denke ich gar nicht mehr daran, aber bei dir sitzt das im Kopf drinnen.
Gottfried: Ich habe halt ein sehr starkes Gerechtigkeitsempfinden.
Renate: Mit der Diagnose Demenz hat sich schon etwas verändert.
Gottfried: Ja, und was?
Renate: Die Kinder zum Beispiel, die sind anders. Sie sind sehr liebevoll, weil sie es jetzt wissen. Liebevoll. Und auch die Enkel, wenn die kommen, sagt der eine gleich: »Friedl, tust wieder den ganzen Tag nichts?« So locker, so geht das. Wenn die älteste Tochter kommt und die Schreibmaschine funktioniert wieder nicht, da verliert ein anderer vielleicht die Geduld. Aber sie sagt: »Na, Vater, komm, jetzt richten wir das wieder!« Also, die Kinder sind da schon sehr geduldig und wertschätzend.
Gottfried: Das stimmt, ich kann mich nicht beklagen.
Renate: Es sind eher die Außenstehenden, die wenig Verständnis haben. Die einfach keine Ahnung haben, obwohl sie wissen, dass du Demenz hast. »Du schaust eh gut aus! Was fehlt dir denn? Und wie geht es dir, Renate? Scheinbar eh gut! Dann fehlt euch eh nix.« Also, mit den Außenstehenden, das ist schwierig.
Gottfried: Haben die das mit der Demenz von sich aus mitbekommen oder habe ich das gleich erzählt?
Renate: Das erzählst du schon, oh ja. Es muss ja nicht verborgen werden. Also ich verberge das auf keinen Fall. Warum sollte das niemand wissen? Erhoffen tu ich mir gar nichts, ein bisschen mehr Verständnis würde ich mir erwarten. Aber das bekomme ich nicht, die Erwartung hilft also auch nicht.
Gottfried: Das stimmt. Ich habe ja sehr viele Bekannte, aber seit ich die Krankheit habe, kommt überhaupt niemand mehr. Nein, niemand. Es ruft auch niemand an.
Renate: Ein einziger Diakon, der besucht dich einmal im Monat. Er bleibt dann für eineinhalb Stunden oder so. Ich richte euch einen Tee und dann gehe ich fort. Da redet ihr dann von früher – darüber weißt du ja am allerbesten Bescheid. Ja, das ist eine treue Seele.
Gottfried: Ich weiß nicht, warum kommt niemand mehr, obwohl ich der dienstälteste Diakon bin? Ich glaube, es ist wegen der Krankheit. Eine Zeit hat mir das wehgetan, aber wenn sie zu dumm sind, das zu erkennen, dann soll es halt nicht sein. Deswegen werde ich nicht weinen.

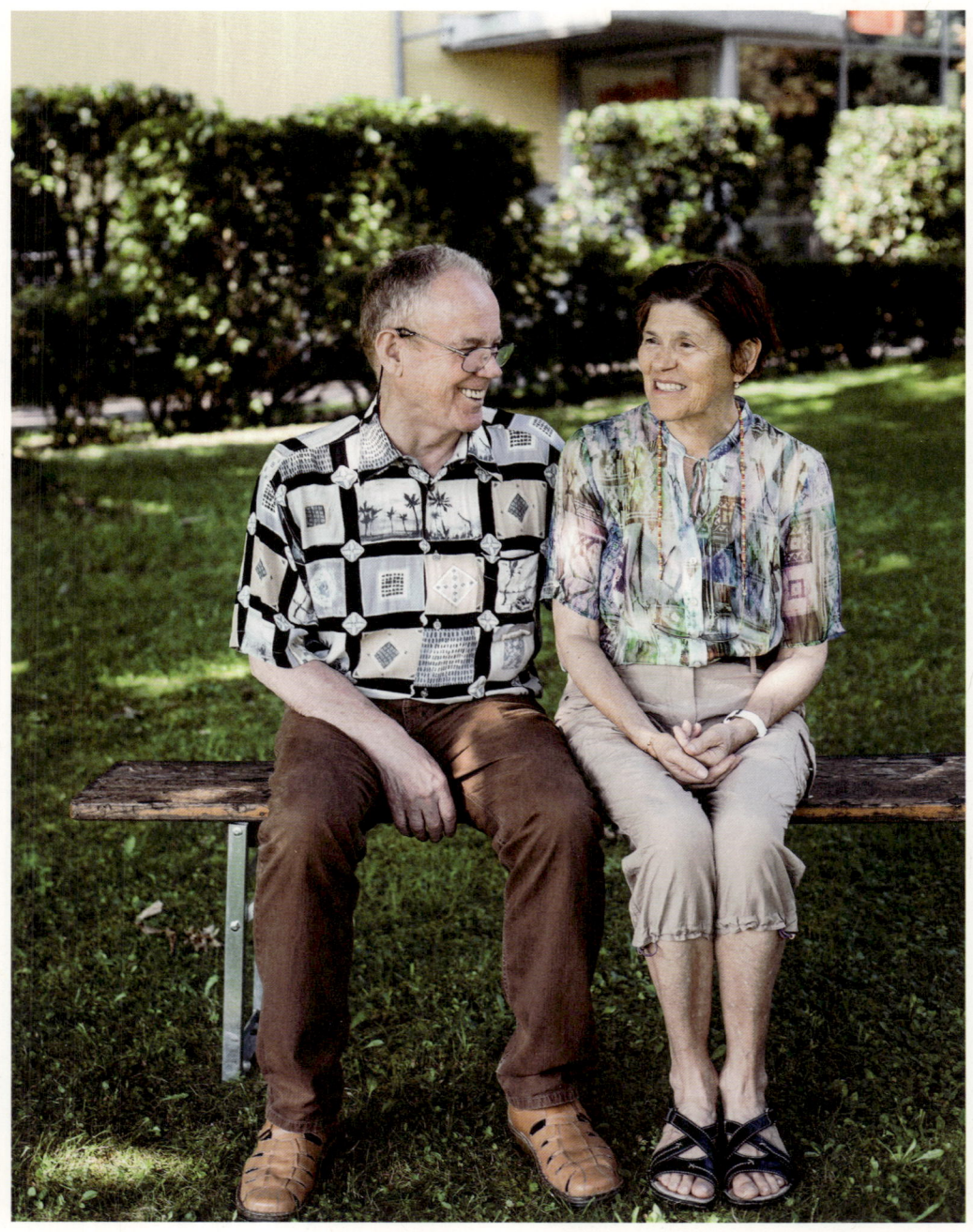

Renate: Eigentlich kann man sich nur auf die Kinder verlassen. Da müssen wir schon dankbar sein, dass wir sie haben. Auf die können wir uns verlassen, aber sonst kannst du dich auf niemanden verlassen. Auf dich selbst vielleicht.
Gottfried: Ich habe keine Angst, auch nicht vor dem Kontrollverlust. Was soll mir das wehtun? Wenn man mit sich selbst im Reinen ist und sagt, ich lebe jetzt gerne so, wie ich lebe, ist das ein gutes Recht. Ich habe ein paar so schwere Unfälle gehabt, da habe ich das alles praktisch schon durchgemacht. Ich jammere nicht, das finden manche komisch. Aber ich möchte meine Familie nicht auch noch verrückt machen. Ich nehme das hin, ich hadere auch nicht mit Gott. Der arme Mann kann ja nichts dafür, dass die Traverse damals zehn Meter heruntergefallen ist. Er hätte es vielleicht aufhalten können, aber Feuerwehrhauptmann ist er nicht.
Renate: Ich finde aber, dass die Demenz eigentlich die schrecklichste Krankheit ist. Weil da verlierst du dich selbst, das ist meine Meinung. Du verlierst deinen Geist. Wenn ich Kreuzweh habe, Fußweh, Handweh, das ist anders, als wenn ich etwas im Kopf habe. Das ist ja wie die Nacht. Du verlierst dein ganzes Menschsein. Ich weiß nicht, wie ich das sagen soll. Einstweilen kann ja ich noch für dich denken, das ist gut.
Gottfried: Ja. Aber ich bemüh mich, auch noch zu denken.
Renate: Wenn man einen Partner hat, der für einen denkt, dann passt es. Aber was ist, wenn ich auch so eine Krankheit bekomme, wer ist dann neben mir, der für mich denkt?
Gottfried: Christine, Markus.
Renate: Das sind die Sachen, die du immer so locker nimmst. Das sind die Sachen.
Gottfried: Ja, aber es ist doch so. Ich muss mich erst damit auseinandersetzen, wenn es so weit ist.
Renate: Weil ich neben dir bin, Gottfried, das ist es ja. Du nimmst das so locker. Wie hat ein Arzt einmal zu mir gesagt? Sie sind die Verliererin, so auf die Art. Wenn ich nicht auf mich schaue, dann bin ich die Verliererin und du bist der Gewinner.
Gottfried: Ja, genau.
Renate: Das hat mir zu denken gegeben. Und es stimmt. Ich muss mich ändern, ich muss anders denken und einfach nicht mehr so genau sein. Mich stört es, wenn nicht zusammengeräumt ist, wenn überall die Brösel herumliegen. Und du wirst ja zunehmend

schlampiger. Das macht mich so verrückt! Da habe ich noch eine Aufgabe zu lernen. Ich habe keine Wut, ich bin nur sehr traurig, ich bin sehr traurig. Du warst so genau, du warst besser als ich. Du warst noch genauer als ich. Und jetzt muss ich zusehen, wie du immer schlampiger wirst. Dich stört es nicht, aber mich stört es. Das macht mir einen Leidensdruck. Auch die Esskultur, das Essen. Du hast früher so schön aufgedeckt! Du wolltest es so, und ich habe es auch so gemacht. Und jetzt ist dir das ganz egal, Hauptsache, das Essen steht am Tisch. Das tut mir weh. Ich bräuchte jemanden, zu dem ich zumindest einmal im Jahr hingehen und mich ausreden kann. Die Kinder möchte ich damit nicht belasten. Es ist für sie ohnedies schwer genug, sie sehen es und sie spüren es. Aber dir geht es ja gut, du bist gut versorgt.
Gottfried: Ich nehme das meist lockerer als du. Es muss schon etwas Besonderes sein, dass ich darauf reagiere. Da werde ich dann pingelig und mag mich selber nicht mehr.
Renate: Es sind ein paar Dinge, da weiß ich, dass es noch ärger kommt. Und diesen Gedanken, den bekomme ich nicht weg. Ich weiß, dass ich das nicht verhindern kann. Darum tut es gut, mit Menschen zu sprechen, die auch jemanden mit Demenz betreuen. Da bin ich schon so weit, das weiß ich jetzt. Die anderen haben keine Ahnung. Ich muss ein anderes Denken lernen, ich muss den Moment genießen lernen, wenn es gut ist und wenn es ruhig ist. Ich darf mich nicht selbst quälen und mich immerzu fragen, was als Nächstes passiert, was noch alles auf mich zukommt.
Gottfried: Eben. Manchmal fürchtet man auch viel, und es kommt dann gar nicht so schlimm. Und wenn es doch so ist, hilft einem das Fürchten auch nicht mehr.
Renate: Ich frage mich immer wieder, ob ich es schaffen werde. Ob ich das kann.
Gottfried: Ich jedenfalls will nicht, dass du dich kaputt machst oder opferst. Das habe ich dir schon gesagt.
Renate: Ich mache mir zu viele Gedanken.
Gottfried: Ja, eben.
Renate: Das ist der Unterschied zwischen uns beiden, ich denke zu viel. Das muss ich ablegen. Ich sollte in der Früh aufstehen und sagen: Was der Tag bringt, das wird recht sein.
Gottfried: Es gibt genügend Dinge, die man gerne könnte. Das meiste davon kann man halt nicht kaufen.

Renate: Das sind die Herausforderungen, in die man hineinwachsen muss. Man kann ihnen erst begegnen, wenn sie da sind. Jetzt habe ich schon so viel geschafft und hinter mir.
Gottfried: Genau!
Renate: Was wir schon alles gemacht haben! Nur die Akzeptanz muss ich noch lernen. Ich hoffe, der liebe Gott wird uns beistehen.
Gottfried: Und schau, Renate, wie wir geheiratet haben, hat keiner einen Deut darauf gegeben, dass wir lange beieinander bleiben, nicht wahr?
Renate: Ja, ja.
Gottfried: Und jetzt sind es 53 Jahre. Wir werden noch ein paar schaffen. Ja?
Renate: Ja.
Gottfried: Ja?
Renate: Ja!

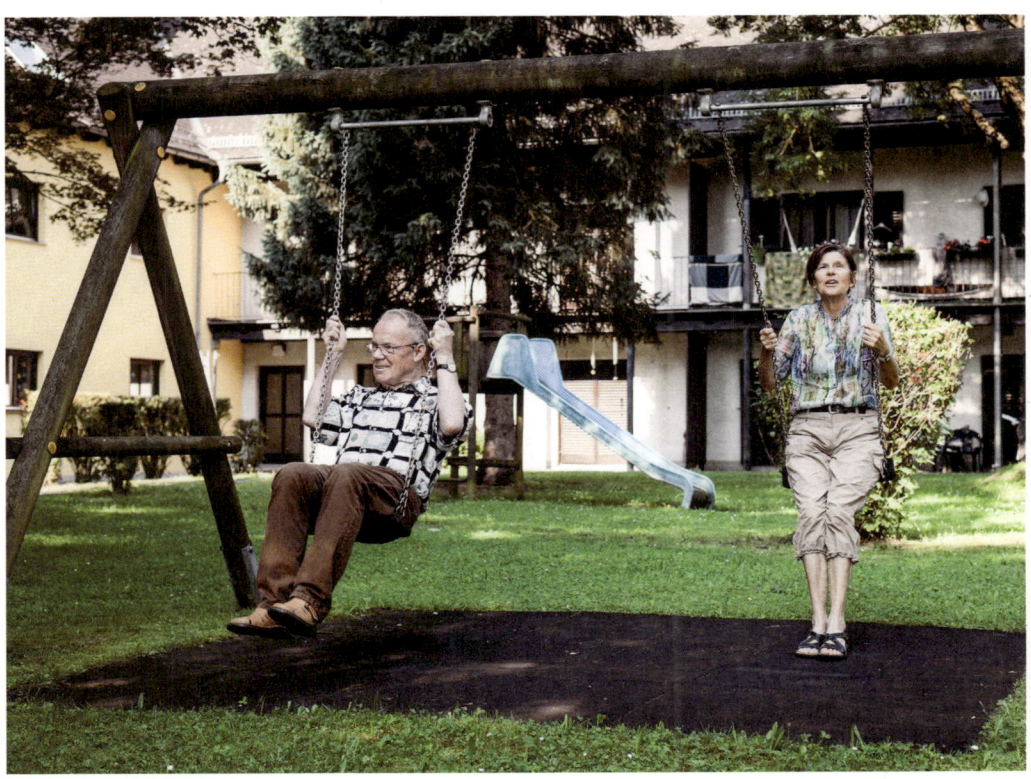

Hannah erzählt von ihrer Mutter Laura

Hannah, Laura, Paul, Miriam und David sind frei gewählte Namen. Die Menschen, die dahinterstehen, leben nicht in Alt-Nagelberg oder Gmünd. Doch die Begebenheiten, die Schwere der Beziehungen, der sorgsame Umgang mit Lauras Erkrankung sind real. Der Wunsch, die wirklichen Namen und Wohnorte nicht zu veröffentlichen, ist nachvollziehbar. Vielen Dank für die persönlichen Fotos.

Ich bin ein Einzelkind. Mein Bruder starb mit fünf Monaten an Bauchtyphus. Das war zwei Jahre vor meiner Geburt. Immerzu hörte ich die Klage meiner Mutter, dieses Kind verloren zu haben. Sie muss sehr darunter gelitten haben, und so litt auch ich, denn ich hörte von ihr, wie schlimm ich sei, während mein Bruder ein ruhiges und braves Kind gewesen wäre. Vielleicht war das der Grund, warum ich mich viel stärker zu meinem Vater hingezogen fühlte. Alles, was ich sagte und tat, war nur für ihn. Die Mutter zog sich zurück. Sie war streng und genau, in meiner Erinnerung werde ich in einem fort von ihr gewaschen. Wenn ich etwas anstellte, sprach sie zwar zu mir, doch ich konnte ihre Kälte spüren. Zudem gab es viele Unstimmigkeiten in der Ehe meiner Eltern, die ich als Kind noch nicht begreifen konnte.

Meine Mutter wurde im September 1925 geboren. Sie heißt Laura Jordan. Sie hatte nur die Volksschule besucht und war noch sehr jung, als sie meinen Vater kennenlernte. Lange Zeit blieb sie zu Hause und ging erst wieder arbeiten, als ich ins Gymnasium wechselte. Zuletzt leitete sie das Lohnbüro in einem großen Betrieb. Sie war eine Dame, sie war elegant, sie hatte eine gute Position. Alles hatte sie sich selbst beigebracht. Mein Vater Paul war fünf Jahre alt, als er sich auf einem Bauernhof an einer Maschine schwer verletzte. In einem Trichter lief ein Messer, darin wurde das Heu geschnitten. Er warf Heu hinein und rutschte ab, die rechte Hand wurde ihm abgetrennt. Danach lernte er, alles mit der linken Hand zu machen. Als junger Mann wurde er nicht in den Krieg eingezogen, das war ein Vorteil. Nach der Handelsschule fand er eine Anstellung bei der Gemeinde und wechselte dann zur Krankenkasse in Gmünd, dort blieb er bis zu seiner Pensionierung. Für ein oder zwei Jahre hatte er auch das Amt des Bürgermeisters in Alt-Nagelberg inne. Vor drei Jahren starb mein Vater.

Die Ehe meiner Eltern war nicht gut. Die Mutter ging nicht nur ungern unter Leute, sie kapselte sich zunehmend ab, sie war unglücklich mit ihrem Mann. Darunter litt auch er und begann zu trinken. Die Klagen meiner Mutter führten dazu, dass auch ich mich über den Vater ärgerte. Mit 17 Jahren ging ich von zu Hause fort. Als mein erstes Kind zur Welt kam und wir in Gmünd ein Haus bauten, wohnte ich noch einmal für kurze Zeit im Haus meiner Eltern. Meine Mutter wollte auf keinen Fall allein mit meinem Vater bleiben und kündigte die Trennung an, sobald ich endgültig ausziehen sollte. Als ich mit 21 Jahren heiratete, ließen sich meine Eltern scheiden, das war kurz vor ihrem 25-jährigen Hochzeitstag. Bald darauf heiratete mein Vater erneut – eine Frau mit drei Kindern. Als meine eigenen Kinder drei und sieben Jahre alt waren, ging auch meine Ehe in die Brüche. Ich zog mit den Kindern in eine Mietwohnung. Meine Mutter kaufte sich eine Eigentumswohnung in meiner Nähe und richtete sie stilvoll ein. Sie lebte dort allein, hatte aber einen Freund, der sie regelmäßig besuchte. Diese Gemeinschaft hielt sehr lange.

Seitdem ich von zu Hause ausgezogen war, hatten meine Mutter und ich nur wenig Kontakt gehabt. Doch nun verbesserte sich unser Verhältnis, wir verstanden uns gut. Das hing maßgeblich mit meinen Kindern zusammen, zu denen sie eine gute Beziehung hatte. Sie unterstützte mich, soweit es ihr möglich war. Auch die Kinder mochten sie sehr, vor allem meine Tochter hat bis heute einen besseren Zugang zu meiner Mutter als ich. Während der Schulzeit war sie oft bei ihrer Großmutter. Als Chefsekretärin in der Fabrik musste ich hart arbeiten, war viel unterwegs, oft auch an den Wochenenden. Dazu die Kinder, Miriam und David, die beide das Gymnasium besuchten. Ständig war ich unter Zeitdruck. Ich hatte zwei längere Beziehungen, aber heiraten wollte ich nicht mehr. Inzwischen kann ich mir nicht mehr vorstellen, mit einem Mann zusammenzuleben.

Mittlerweile bin ich in das Haus meiner Eltern zurückgekehrt. Mein Vater zog mit seiner Frau und deren Kindern zusammen, und ich bekam das Haus. Das war zwei oder drei Jahre vor meiner Pensionierung. Ich renovierte, gestaltete den Garten um und schaffte mir einen Hund an. Meine Mutter war damals sehr gekränkt. Wegen mir war sie nach Gmünd gezogen, doch eigentlich wollte sie immer hier in Alt-Nagelberg sein, wie sie selbst sagte. Aus schlechtem Gewissen fragte ich sie, ob sie nicht zu mir ziehen wolle. Das obere Stockwerk war frei, das hätten wir für sie herrichten können. Nein, auf keinen Fall, das wollte sie nicht. Sie wollte in der Wohnung bleiben.

Und dann kam diese Vergesslichkeit. Es begann, als meine Mutter so um die 70 war. Sie war sehr krank. Sie hatte Wirbeleinbrüche, einen Reizdarm, Osteoporose, Arthrose. Rückblickend verstehe ich das nicht, denn nachdem sie zu mir gezogen war, hatte sie keine Beschwerden mehr. Sie beklagte sich, dass sie so viel allein sei, dass sie das Reden verlernen würde. Dabei besuchten wir sie, so oft es ging. Doch sie beteiligte sich kaum am Gespräch. Meine Tochter und ich saßen herum, tranken Kaffee und plauderten, sie las die Zeitung. Sie hatte zwar eine helle Wohnung mit einer großen Dachterrasse, aber die Jalousien waren immer geschlossen. Sie drehte nicht einmal das Radio auf und lebte wie in einer Gruft. Mit ihrem Freund klappte es auch nicht wirklich, denn er pendelte zwischen meiner Mutter und seiner Frau, die gesundheitliche Probleme hatte, daher wollte er sich nicht zur Gänze für meine Mutter entscheiden. Diesen depressiven Zug, den hatte sie schon immer. Als ich noch ein Kind war, hatte sie permanent unter Kopfschmerzen gelitten. Ich hatte sie nicht anders gekannt als mit einem Tuch fest um den Kopf gebunden, leidend.

Und dann fing es an: Sie war nicht mehr in der Lage, den Haushalt allein zu bewältigen, so fuhr ich zu ihr, um zusammenzuräumen und zu putzen. Wir suchten nach einer Reinigungskraft, aber niemand hielt es bei ihr aus. Sie stand daneben und erteilte Befehle. Schließlich fanden wir eine sehr nette Frau, die das alles ertrug. Für sie hätte ich die Hand ins Feuer gelegt. Doch meine Mutter beschuldigte sie, Geld gestohlen zu haben. Eine Woche später fanden wir die Geldbörse im Badezimmer. Auch dafür hatte meine Mutter eine Erklärung, die Haushaltshilfe wäre eben überrascht worden. Als Nächstes beschuldigte sie die Nachbarn. Das waren die Einzigen, zu denen sie Kontakt hatte und die sie immer wieder unterstützten. Meine Mutter vermisste einen Luster und ein Reisebügeleisen. Den Luster hatte ich selbst zur Caritas gebracht, und das Reisebügeleisen war in der Wohnung. Sie fing an, Dinge an den unmöglichsten Stellen zu deponieren und suchte sie dann. Einmal war es eine Zwiebelschneidemaschine, die im Schuhkasten auftauchte. Bis dahin war meine Mutter immer sehr genau gewesen, das war beinahe ein autistischer Zug an ihr. Das Besteck, die Handtücher, alles war pedantisch geordnet.

Sie kaufte sich zum Beispiel einen Pullover in fünf Farben. Und sie war meine »Mutter Aber«. Diesen Namen gab ich ihr, weil sie immer ein »Aber« für mich hatte, egal, was ich tat. Zeigte ich ihr eine Zeichnung, dann sagte sie: *»Ja, das ist schön, aber den Rauchfang hast du schief gemacht.«* Hatte ich mir ein neues Kleid gekauft, meinte sie: *»Mhm, aber warum hast du es dir in Grün gekauft?«* Ich war für sie nie perfekt, nie.

Inzwischen ist sie 87 Jahre alt. Der Abbau fand schleichend statt. Ich nahm es zuerst nicht wirklich ernst. Sie selbst war es, die sich Sorgen um ihre Vergesslichkeit machte. Überall deponierte sie Zettel mit Notizen, was zu tun sei. Doch wenn sie etwas brauchte, fand sie ihre Einträge nicht. Im Jahr 2002 fuhren wir zum ersten Mal in die Geriatriestelle der Stadt Wien, um ihre Beschwerden abklären zu lassen. Damals wurden depressive Verstimmungen diagnostiziert. Zusätzlich zur Medikation gegen die Depressionen hätte sie zu einem Psychiater gehen sollen. Nach zwei Einheiten brach sie die Therapie jedoch ab, sie war nicht bereit, sich mit ihrem Leben zu konfrontieren. Trotz der Medikamente fielen die Punkte bei den Austestungen, und sie fand sich immer weniger zurecht. Eines Tages rief mich ihr Bekannter an, er war verzweifelt, weil sie schon seit Stunden mit dem Auto unterwegs war. Sie war wie immer zur Fußpflege gefahren und kam nicht mehr zurück. Später stellte sich heraus, dass sie bei einem Kreisverkehr die falsche Ausfahrt genommen hatte.

Auch das Kochen funktionierte nicht mehr. Sie rief mich am Tag hundert Mal an und fragte nach. Wir beschlossen daher, Essen auf Rädern zu bestellen. Zudem war sie dauernd beim Arzt. Obwohl ihr nicht gut war und sie kaum gehen konnte, ging sie jeden Tag zu ihrem Hausarzt. Im Wartezimmer machte sie Probleme, wenn sie zu lange warten musste, den Arzt hielt sie für Stunden besetzt. Das war die einzige Kommunikation, die sie wirklich suchte. Wir organisierten den mobilen Hauskrankenpflegedienst der Volkshilfe, um für Unterstützung und Gesellschaft zu sorgen. Zwei Mal in der Woche kam eine Heimhelferin, ging mit ihr eine Runde spazieren und beschäftigte sich mit ihr. Zusätzlich kam eine Gedächtnistrainerin zu ihr nach Hause, das hat bestimmt etwas gebracht. Die Aufgaben, die sie erhielt, machte sie jedoch nicht. Sie tat nur etwas, wenn jemand neben ihr saß und sie unterstützte. Nach einer Zeit wollte sie auch das nicht mehr.

Das Autofahren wollte sie keineswegs aufgeben. Einmal stand sie vor der Einfahrt zur Tiefgarage und konnte nicht weiterfahren. Sie war der Meinung, das Auto wäre kaputt, und sie lief im strömenden

Regen herum, um jemanden für die Reparatur zu organisieren. Doch in Wahrheit kam sie mit der Automatik nicht mehr zurecht und konnte nicht starten. Die Schuld suchte sie immer bei anderen. Ich glaube, das war eine Art Selbstschutz, um von sich abzulenken. Es war immer die engste Bezugsperson, auf die sie dann böse war. Damals war das eben ihr Freund. Später, als sie bei mir war, war ich die Böse. Diese Suche nach einem Schuldigen liegt vielleicht in ihrer Kindheit. Erst als Erwachsene hatte sie erfahren, dass die Frau, die sie aufgezogen hatte, nicht ihre leibliche Mutter, sondern eine Pflegemutter war. Damit haderte sie ihr ganzes Leben. Vielleicht ist das auch ein Grund für ihre Depressionen. Im Gegensatz zu meinem Papa, der sein Auto schweren Herzens abmeldete, als er 80 Jahre alt geworden war, hatte meine Mutter überhaupt keine Einsicht, dass sie nicht mehr Auto fahren sollte. Sie war nicht nur der Ansicht, fahren zu können, sondern auch der Überzeugung, das Auto unbedingt zu brauchen, da sie sonst nicht mobil sei. Es war nicht möglich, sie davon abzubringen. Wir besprachen die Angelegenheit mit ihrem Hausarzt, der einen sehr guten Zugang zu ihr hatte und ihr auch nahelegte, zu mir zu ziehen. Nein. Auto: Nein. In dieser Situation ist man machtlos. Es gab saftige Strafen, weil sie auf der Autobahn wie eine Wilde fuhr. Sie war eine aggressive Autofahrerin. Beim Kreisverkehr bildete sie sich ein, sie muss da jetzt rein und quetschte sich einfach zwischen die anderen. Mein Sohn lachte darüber: »*Da fährst du auf der Autobahn, plötzlich zischt ein blauer Blitz an dir vorbei. Jessas, das war die Oma!*«

Letztlich vergaß sie auch, ihre Tabletten zu nehmen. Wir schrieben ihr eine Liste, was täglich zu tun sei. »›Essen auf Rädern‹ aufmachen«, »Tabletten nehmen« und so fort. Sie musste es abhaken. Das ging eine Zeit gut, dann hakte sie die einzelnen Positionen zwar ab, die Tabletten nahm sie jedoch nicht. Irgendwann fing es an, dass ich auch in der Nacht zu ihr musste. Zugleich betreute ich ihre ältere Schwester, die schwer zuckerkrank war. Die Sorge und die Aufregung führten bei mir zu Bluthochdruck, der mir bis heute zu schaffen macht. Meine Mutter hatte zu dem Zeitpunkt schon drei oder vier Sicherheitsschlösser an ihrer Wohnungstür. Sie ließ jeden herein, der bei ihr anläutete, und kaufte ihm etwas ab. Wenn ich zu ihr kam, war wieder etwas Neues montiert. Ich hatte Angst, sie allein in dieser Wohnung im siebten Stock zu lassen, es war gefährlich. Nach einer Augenoperation konnte ich sie überzeugen, sich bei mir zu erholen. Als sie hier war, fühlte sie sich wohl, es gefiel ihr, sie blieb. Als wir Monate später ihre

Wohnung ausräumten, fanden wir überall Tabletten. In jedem Schachterl hatte sie die Medikamente versteckt, die sie eigentlich einnehmen hätte sollen. Ihr Auto stellten wir vor meinem Haus ab. Immer, wenn ihr etwas nicht passte, räumte sie ihre Sachen ins Auto. Dann nahm ich ihr den Schlüssel weg, und sie war böse auf mich. Meine Tochter meinte, ich solle ihr doch den Schlüssel geben. Ich hatte Angst, dass sie mit dem Auto über den Damm hinunterfährt und einen Unfall baut. Miriam hatte die besseren Nerven als ich und meinte, dass die Oma ohnedies nicht mehr fahren könne. Und so war es auch. Als wir ihr das nächste Mal die Schlüssel überließen, entschied meine Mutter, doch nicht zu fahren. Damit war das Thema erledigt. Das Auto ließen wir vor der Tür stehen. Bis zum Schluss wusste sie: »*Das ist mein Auto.*« Nach Wien fuhren wir immer mit ihrem Auto und sie saß vorne. Einmal bat ich meine Tochter, sich nach vorn zu setzen, um mich zu unterstützen. Da saß meine Mutter auf der Rückbank und regte sich auf. Es sei ja schließlich ihr Auto und daher habe sie das Recht, vorne zu sitzen. Das ist zweieinhalb Jahre her.

  Eigentlich ging es ihr lange gut. Das hängt nicht zuletzt mit den Behandlungen im Geriatriezentrum zusammen. Einmal im Jahr fuhren wir hin und machten den Mini-Mental-Status-Test. Da konnte man sehen, wie die Punkte weniger wurden, 26, 21, 17, bis sie nicht mehr als 10 Punkte zusammenbrachte. Die teuren Antidementiva wurden gestrichen, weil sie nichts mehr bewirkten. Wir wissen nicht, wie rasch der Abbau ohne diese Medikation stattgefunden hätte. Die Diagnose lautet eindeutig: Alzheimer mit Depressionen.

  In Gmünd hatte ich die professionelle Unterstützung durch die Volkshilfe gehabt, hier war ich vorerst allein. Als ich das erste Mal für ein paar Tage wegfuhr, bot mir meine Tochter an, sich um die Oma zu kümmern. Meine Mutter sollte währenddessen die Tagesbetreuung einer Pflegeeinrichtung besuchen. Sie wollte jedoch nicht und stritt sich mit Miriam. Nun war erstmals meine Tochter die Böse. Es ging so weit, dass sie ihrer Enkelin ins Gesicht schlug. Bevor meine Mutter zu mir kam, hatte sie auch mit dem Essen aufgehört, sie hatte es einfach vergessen. Sie war ja immer schon eine Dame und schnitzte alles weg, was sie nicht wollte. Bei mir fing sie wieder zu essen an. Sie nahm wieder zu und ging zuletzt sogar ohne Stock. Einige Monate zuvor wäre das undenkbar gewesen. Sie hat sich bei mir richtig gut erholt. Nebenbei machte ich ein wenig Buchhaltung, um mich zu beschäftigen. Ich war 38 Jahre lang berufstätig, da kannst du nicht einfach abschalten. Sie saß neben mir und blätterte in ihrer Zeitung. Ich versuchte alles, um sie zu motivieren, doch sie konnte nichts genießen. Überall fand sie ein »Aber«. Ich musste mit dem Hund spazieren gehen und wollte sie mitnehmen. Ich dachte, wir nehmen den Rollstuhl mit, und wenn sie nicht mehr kann, setzt sie sich hinein. Doch sie saß im Rollstuhl und erteilte Befehle, wie und wo ich zu fahren hätte. Ich versuchte, sie aufzumuntern: *»Schau dir die Natur an, schau wie schön die Sonnenblumen blühen.«* Aber sie konnte es nicht genießen. Ich wurde zornig, es ging mir schlecht, ich fühlte mich hilflos. Meine Tochter war die Schlichterin, sie konnte mich in solchen Situationen immer wieder beruhigen. Die ersten Jahre nach meiner Pensionierung hatte ich richtig genießen können. Ich durfte leben, mir ging es gut. Seit es meiner Mutter schlechter geht und sie hier wohnt, ist alles anders. Du kannst sie nicht allein lassen, hast plötzlich Verpflichtungen, kannst nicht fort. Mein Grundproblem war, dass meine Mutter und ich nie eine wirklich gute Beziehung hatten. Ich kann mir vorstellen, dass es viel leichter ist, jemanden zu pflegen, wenn eine gute Bindung besteht, wenn man jemanden sehr mag. Ich versuche, dieses Problem auch therapeutisch zu bearbeiten.

Als meine Mutter inkontinent wurde, lehnte sie die Verwendung von Einlagen ab. Alles war nass und es lag an mir, es in Ordnung zu bringen. Schließlich konnte sie von meiner Tochter überredet werden, spezielle Inkontinenzhöschen zu tragen. Bald wusch sie sich auch nicht mehr, obwohl sie auf Sauberkeit immer so viel Wert gelegt hatte. Mir hat sie ja die Haut heruntergeschrubbt, als ich ein Kind war. Ich konnte sie nicht aktivieren. Auf alles reagierte sie mit einem: *»Kann ich nicht!«* Das tat mir weh. Sie saß nur da und schaute. Ich versuchte, sie mit in den Garten zu nehmen und gemeinsam mit ihr etwas zu machen. *»Nein, da geht der Wind, da scheint die Sonne.«* Bei der Körperpflege wehrte sie sich und stieß mich, es endete immer in einem Kampf. Ich hatte Angst davor, die Kontrolle über mich zu verlieren und womöglich einmal zurückzustoßen. Ich kam mir sehr böse vor. Dazu kam das schlechte Gewissen, weil ich keine positive emotionale Bindung zu ihr aufbauen konnte, auch im Alter nicht. Wieder kontaktierte ich die Volkshilfe und nahm Hauskrankenpflege in Anspruch, zum einen für die morgendliche Körperpflege und zum anderen zur Aktivierung am Nachmittag. Das ging eine Zeit gut, sie wehrte sich nicht beim Waschen und freute sich über die Abwechslung. Da meine Mutter immer sehr menschenscheu war und fremde

Leute von Haus aus ablehnte, waren die Wechseldienste ein Problem für sie. Eine der Pflegefachkräfte hatte gerade die Validationsausbildung hinter sich, sie konnte sehr gut mit meiner Mutter umgehen. Irgendwann klappte es an den Nachmittagen nicht mehr, sie saß nur da und las die Zeitung. Sie konnte nicht mehr motiviert werden und fing auch bei der Körperpflege an, sich zu wehren.

Auch mit dem Essen hatten wir Probleme. Sie konnte Messer und Gabel nicht mehr halten, sie brachte alles durcheinander und schleckte das Geschirr aus. Das hat mich fertiggemacht, ich war schon hysterisch. Genau das hatte ich bei ihr nie dürfen. Ich kann ihr das jetzt nicht vorwerfen. Und doch hatte ich das Gefühl, als würde ich mich dafür rächen wollen, was ich als Kind mitgemacht hatte. Das kam alles wieder hoch. Sie fing dann an, sich die Hände in der Klomuschel zu waschen und machte lauter so komische Sachen. Sie fing an, mit dem Stuhl zu spielen, die Exkremente wischte sie überall hinein. Ich war permanent in Sorge. Dauernd lief ich zu ihr, um zu verhindern, dass etwas passierte. Und immer machte sie heimlich etwas. Sie verstopfte die Waschmuschel mit ihren Exkrementen und verschmierte sie überall. Da empfand ich großen Ekel, ich war am Limit.

Ich stellte ihr mein Zimmer zur Verfügung und schlief von da an im Wohnzimmer. Das Zimmer richtete ich so ein, wie es bei ihr zu Hause gewesen war. Mit ihrem teuren Teppich und dem Luster von der Tante. Ich kaufte ihr auch einen weißen Kleiderschrank, der ihrem nachempfunden war, um ihr das Gefühl zu geben, sie wäre in ihrem eigenen Zimmer. Wenn ich Buchhaltung machte, saß sie neben mir und las laut aus der Zeitung vor. Ich konnte nicht mehr denken. Mit dem Kugelschreiber hakte sie ab, was sie gelesen hatte. Sie war halt eine richtige Bürotante. Man konnte sich über das, was in der Zeitung stand, jedoch nicht mit ihr unterhalten. Auch ansonsten gab es keine Kommunikation. Sie fand die Wörter nicht mehr. Das Einzige, was sie wollte, war Mandalas malen. Doch auch das machte sie nicht alleine. Ich musste neben ihr sitzen und die Farben ansagen. Sie konnte das nicht selbst entscheiden. Abgesehen von der Psychologin der Volkshilfe konnte sie niemand motivieren. Sie kann das halt am besten und meine Mutter hat sie wahnsinnig gern. Daher möchte ich das unbedingt beibehalten, wenn sie wieder zu Hause ist.

Statt der nachmittäglichen Betreuung zu Hause brachte ich sie von da an ein- oder zweimal in der Woche in die Tagesbetreuung, um sie ein wenig abzulenken. Ich weiß, dass sie dort mitgeklatscht und mitgesungen hat. Aber mir gegenüber jammerte sie und meinte, ich wolle sie abschieben. Wenn ich sie abholte und mich erkundigte, ob es schön gewesen sei, sagte sie: »*Nein.*« Nie in meinem Leben gab sie mir die Möglichkeit, etwas gut zu machen. Als es zu Hause gar nicht mehr ging, wurde sie jeden Tag mit einem Fahrtendienst der Volkshilfe in die Tagesbetreuung gebracht. Mit mir fuhr sie ja nicht mit. Solange es mir irgendwie zu Hause gelingt, möchte ich sie nicht zur Gänze in ein Heim geben. Die Pflegeheime sind gut, aber sie haben zu wenig Personal und sind nicht für demenzkranke Menschen ausgestattet. Die alten, gemütlichen Leute werden gut gepflegt, das ist keine Frage. Sie kochen miteinander, singen und klatschen. Aber wenn ein Demenzkranker nicht mitkommt, hört er auf und

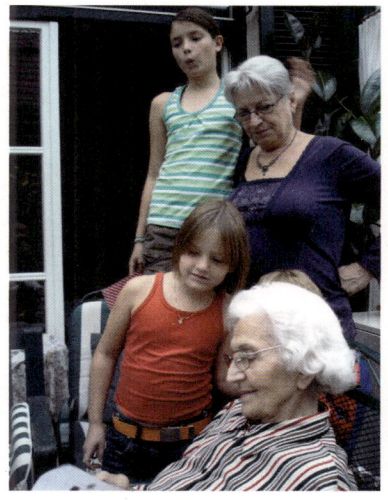

zieht sich zurück. Und dann hilft ihm keiner. Da bräuchte es Einzelbetreuung, die die Menschen dort abholt, wo sie sich gerade befinden, und bei jenen Dingen ansetzt, die sie früher gerne gemacht haben. Generell bräuchte es zusätzliche pädagogisch und psychologisch geschulte Fachkräfte, um Demenzkranke besonders und gezielt zu betreuen. Eine Pflegerin hat mir erzählt, dass in einer Wiener Einrichtung für Demenzkranke in der Nacht ein nostalgisches Zimmer mit Ohrensesseln und Fernseher zur Verfügung steht. Dort können sich die Alten hinsetzen und schauen und sind nicht allein, wenn sie nicht schlafen können und herumgeistern. Solche Einrichtungen gibt es viel zu wenig.

Meine Mutter fing an, fortzugehen. Sie stand mitten in der Nacht auf und versuchte an allen Türen, ob eine unversperrt wäre. Sie wollte in der Nacht essen, obwohl sie ihr Nachtmahl bereits gehabt hatte. Ich gab ihr einen Tee und versuchte sie dazu zu bewegen, sich wieder hinzulegen. Das war im letzten Monat so. Es ist schleichend, es fängt wieder etwas Neues an, es kommt immer wieder etwas dazu. So hat sich das kleinweise verändert. Man merkt es erst nicht. Bis es immer schlechter wird. Es ist wie bei Kindern, die wachsen, da merkt man es auch nicht, wenn man immer mit ihnen zusammen ist. Um das Trinken musste ich mich besonders bemühen, ich habe versucht, für Abwechslung zu sorgen und ihr einmal einen Saft zu machen, dann wieder einen Tee. In letzter Zeit hatte sie Schwierigkeiten, die Tabletten

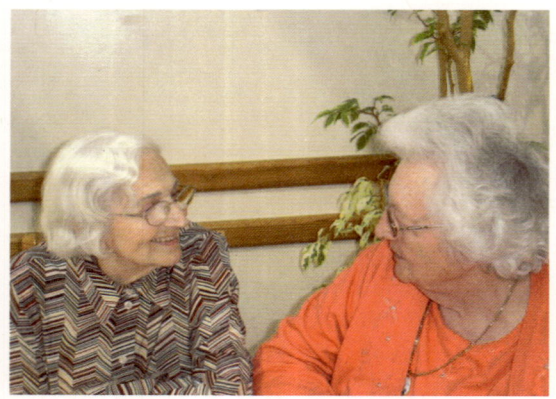

zu schlucken. Sie warf sie entweder in den Tee hinein oder zerbiss sie. Also versuchte ich, so gut es ging, auf Tropfen umzustellen. Es wurde immer aufwendiger, aber es funktionierte. Wenn sie schon im Bett lag, ging ich noch einmal zu ihr und gab ihr einen guten Tee mit Honig. Mit dem Schlafen ging es mir sehr schlecht. Im Wohnzimmer habe ich einen Sessel, in dem ich oft geschlafen habe. Mit einem Ohr war ich immer bei ihr. Und dennoch hörte ich nicht, wenn sie in der Nacht stürzte. Oft kam meine Tochter von oben und erzählte es mir. Da musste ich gerade eingeschlafen sein. In der Früh um fünf Uhr war sie schon im Badezimmer, und ich passte wieder auf.

Einmal musste ich mit dem Hund zum Tierarzt, weil sie ihm ihre Tabletten gegeben hatte. Ich musste sehr achtgeben. Es war nichts aufregend Großes, aber ich war immer auf der Hut. Auch jetzt bin ich noch angespannt und am Schauen, das bekommst du gar nicht weg. In der letzten Zeit sagte sie zu mir Mama. Sie wusste nicht mehr, wer ich bin. Gegenüber der Volkshilfe bezeichnete sie mich als die, die da kocht. Sie hat ja früher hier gelebt, nach ihrem Empfinden ist das also ihr Haus und ich bin die, die kocht. »*Aber kochen kann sie gut*«, meinte sie dann. Mir ist aufgefallen, dass sie viele Dinge, die sie einmal konnte, fallweise automatisch macht. Sie geht manches Mal allein auf die Toilette und weiß, wie man die Spülung betätigt. Doch wenn ich sie ersuche, aufs WC zu gehen, weiß sie nicht, wo es ist. So sagt sie manchmal Hannah zu mir, doch auf die Frage, wer ich bin, weiß sie keine Antwort.

Mitte Juni hatte meine große Enkeltochter die Matura. Wir saßen auf der Terrasse und feierten ein wenig. Als ich um zehn am Abend nach meiner Mutter sah, lag sie im Bett und sah fern. Alles war friedlich. Ich gab ihr einen Tee und ging wieder zu den anderen. Eine Stunde später lag sie mit einem ausgedrehten Bein im Bett. Sie hatte einen Oberschenkelhalsbruch und große Schmerzen. Sie tat mir so leid, als wir sie mit der Rettung ins Krankenhaus brachten. Nach der Operation wachte sie auf und krabbelte gleich wieder aus dem Bett. Meiner Enkelin hatte ich ein paar gemeinsame Tage in Kroatien versprochen. Ich wollte absagen, doch meine Tochter meinte, ich soll unbedingt fahren. Die Entlassung aus dem Krankenhaus fand sehr rasch statt. Die notwendige Aktivierung und Physiotherapie wären zu Hause gar nicht möglich gewesen. Wir waren froh, dort, wo sie sonst nur untertags war, einen Kurzzeitpflegeplatz zu bekommen. Meine Mutter hatte natürlich geistig abgebaut und war verwirrt, aber es ging ihr doch einigermaßen gut. Als sie dort war, aß sie jedoch kaum, sie ließ alles im Mund. Meine Tochter wollte sich zu ihr in den Speisesaal setzen und dafür sorgen, dass die Oma isst, aber das durfte sie nicht. Das hat die Miriam nicht verstanden. Sonst setzt sich ja keiner hin, und alleine isst sie nicht.

Dann bekam meine Mutter auch noch Brechdurchfall. Zu guter Letzt stand sie in der Nacht auf und stürzte erneut. Trotz Niederbett und Sturzmatte standen die Knochen quer und die Prothese, die sie zuerst hineinoperiert hatten, hatte einen Riss bekommen. Jetzt hat sie eine 60 Zentimeter lange Narbe. Ich bin sofort zu ihr gefahren und erschrak, als ich sie sah. Nach der ersten Operation war es schon schlimm gewesen, da hatte sie sich alle Schläuche herausgerissen. Alles war voller Blut gewesen, von den Haaren bis zum Bettzeug. Dieses Mal war sie im Sessel angegurtet, im Bett ist es ja nicht erlaubt. Man kann sich vorstellen, was nach dieser Operation von ihr übrig geblieben ist. Totale Verwirrung. Sie kennt mich kaum. Sie weiß nicht, wer ich bin oder wer die Miriam ist. Sie reagiert ein wenig auf uns, aber sie isst nicht und sie trinkt nicht. Sie wurde gefragt, ob künstliche Ernährung für sie in Frage kommt und sie hat abgelehnt. Ich habe nachgefragt, wie sie darauf kommen, dass ein Demenzkranker weiß, worum es da überhaupt geht? Sie weiß ja nicht einmal mehr, wie das Schlucken geht. Sie kennt sich nicht aus und versteht nicht, was mit ihr geschieht.

Nun hat sie zusätzlich einen Krankenhauskeim bekommen. Sie wurde in ein Einzelzimmer verlegt, und wir durften nur mit Mundschutz und in orangen Mänteln zu ihr. Sie lag da und schaute uns nur an. Es wird von Tag zu Tag schlimmer, und du kannst nichts dagegen tun. Ich weiß nicht, was meiner Mutter noch alles zustoßen muss. Sie sollte sofort und direkt in ein Pflegeheim entlassen werden. Eine einzige private Einrichtung war bereit, sie aufzunehmen, es kostet 3500 Euro im Monat. Das muss sich einmal jemand leisten können. Und wer kann sich dazu noch die psychologische Betreuung durch die Volkshilfe leisten? Meine Mutti war eine sehr sparsame Frau, sie hat eine Pension und das Pflegegeld. Sie soll das Beste bekommen. Ich könnte nicht damit leben, dass sie jetzt nicht die bestmögliche Betreuung bekommt. Die Seniorenresidenz passt zu meiner Mutter. Da ist ein Rosengarten, der ist wunderschön, und das Personal ist sehr bemüht. Hätte sie sich selbst je entscheiden müssen, so hätte sie dieses Heim ausgesucht.

Das Telefon läutet, es ist jemand aus der Einrichtung. Frau Gruber klingt alarmiert und besorgt: *»Ja, ja, das weiß ich. Wenn es nicht geht, nehmen wir sie natürlich gleich nach Hause, das haben wir ja so besprochen. Wenn ich hinüberkomme, bringe ich Honig und Kräutertee, das hat sie gern. Wenn man sie füttert, funktioniert es vielleicht. Ich würde es mit Biskuit probieren. Damit sie irgendwann zu beißen und zu schlucken beginnt. Ist sie wach und ansprechbar? Bekommt sie das Novalgan? Sie wird Schmerzen haben. Das ist lieb von Ihnen. Bitte halten Sie mich auf dem Laufenden. Sagen Sie mir, wann ich kommen kann. Danke vielmals, danke, auf Wiederhören.«*

Wie gesagt, hier bemüht man sich wirklich sehr um meine Mutter. Sie bekommt Infusionen, damit sie nicht vertrocknet. Man muss noch immer Schutzkleidung anziehen, wenn man zu ihr will. Die Krankheit ist die eine Geschichte, und die Angehörigen sind die zweite Geschichte. Die werden im Stich gelassen. Es geht nicht um Aufklärung. Du kannst heute alles im Internet nachlesen. Die Leiterin hier hat sich mit mir zusammengesetzt, und wir konnten alles besprechen. Sie hat gemeint, wir werden das schon in den Griff bekommen. Sie hat mir versprochen, dass ich schon in ein oder zwei Wochen mit meiner Mutter durch den Park spazieren kann. Ob es wirklich möglich ist oder nicht, ist eine andere Geschichte. Aber so spricht man mit Angehörigen. Ich habe auch schon erlebt, dass du etwas sagen willst und gar nicht zu Wort kommst, weil sich niemand die Zeit nimmt. Das ist nicht in Ordnung. Wenn du dein Kind in den Kindergarten gibst, und die schieben es einfach zu den anderen, gehst du auch nach Hause und bist fertig.

Ich finde es traurig, dass die Pflegeproblematik so stark den Familien überlassen wird. Es sind immer die Frauen, es sind immer die Angehörigen. Du ziehst erst deine Kinder auf und arbeitest dein ganzes Leben. Wenn du in Pension gehst und dich endlich ausrasten willst, werden deine Eltern pflegebedürftig. Wer will die Eltern schon fortgeben, die alles geschaffen haben und immer für einen da waren? Man hat ja auch ein riesiges Verantwortungsgefühl, man will das Beste. Man gibt die Mutter nicht so leicht irgendwohin und denkt sich, die werden das schon machen. Außerdem hat man immer im Kopf, mit welchen Verschlechterungen sie von der Fremdbetreuung zurückkommt. Man denkt an die Desorientierung und die Verwirrtheit, die man wieder auffangen muss. Ich weiß zum Beispiel nicht, wie es jetzt mit dem Essen ist. Ob das wieder kommt? Kann das wieder kommen? Vielleicht isst sie ja mit mir, das hoffe ich. Diese Sorgen nimmt dir niemand.

Es hat auch lange gedauert, bis ich meine Mutter in die Tagesbetreuung gebracht habe. Weil sie es nicht wollte. Das war eine große Hürde. Und letztlich war sie überall unglücklich. Wenn sie zu Hause gesessen ist, war sie unglücklich, weil sie keine Abwechslung hatte. Habe ich mit ihr etwas unternommen, war sie unglücklich, weil sie es nicht konnte. In der Tagesbetreuung war sie unglücklich, weil sie nicht zu Hause war. Sie ist halt so. Zuerst hatte ich die Tante, dann den Vater und jetzt sie. Wenn ich meine Kinder nicht hätte, könnte ich nicht einmal zum Arzt gehen. Ich könnte gar nichts machen. Alleine bist du verloren. Die Angehörigen werden ja alle selbst krank. Meine Kinder sind meine Rettung. Sie zwingen mich dazu, ab und zu trotz schlechtem Gewissen etwas für mich zu tun. Aber mittlerweile ist auch meine Tochter sehr überlastet. Alles ist für ihren Urlaub gepackt, aber sie fährt nicht, sie traut sich nicht. Dauernd erfindet sie etwas Neues, um nicht fahren zu müssen. Sie möchte ihre Oma in einem besseren Zustand sehen.

Meine Mutter hat mir eigentlich sehr viel gegeben. Sie hat mir auch viel aufgezwungen, aber sie meinte es immer gut. Als ich allein mit meinen Kindern war, hatte ich zu kämpfen, es war schwierig. Aus Stress ruinierte ich meine Autos, ich hatte auch immer einen Kredit. Davon wusste meine Mutter. Als sie ihre Abfertigung bekam, erkundigte sie sich nach der Höhe des Kredits, sie wollte ihn zurückzahlen. Mir war es jedoch wichtig, mich selbst zu erhalten. Damit konnte sie sich nicht abfinden. Sie ging zur Bank und wollte den Kredit abdecken, bekam jedoch keine Auskunft. Ich wollte ihr Geld nicht, doch sie hat es immer gut gemeint. Zuletzt, bevor sich die Ereignisse überschlugen, hatte ich dauernd das Gefühl, ich bin jetzt sie und sie ist ich. Alles, was ich erlebt habe, hat sich plötzlich umgekehrt. Ich handelte genau wie sie, als ich ein Kind war, und maßregelte sie, wenn sie den Teller abschleckte. Doch seit der ersten Operation kann ich das nicht mehr so sehen. Ich sehe sie jetzt so, wie sie wirklich ist. Das konnte ich vorher nicht. Wie soll ich das erklären? Ich sehe jetzt, dass sie krank

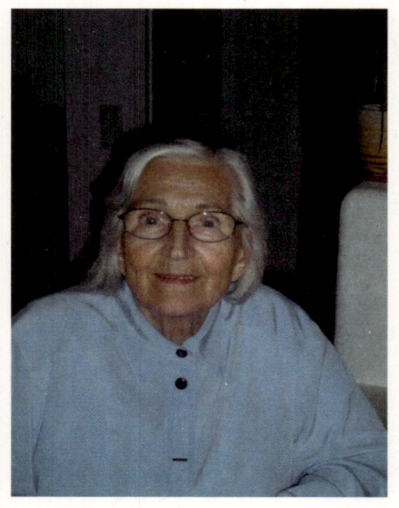

und hilflos ist und dass sie gar nicht anders kann. Ich sehe sie nicht mehr als die Mutter, die sie war. Lange Zeit hatte sie so einen grantigen Ton. Sie wollte das Ganze nicht. Das kann ich mir auch vorstellen. Wie soll das jemand wollen? Das Spüren und die Emotionen bleiben ja da. Und wenn man nichts mehr kontrollieren kann, wenn man Schmerzen hat, sich nicht auskennt, dann kann es auch sein, dass man so reagiert.

Sie ist wie ein kleines Kind, nur wird es bei ihr immer weniger statt mehr. Damit muss man erst fertigwerden. Dass es immer weiter zurückgeht. Von den Fähigkeiten her wird man zum kleinen Kind und hat dennoch die Lebenserfahrung und ist ein erwachsener Mensch. Meine Mutter war immer eine Dame. Jetzt im Krankenhaus haben sie ihr Grießkoch gegeben. Weil sie nicht weitergegessen hat, hat die Schwester gedacht, sie lässt es für später stehen. Ich kam gerade zu Besuch und die Schwester sagte: *»Erschrecken Sie nicht!«* Meine Mama hat das Grießkoch genommen und sich eine Gesichtsmaske gemacht. Sie hat auch jetzt noch eine wunderschöne Haut. Über zwanzig oder dreißig Jahre ist sie jeden Samstag in die Sauna gegangen, zur Kosmetik, zur Fußpflege. Darauf hat sie immer Wert gelegt. Obwohl sie abgenommen hat, sagen alle, sie ist so hübsch. Und es stimmt, sie ist eine sehr hübsche Frau. Meine Tochter sieht ihr sehr ähnlich. Wir waren noch bei der Fußpflege und bei der Maniküre. Ich wollte ihr die Haare ein wenig schneiden, weil sie schon so lang sind. Doch dazu bin ich nicht mehr gekommen. Die Schwestern in der Residenz haben gesagt, dass sie sich noch immer die Haare richtet. Selbst, wenn sie schläft, sieht meine Mama elegant aus.

Zwei Wochen nach dem Gespräch starb Laura Jordan. Es war der 27. Juli 2013. Die Operationsnarbe hatte sich mehrfach neu entzündet. Sie bekam Morphium. Ihre Tochter und ihre Enkeltochter erkannte sie zuletzt nicht mehr. Entsprechend ihrem Wunsch wurde Laura Jordan eingeäschert und im engsten Kreis verabschiedet. Die Einäscherung musste auf Grund des Krankenhauskeims sehr rasch stattfinden.

Waltraud und Ernst

»Mein Name ist Waltraud Nitsch, ich bin am 15. 8. 1946 geboren. Ich will heim, ich bin schon so müde.« Das Interview hat gerade erst begonnen, doch Waltraud steht abrupt auf, sie will nach Hause, nichts kann sie im Tageszentrum halten. Wenn am Nachmittag ihr Mann kommt, um sie abzuholen, gibt es keinen anderen Gedanken für sie, als sofort zu gehen, sich mit ihm ins Auto zu setzen und heimzufahren. Auch wenn er heute früher da ist als sonst, auch wenn er nah an ihrer Seite sitzt, um dieses Gespräch zu führen, auch wenn er sie bittet, ein wenig Geduld zu haben. Sanft zieht sie an Ernsts Hand. *»Ich möcht heim.«* Er schlägt ihr vor, noch ein wenig mit den anderen zu singen, doch das will sie nur, wenn er dabei ist und auf der Zither spielt.

Die Sessel stehen eng beieinander. Waltraud, immer an der Hand ihres Mannes, lässt sich dazu bewegen, sich noch einmal hinzusetzen, nur kurz. Sie ist eine große, hübsche Frau, die dunklen Haare sind zu einem modischen Bob geschnitten. Die Kraft, die sie antreibt, ist stärker als der Wunsch, ihrem Mann einen Gefallen zu tun. Sie versucht es, doch es ist zu schwierig. Ihre dringlichen, verzweifelten Appelle können nicht ungehört bleiben, ihr Anliegen erlaubt keinen Aufschub, lässt keinen Platz für eine Erzählung, eine Erinnerung, ein Überlegen. Ernst Nitsch, das starke schwarze Haar schon ein wenig angegraut, verschmitztes Lächeln, Schalk in den Augen und ein Stück Müdigkeit, versucht es trotzdem. Mit Ruhe und Geduld, sicher im Auftreten und sicher an der Seite seiner ruhelosen Frau.

Waltraud möchte nicht gefragt werden, Ernst soll ihr Leben erzählen. Sie versucht, ihm ihre Aufmerksamkeit zu schenken. Ihr Herz hat sie ihm bereits vor 54 Jahren geschenkt, damals war sie 15 Jahre alt. Der junge Mann, der um sie warb, war sieben Jahre älter als sie und Mitglied der Feuerwehr. Der Wunsch, sich sozial zu engagieren, war ihm von der Mutter vorgelebt geworden. In der Kriegszeit, als er noch ein Kind gewesen war, hatte diese Milch und Brot zu den KZ-Häftlingen getragen, die durch den Ort getrieben wurden. Sie hatte erst aufgegeben, als Gewehre auf sie gerichtet wurden.

»Ich möcht heim«, sagt Waltraud und steht auf. Das Erzählen hat erst begonnen, es gäbe viel zu sagen. *»Ich möcht aber heimgehen.«* In jenem Sommer, als sie Ernst kennenlernte, verkaufte sie bei einer Zeughauseinweihung kleine Maschen für die Festteilnahme. Sie war

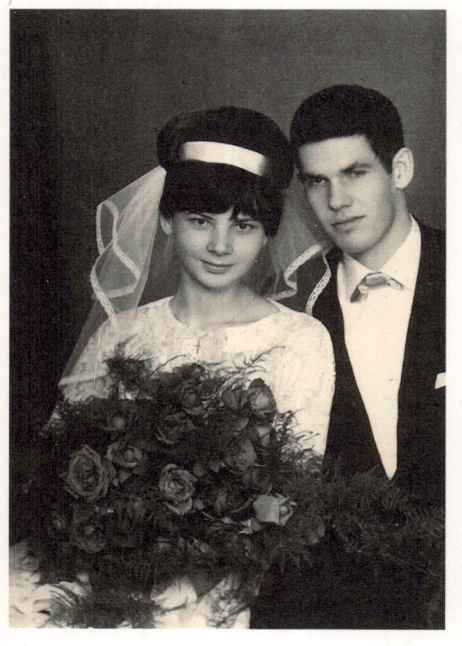
auffallend hübsch, und der junge Feuerwehrmann tat alles, um sie zu erobern. Noch am selben Tag trafen sie sich heimlich und allein, Waltraud kam spät nach Hause und musste sich rechtfertigen. Ihre Ausrede wurde nicht akzeptiert, der Vater ohrfeigte sie. Zwei Jahre später erhielt sie die Erlaubnis, Ernst zu heiraten. Sie brachte zwei Töchter zur Welt, Claudia und Barbara. »Und zwei Enkelinnen haben wir. Ich möcht heim. Ich bin schon so müde.« Zum zehnten Mal steht Frau Nitsch auf, zum zehnten Mal besänftigt sie ihr Mann und zieht sie zu sich, er umfasst liebevoll ihre Hüfte, streichelt ihre Hand. Dann fragt er nach, wann ihre ältere Tochter geboren sei, beugt sich zu Waltraud und flüstert ihr Jahreszahlen an die Wange. Nach einigem Hin und Her einigen sie sich auf 1963. »Ich möcht heim, bitte. Schatz, ich möcht heim.«

Die junge Familie zog bald nach Linz, hier waren die Voraussetzungen für die Vereinbarkeit von Beruf und Kindern vorhanden. Waltraud urgiert wieder, sie will nicht mehr hierbleiben. Ernst schlägt ihr vor, sich zurückzulehnen und zu entspannen, ein wenig nur. »Ich mag aber nicht, ich möcht heim.« Für einen Moment gelingt es ihrem Mann, sie abzulenken, eine scherzhafte Drohung, lustige Geräusche, deren Bedeutung nur sie beide kennen. Waltraud muss lachen. Sie beantwortet seine Frage nach ihrem beruflichen Werdegang, bei einem Steuerberater war sie für Buchhaltung und Lohnverrechnung zuständig, davor hatte sie in einem großen Kaufhaus gearbeitet. Und dann: »Ich möcht heim, ich bin schon so müde.« Zuletzt war Waltraud halbtags in der Lohnverrechnung der Voest beschäftigt, nebenbei unterstützte sie ihre Tochter Claudia bei der Kinderbetreuung. Auf Grund ihrer schlechten Sehleistung wechselte sie mit 55 Jahren in Frühpension, auf einem Auge hatte sie 16, auf dem anderen 9 Dioptrien. Durch die Bildschirmarbeit war die ohnedies rapid abfallende Sehleistung noch weiter beeinträchtigt worden.

Wieder rückt Frau Nitsch den Sessel zurück und steht auf. »Ich muss auf die Toilette.« Gemeinsam mit einer Betreuerin geht sie hinaus, die Tür zum Besprechungsraum bleibt offen, damit sie ihren

Mann sehen kann. Zeit für Ernst, um zu erklären. Er muss alles ruhig angehen, denn seine Frau verträgt nicht den geringsten Stress. Sie möchte nirgends mehr hin, will nur mit ihm allein zu Hause sein. Sie ist nicht in der Lage, eine Unterhaltung zuzulassen. Das Tageszentrum »Regenbogen« besucht sie schon seit Ausbruch der Krankheit, das funktioniert zum Glück. Sie hätte nicht wissen dürfen, dass er heute schon früher da ist, nicht um sie abzuholen, sondern um erst noch das Interview zu führen. Vor seiner Pensionierung war Ernst im Wohnbaureferat des Landes Oberösterreich tätig, war viel unterwegs und hatte unzählige Kontakte. Über Jahre arbeitete er auch an den Wochenenden, führte Wohnbauberatungen in Gemeinden und Organisationen durch, engagierte sich zusätzlich bei den Naturfreunden. Nun kehrt Waltraud von der Toilette zurück, auf ihren Wunsch bleibt auch die Tür des Besprechungsraumes geöffnet. Ihr Mann erzählt, dass sie nach den Geburten ihrer Töchter bald wieder zu arbeiten begonnen hatte. Bis die Mädchen alt genug waren, um den Kindergarten zu besuchen, wurde sie von ihrer Mutter unterstützt. Für die Organisation und den Zusammenhalt der Familie sorgte immer sie, denn Ernst war beruflich sehr engagiert. »*Schön war es bei Ihnen, ich möchte gehen.*« Wieder ist Waltraud aufgestanden und verabschiedet sich, reicht mir die Hand. Doch Ernst bittet sie, noch etwas zu erzählen, sie sei noch nicht fertig mit ihrer Geschichte. »*Schon. Ich möcht heim.*«

Ihre beiden älteren Schwestern wohnten in derselben Wohnhausanlage wie sie, sie verbrachten viel Zeit miteinander und waren füreinander da. Die eine Schwester starb früh an einem Tumor, erst vor wenigen Monaten fand das Begräbnis der anderen Schwester statt. Die Familie ist klein geworden. Waltrauds Erkrankung machte sich vor acht Jahren erstmals bemerkbar. »*Ich möcht heim.*« Es gibt für diese spezielle Form der Erkrankung keine entsprechende Medikation, zu wenige sind davon betroffen, es fehlen Interesse und Geld, um ausreichend in die Forschung zu investieren. Chorea Huntington,

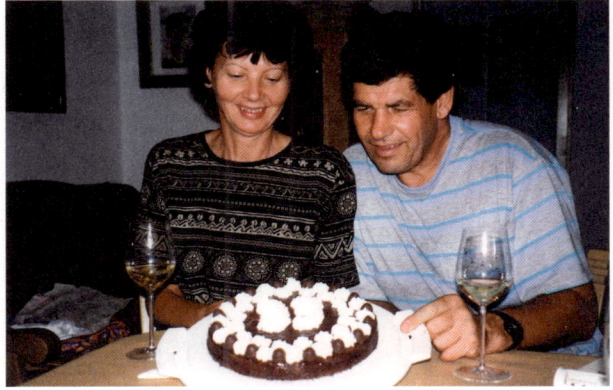

im Volksmund als Veitstanz bekannt. »*Schatzi, ich möcht heim.*« Bewegungsunruhen sind charakteristisch, es ist nicht mehr möglich, stillzuhalten. Bei Waltraud fing es mit kleinen Unsicherheiten in der Motorik an. »*Schatzi, ich möcht heim, bitte.*« Sie wusste, dass etwas nicht stimmte. Innerhalb kurzer Zeit unternahm sie vier Suizidversuche, sie wollte ihrer Familie nicht zur Last fallen, war überzeugt davon, an Alzheimer erkrankt zu sein. Doch sie sprach nicht darüber, für Ernst war sie ein Buch mit sieben Siegeln. Einige Zeit verbrachte sie in der Psychiatrie. »*Schatzi, ich möcht heim, bitte, ich bin schon so müde.*« Es handelt sich um einen Gendefekt, ein Segment in der DNA kommt zu oft vor. In der Regel bricht die Krankheit im Alter zwischen 35 und 45 Jahren aus, Waltraud war bereits 60 Jahre alt, als die ersten Symptome evident wurden. In der Vorgeschichte der Familie sind keine weiteren Fälle von C. H. bekannt. »*Ich möcht heim, bitte Schatzi, ich möcht heim.*«

Ernst ist diese Unruhe gewohnt, es irritiert ihn nicht, dass Waltraud alle zwei Minuten aufsteht, sich verabschiedet, an ihm zieht, zum hundertsten Mal den selben Satz wiederholt. Ein bisschen muss sie noch warten, nicht mehr lange, dann fährt er mit ihr nach Hause. »*Ich möcht heim. Ich bin so müde. Schön war es bei Ihnen, danke.*« Ihm zuliebe soll sie sich noch ein wenig gedulden, soll sich zu ihm setzen. »*Mag nicht mehr, ich mag nicht mehr.*« Ernst betont, dass die Krankheit für sie beide noch immer beherrschbar sei. Die Schluckbeschwerden, die in fortgeschrittenem Stadium auftreten, würden sie zwar quälen, doch sie kämen damit zurecht. Für Waltraud gäbe es nichts Schlimmeres, als in ein Pflegeheim zu müssen. Das will Ernst um jeden Preis vermeiden, sie soll bei ihm bleiben, er möchte sich um sie kümmern. Dafür nimmt er alles in Kauf. Sie ist zur Gänze auf ihn fixiert, sie muss ihn immer sehen, er darf den Raum, in dem sie sich jeweils aufhalten, nicht ohne sie verlassen. Wie er das aushält? Sein positives Naturell und sein Humor seien dafür verantwortlich, sie seien seine tägliche Rettung. Dies in Kombination mit den Erfahrungen, die er durch sein soziales Engagement sammeln konnte, dazu die Ausdauer und Härte, die er sich im Sport und auf Bergtouren angeeignet hat. Das alles helfe ihm auch jetzt, auszuharren, auszuhalten, nicht aufzugeben. »*Ich möcht heim. Ich bin schon so müde. Schön war es bei Ihnen, danke.*«

Wir beschließen, zu den anderen zu gehen, die auf der Terrasse im Erdgeschoß miteinander singen. »*Ja gerne*«, meint Waltraud, »*ich möcht heim.*« Ob sie mit der Betreuerin vorausgehen mag? »*Nein, ich mag nimmer, ich mag heim.«* Ein Anflug von Verzweiflung flackert über Ernsts Gesicht, nur kurz. Dahinter die Niedergeschlagenheit, Trauer, Überforderung. Mit einem Seufzen sagt er, dass es unendlich schwer sei, und er meint nicht schwierig, sondern schwer, es ist sein schweres Herz. Als 74-jähriger Pensionist und aus dem Blickwinkel der heutigen Belastungen meint Ernst, dass seine beruflich aktiven Jahre eine sehr schöne Zeit waren. In jedem Fall war alles, was er damals tat, weniger fordernd als der Alltag, wie er ihn heute kennt, wenn er rund um die Uhr, in jeder Sekunde eingesetzt ist. *»Schön war es. Ich mag heim.«* Die körperlichen Unruhen nahmen durch den Einsatz verschiedener Psychopharmaka in den letzten Monaten ein wenig ab, doch nun ist Waltraud müde, müde, müde. Nach dem Frühstück würde sie sich am liebsten wieder hinlegen. *»Ich möcht heim, Schatz, bitte, ich bin schon so müde.«* In der Nacht wacht sie auf, muss auf die Toilette und schafft es oft nicht rechtzeitig. Ernst muss sie dann waschen, trocknen, umziehen, das Bett neu beziehen.

Es klopft. Eine Betreuerin erkundigt sich bei Frau Nitsch, ob sie zum Singen und danach zur Jause kommen mag. *»Ich möcht heim.«* Niemand kann Waltraud dazu bewegen, sich auch nur einen Schritt von ihrem Mann zu entfernen. Jede Bitte, jedes Versprechen bleibt erfolglos. *»Ich möcht heim.«* Also packen wir unsere Unterlagen zusammen und übersiedeln in den Gemeinschaftsraum. *»Gehen wir jetzt heim?«* Frau Nitsch wird auf die Terrasse zu den anderen begleitet, während wir uns so positionieren, dass sie ihren Mann immer im Blick hat. Zwischen blumigen Servietten und Tischkärtchen setzen wir das Interview fort. Um uns herum ein ständiges Kommen und Gehen. Die Terrassentür steht offen. Die Gäste des Tageszentrums »Regenbogen« haben sich um einen großen, ovalen Tisch auf der Terrasse versammelt. Die Stimmung ist gelöst. Es fallen Scherze, gefolgt von vielstimmigem Gelächter. Nun wird das Lied »Röslein auf der Heide« angestimmt und voll Inbrunst gesungen. Es erweckt den Anschein, als mache hier eine bunt zusammengewürfelte Urlaubsgruppe halt, Menschen, die einander kennen und mögen. Auf den ersten Blick könnte es sich auch um einen Betriebsausflug handeln, denn viele der Anwesenden wirken recht jung. Hie und da ein Rollstuhl, eingefügt in die homogene Gruppe. Nichts fällt auf, kein Schmerz ist sichtbar. Nur Frau Nitsch will sich nicht setzen. Sie wird zum Mitsingen animiert, was sie für kurze Sequenzen auch macht. Doch es gibt keine Entspannung für sie. Durchgehend hält sie

Blickkontakt mit ihrem Mann, der Impuls, sofort zu ihm zu gehen, ist spür- und sichtbar. Der Betreuerin an ihrer Seite gelingt es nur für wenige Minuten, sie in der Gruppe zu halten.

Herr Nitsch führt aus, dass die Selbstmordgedanken seiner Frau erst seit ein paar Jahren kein Thema mehr sind. Sie kann auch wieder lachen, wenn er für sie Faxen macht. Die Mediziner meinen, es sei außergewöhnlich, wie sehr Waltraud das Gleichgewicht halte, die Krankheit verlaufe im Regelfall rascher und massiver. Sie befände sich in einem vergleichsweise guten Zustand, auch wenn sie nicht mehr in der Lage sei, sich zu beschäftigen, etwa fernzusehen oder ein Buch zu lesen. Dadurch nehme natürlich die Gedächtnisleistung ab.

Nun findet eine Rochade statt. Die Sänger und Sängerinnen nehmen an den Tischen im Gemeinschaftsraum Platz, um ihre Jause einzunehmen, während wir auf die Terrasse wechseln. Die Tür bleibt offen, Frau Nitsch setzt sich wieder so, dass sie ihren Mann immer im Auge behalten kann. Er entschuldigt sich bei mir dafür, dass ein ungestörtes Gespräch nicht möglich ist, und erzählt, dass mittlerweile ein recht guter Koch aus ihm geworden sei. In jungen Jahren war er Radrennen gefahren und hatte Gesang studiert, ein Leben auf der Bühne wäre sein Traum gewesen. Obwohl sein beruflicher Werdegang anders verlief, als er es ursprünglich geplant hatte, ist er rückblickend mit seinem Leben zufrieden. Die Erkrankung seiner Frau lässt ihn heute vieles anders bewerten. Demnächst werden Waltraud und Ernst 50 Jahre miteinander verheiratet sein. Immer und in jeder Hinsicht war sie für ihn die Frau, die er sich wünschte. Solange es irgendwie möglich ist, soll sie bei ihm bleiben, wird nur er ihr Betreuer sein. Mit Ausnahme der Stunden im Tageszentrum akzeptiert sie Pflegepersonen von außen ohnedies nicht. Drei Tage in der Woche verbringt sie hier, währenddessen kümmert er sich um den Haushalt, am Nachmittag holt er sie ab. Früher unternahmen sie viele Reisen, das letzte große Ereignis fand vor neun Jahren statt, als Ernst für drei Wochen in einen Hotelkomplex eingeladen wurde, um dort jeden Abend für die Gäste zu musizieren. Dort gab es österreichische Küche, österreichischen Wein und auch österreichische Musik. Er spielte auf der Zither und sang dazu Volkslieder, Opern- und Operettenarien, Wienerlieder. Waltraud war dabei, die Krankheit muss bereits in ihr geschlummert haben, sie war nur noch nicht ausgebrochen.

Ernst ist ein geselliger Mann, ein Entertainer, dies kann er nun nicht mehr ausleben. Er bekommt keinen Besuch, die sozialen Kontakte sind abgebrochen. Ab und zu trifft er einen alten Freund, während seine Frau in der Tagesbetreuung ist. Sonst nichts. Niemand kommt zu ihm. Ob es sich um Scheu vor der außergewöhnlichen Krankheit seiner Frau handelt? Er weiß es nicht. Doch Waltraud würde Besuch ohnedies nicht ertragen, sie hält es nicht aus. Es beunruhigt sie, wenn jemand in ihre Wohnung kommt, diese Spannung überfordert sie. Selbst wenn sie zu einer ihrer Töchter fahren, möchte sie so rasch wie möglich wieder nach Hause. Auch das Gehen funktioniert kaum noch, die Motorik wird zunehmend schlechter. Aber Autofahren, das hat sie gern. Eine Fahrt ins Blaue ist das Schönste für sie. Ernst kann mit ihr ohne Probleme fünfhundert Kilometer am Stück fahren. Das ist wohl eine Reminiszenz an frühere Zeiten, denn sie waren unzählige Male mit dem Auto in Griechenland unterwegs. Es ging so weit, dass sie zeitweise mit deutschen Touristen Kultur- und Bergwanderungen durchführten. Als Draufgabe unterhielt Ernst die Gäste mit Gesang und Zitherspiel.

Die Zeiten haben sich geändert. Heute wird Waltraud schon um fünf Uhr am Nachmittag sehr müde. Der Inkontinenz versucht Ernst zu begegnen, indem er seine Frau um halb zehn am Abend noch einmal weckt und auf die Toilette begleitet. Danach schläft sie bis halb drei oder drei am Morgen durch. Laufend versucht er, die Medikamente schwächer zu dosieren, seine Frau zu animieren und zu aktivieren.

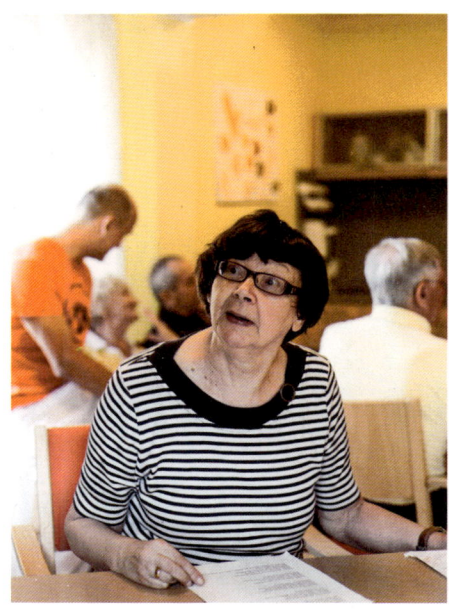

Wir werden unterbrochen. Eine Betreuerin teilt mit, dass Waltraud um keinen Preis mehr sitzen bleiben möchte und sofort zu ihrem Mann will. Das sei immer so, wenn Herr Nitsch ins Tageszentrum käme. Ab diesem Moment sei es nicht mehr möglich, sie in der Gruppe zu halten. Waltraud steht hinter ihr, ungeduldig tritt sie von einem Bein auf das andere. Ob sie ihr Essen mit uns auf der Terrasse einnehmen will? »Nein, ich mag heim.« Ernst verspricht ihr eine Rundfahrt mit dem Auto, wenn sie sich noch ein wenig zu uns setzt. »Ich mag aber heim. Nein, ich mag heim.« Das Beharren, die geringe Toleranz, das seien Symptome der Krankheit. Nervös mache ihn das nicht, meint Herr Nitsch, damit würde er fertig, er wisse über die Erscheinungsformen von Chorea Huntington Bescheid. Doch hin und wieder habe auch er Phasen, in denen ihm alles sehr zusetze. Er zeigt auf seine Augen und meint die Tränen, die er dann weint. »*Schatzi, ich möcht heim, bitte.*« Es ist nicht einfach. Herr Nitsch weiß, dass seine persönlichen Ressourcen nicht zuletzt auf Grund seines Alters im Abnehmen sind. »*Schatzi, ich möcht heim. Gut war es bei Ihnen.*« Waltrauds Martyrium des Wartens darf nicht länger fortgesetzt werden. Es erleichtert sie ungemein, sich von uns verabschieden zu können. Ihr Mann zwinkert ihr zu, sie lacht verschwörerisch, ein kleiner Flirt zwischen den beiden. Herr Nitsch schlägt vor, das Gespräch telefonisch fortzusetzen, am Abend, wenn Waltraud schläft. Denn dann setzt er sich in die Loggia, trinkt ein Glas Rotwein und stopft sich eine Pfeife. In den nächsten Wochen möchte er mit ihr noch einmal für ein paar Tage in die Steiermark auf Urlaub fahren, in ein kleines, familiäres Hotel, in dem sie schon oft miteinander waren. Er freut sich darauf. »*Komm Schatz! Auf Wiedersehen. Danke schön.*«

Ein paar Wochen später kommt es zu einem zweiten Gespräch mit Ernst Nitsch, dieses Mal bei ihm zu Hause, während sich seine Frau in der Tagesbetreuung aufhält. Die angekündigte Urlaubsfahrt war ein Desaster. Es war nicht möglich, im Restaurant zu essen oder gemeinsame Besichtigungen durchzuführen. Also setzten sich Ernst und Waltraud ins Auto und fuhren Kilometer um Kilometer. Wir sehen uns Fotos aus alten, aus glücklichen, aus bewegten Zeiten an. Eine sehr hübsche, sportliche Waltraud nach einer anstrengenden Besteigung des Olymps. Winter im Mühlviertel, Ernst auf dem Rennrad, das erste Kind, endlich das Hochzeitsfoto aus dem Jahr 1963. Herr Nitsch begibt sich auf die Suche nach einem bestimmten Bild, auf dem seine Frau besonders schön ist. Es geht ihm nicht aus dem Kopf, der Lichteinfall, die Erinnerung, die große Liebe. Sie war ein stilles, zurückhaltendes Mädchen. Ihre Herzlichkeit war immer außergewöhnlich. Und obwohl sie so jung war, schaffte sie es, eine fürsorgliche, gute Mutter zu sein. Er selbst war nicht immer der Bravste, doch seine Frau verzieh. Sie war in allem ein Schatz von unsagbarem Wert, die gute Hausfrau, die fürsorgliche Mutter, die Partnerin, die in jeder Situation zu ihm stand, egal, was passierte.

Ernst war für Waltraud die erste, große und einzige Liebe, das hatte sie nie in Zweifel gezogen. Sie war offen und lernfreudig,

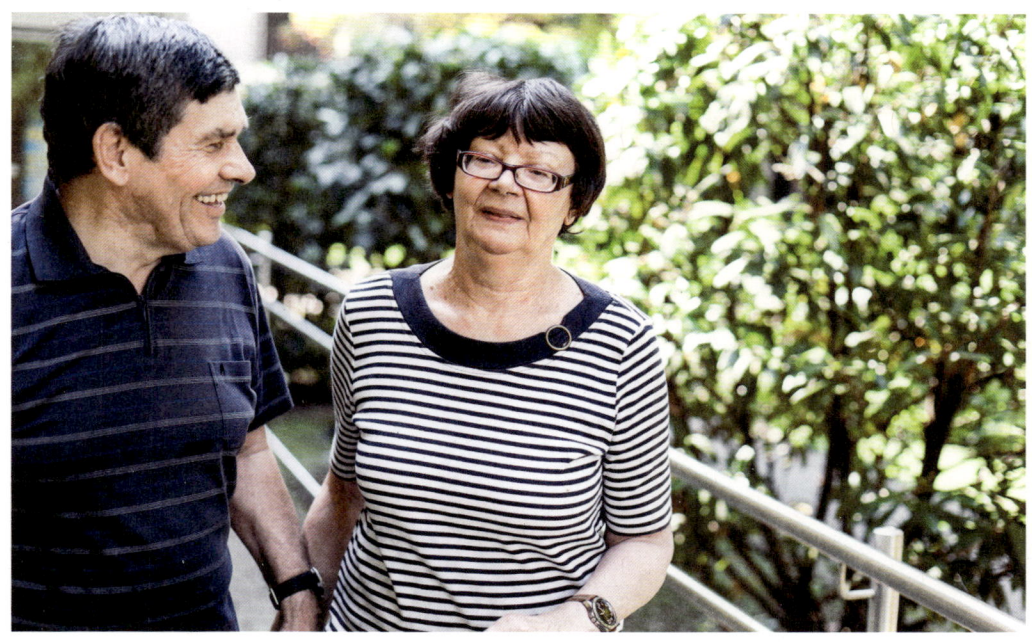

absolvierte ihre Ausbildungen und Prüfungen in den Fachgebieten Lohnverrechnung und Buchhaltung mit Bravour und besuchte jahrelang Englischkurse. Durch das Engagement ihres Mannes musste sie viel in Kauf nehmen, vielleicht wäre es ihr anders lieber gewesen. Sie musste oft zurückstecken, Ernst machte sich damals nicht viele Gedanken darüber. Später gingen sie beinahe zeitgleich in Pension, beide freuten sich darauf. Ihr Mann nahm seine ehrenamtlichen Funktionen weiterhin wahr. Die nächsten Jahre waren schön, sie genossen die gemeinsame Zeit, obwohl es auch das eine oder andere gegeben haben muss, das Waltraud wehtat. Und doch glaubt Ernst, wenn er zurückblickt, dass sie beide vom Glück verwöhnt waren. In den ersten Jahren als Großeltern nahm Waltraud einen besonderen Part ein, sie unterstützte ihre Tochter und kümmerte sich um die Enkelkinder. Irgendwann machte eine der beiden Töchter den Vater darauf aufmerksam, dass die Bewegungen ihrer Mutter plötzlich anders waren, eine kleine Unsicherheit da und dort, eine nicht zuordenbare Veränderung in der Motorik. Das war vor acht Jahren. Sie suchten einen Arzt auf. Doch es kam zu falschen Diagnosen, die ursächliche Erkrankung wurde nicht erkannt. Waltraud zog sich immer weiter zurück, sie wollte nicht darüber sprechen, doch sie litt unter der Verunsicherung, der Angst, der Sorge. Bald folgte der erste Suizidversuch.

Auch danach kam es zu keinem ehrlichen Gespräch, Waltraud wollte es nicht. Nach vielem Bitten und Drängen äußerte sie ihre Befürchtung, an Alzheimer erkrankt zu sein, und den Wunsch, ihrer Familie nicht zur Last zu fallen. Doch das war erst nach ihrem zweiten Versuch, sich das Leben zu nehmen. Immer wollte sie wo hinunterspringen, das erste Mal waren sie gerade dabei, die Wohnung zu verlassen. Ernst konnte sie im letzten Moment vom Fenster zurückziehen. Das zweite Mal war sie alleine bis unter das Dach des Neuen Rathauses in Linz gestiegen. Irgendwann reagierte sie auf die verzweifelten Anrufe ihres Mannes und antwortete am Mobiltelefon. Den dritten Versuch unternahm sie in der psychiatrischen Klinik während eines stationären Aufenthaltes. Die Ärzte schlossen Alzheimer aus, doch Waltraud glaubte ihnen nicht. Die ersten typischen Anzeichen von Chorea Huntington, schwere motorische Zuckungen, traten erst zwei Jahre später auf. Bis dahin hatte die Diagnose auf schwere Depressionen gelautet. Die nun folgenden, gezielten Untersuchungen ergaben ein eindeutiges Bild der genetisch bedingten Krankheit.

Die beiden Kinder von Waltrauds Schwester, die früh verstorben war, unterzogen sich in der Folge ebenfalls einer Testung. Sie wollten es wissen. Dabei stellte sich heraus, dass der Sohn von Chorea Huntington betroffen ist, die Tochter nicht. Mittlerweile ist er 46 Jahre alt, er hat noch keine Symptome an sich entdeckt. Waltrauds Töchter entschieden sich gegen die Austestung. Erst kürzlich las Herr Nitsch über eine neue Entwicklung in der medizinischen Forschung, wonach die Erbanlagen in den Eizellen bestimmt und der Erbfaktor Chorea Huntington entfernt werden kann. Durch diesen Vorgang kann die Erkrankung im Rahmen einer künstlichen Befruchtung im Vorfeld ausgeschlossen werden.

Damals, beim Erstgespräch nach der Diagnose, eröffnete der Primar Herrn Nitsch, dass seine Frau noch maximal drei Jahre zu leben habe. Das war vor acht Jahren. Ab diesem Zeitpunkt unternahm Waltraud keine weiteren Suizidversuche. Sie konnte damit besser als mit ihren unbestätigten Befürchtungen umgehen. Nun lebt sie mit möglichst gering dosierten Psychopharmaka unter der Prämisse, dass ihr Mann jeden Stress von ihr fernhält und ihre

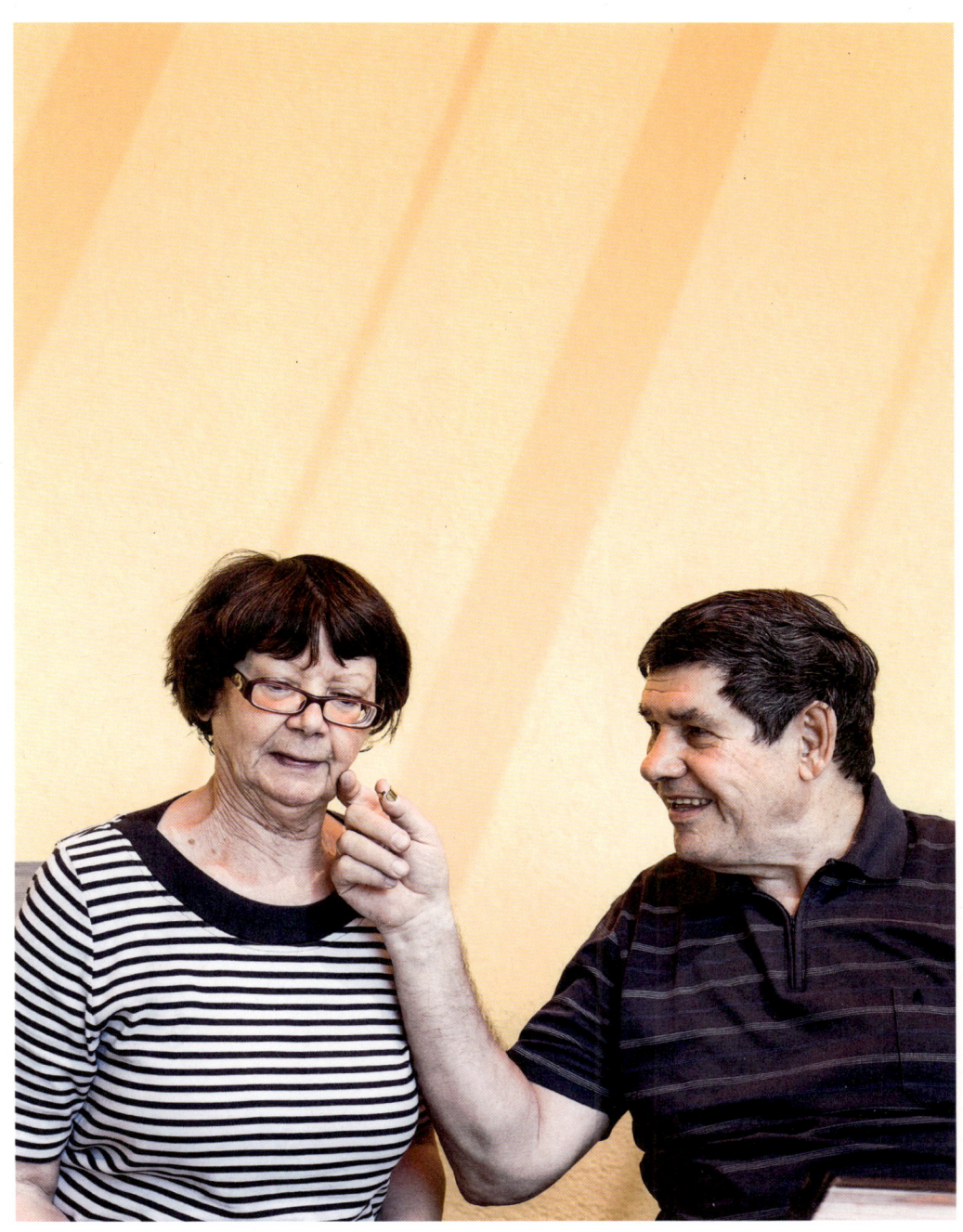

Wünsche, so gut es geht, erfüllt. In den ersten Jahren fuhren sie noch gemeinsam auf Urlaub, machten Ausflüge mit eingeschränktem Bewegungsradius. Sie wanderten auch, waren zu Fuß unterwegs. Erst in der letzten Zeit kam es zu einer gravierenden Verschlechterung. Der Verlauf ist kontinuierlich, eine gleichmäßige, schleichende Abwärtsentwicklung.

Herr Nitsch versucht, seine Frau nicht spüren zu lassen, dass etwas anders ist. Er möchte auch die Öffentlichkeit nicht scheuen, sucht nach einem ungezwungenen Umgang. Im Gasthaus hilft er ihr beim Essen, wenn es notwendig ist. An manchen Tagen gelingt Waltraud der Umgang mit dem Besteck besser, an manchen schlechter. Wenn sie ein Putenschnitzel möchte, schneidet es ihr Mann für sie, denn dafür fehlt ihr mittlerweile die Kraft. Generell wird sie zusehends schwächer. Während sie im letzten Jahr noch eine Stadtrunde mit ihrem Mann bewältigen konnte, fehlt ihr nunmehr die Energie dazu. Mehr als zweihundert Meter zu Fuß schafft sie nicht. Sie hat nicht mehr die Kraft, die Beine zu heben. Auch die Inkontinenz ist ein Thema, doch Ernst kann inzwischen gut damit umgehen. In manchen Nächten muss er trotz der Einlagen mehrmals Waltrauds Pyjama wechseln und das Bett neu beziehen. Im Kofferraum seines Wagens hat er Kleidung zum Wechseln mit, doch nicht überall findet er ein Behinderten-WC, wo das Umziehen möglich ist. Untertags funktioniert die Beherrschung der Körperfunktionen noch besser, doch wenn Waltraud ermüdet, wenn ihr ganzer Körper schwächer wird, geht es nicht mehr so gut.

Es gibt noch andere Themen, die Ernst beschäftigen. Zum Geburtstag erhielt er von seinen Kindern ein Ticket für eine Vorstellung im Linzer Musiktheater. Er hätte das Konzert sehr gerne besucht. Doch Waltraud konnte und kann sein Fernbleiben nicht akzeptieren, sie lässt sich auch von ihren Töchtern nicht versorgen, nicht für eine, nicht für zwei Stunden. Die Tochter war zu ihr nach Hause gekommen, doch Waltraud klammerte sich an Ernst, zog ihn zurück. In solchen Situationen hat sie Angst, sie kommt in einen Zustand der Panik, der so groß wird, dass Ernst die Nachwehen, die sich dann über Tage hinziehen, nicht in Kauf nehmen möchte. Lieber bleibt er zu Hause und verzichtet. Kaum eine Auszeit ist ihm gegönnt. Gäbe es das Tageszentrum nicht, so hätte er keine Möglichkeit, sich um organisatorische Dinge zu kümmern oder etwas für sich zu tun. Die Arbeit im Haushalt bewältigt er nebenbei. Nachdem seine Töchter

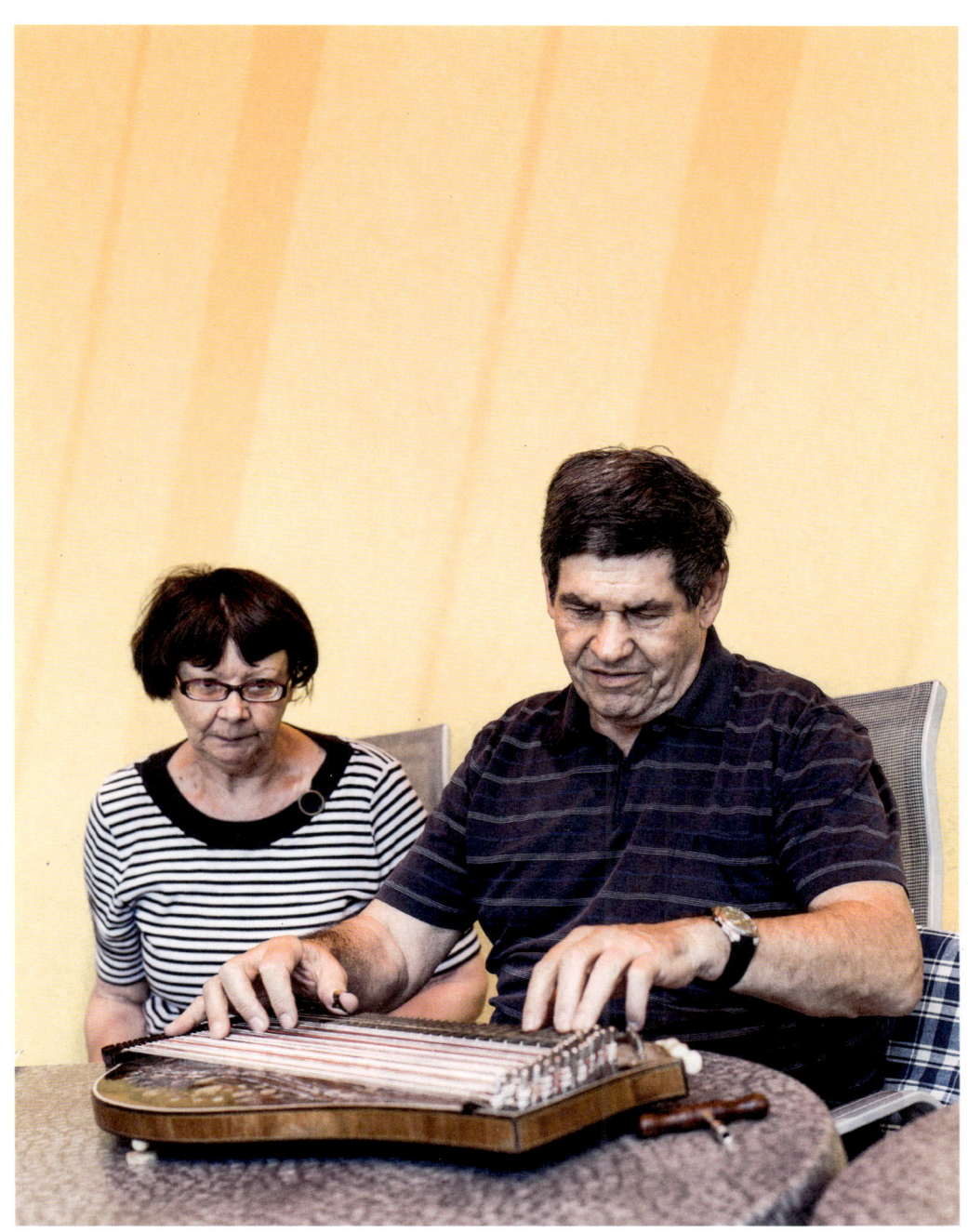

ihn dazu brachten, nicht mehr alles zu bügeln, ist er mit der Wäsche etwas lockerer geworden. Die nächste Generation hat dazu eine gesündere Einstellung, meint er. Waltraud ist nicht besachwaltet. Das käme für Ernst nicht in Frage, auch wenn der Begriff des Geldes für sie längst verlorengegangen ist. Das gemeinsame Konto wird wie in ihrem ganzen bisherigen Leben weitergeführt, die Verwaltung obliegt ihm nunmehr allein.

Die Kommunikation ist sehr eingeschränkt. Ernst könnte sich vorstellen, auch andere Gespräche zu führen, über verschiedene Themen zu diskutieren, doch dazu besteht keine Möglichkeit. Die Dialoge zwischen ihm und Waltraud verlaufen wie zwischen einem Erwachsenen und einem Kleinkind. Ernst fragt, Waltraud antwortet wenig oder sie lacht, wenn er nachsetzt. Gegenüber seinen Scherzen ist sie jedoch sehr aufgeschlossen, über seine Sprüche kann sie lachen, wieder, nach Jahren. Ernst weiß, dass er nachgeben muss, wenn seine Frau ihn bedrängt, wenn sie nach Hause will, wenn sie mit ihm alleine sein möchte. Wenn Waltrauds Unruhe zu stark wird, macht es keinen Sinn, etwas anderes durchsetzen zu wollen. Die Folgen wären zu groß und letztlich wieder von Ernst zu tragen. Somit sind seine Wünsche gänzlich in den Hintergrund getreten – er hat sich damit arrangiert. Er erlaubt sich keine Aggressionen, obwohl sie vielleicht vorhanden sind, denn er kann sich gut erinnern, wie temperamentvoll und aufbegehrend er in manchen Dingen früher war. Aber nein, das ist heute passé.

Ernst versucht immer, sich sein Leben, Waltrauds Leben, ihre gemeinsame Zeit, vor Augen zu halten. Er bemüht sich, nicht zu vergessen, was ihm alles geschenkt wurde, wie viel Gutes er erfahren durfte. So kann er mit der aktuellen Lebensphase besser umgehen. Und ihm ist bewusst, um wie viel schlechter es manchen Menschen geht, wie groß ihr Leid sein kann, wie schlimm die Schicksale sind, die viele ertragen müssen. Das gibt ihm die Kraft zu sagen: *»Eigentlich geht es mir trotz allem noch gut.«* Dass er wenig schläft, vielleicht vier Stunden am Stück, daran hat er sich gewöhnt, obwohl er weiß, dass sein Schlafrhythmus unzureichend und ungesund ist. Trotz allem hat er das Gefühl, sich etwas gönnen zu dürfen, das gute Gläschen Wein am Abend, die Pfeife, Musik. Die anderen Dinge – auf einen Berg gehen, Rad fahren, mit Freunden unterwegs sein –, das ist halt nicht mehr. Manchmal wünscht er sich etwas, doch wider Erwarten kommt er mit dem Verzicht gut zurande.

Ernst bezeichnet sich nicht als verzweifelt. Er konfrontiert sich mit dem Gedanken an den Verlust eines geliebten Menschen, denn er weiß, dass die Schluckbeschwerden, die mittlerweile bei Waltraud auftreten, die Einleitung des letzten Stadiums sind. Oft kreisen seine Gedanken ums Verreisen. Er stellt sich vor, wegzufahren, einen Monat oder länger unterwegs zu sein, es könnte Australien oder der asiatische Raum sein. Vielleicht wird dies notwendig werden, um die Trennung leichter bewältigen zu können, die irgendwann bevorsteht. Sie ist immer noch die Frau, mit der er sein ganzes Leben verbracht hat. Auch wenn sich ihre Persönlichkeit im Laufe der Jahre verändert hat, gibt es wesentliche Dinge, die bleiben, die einfach vorhanden sind. Wenn die Sexualität wegfällt, so tritt eine andere Art von Zärtlichkeit an ihre Stelle. Die Krankheit ändert nichts daran, dass man einen Menschen liebt.

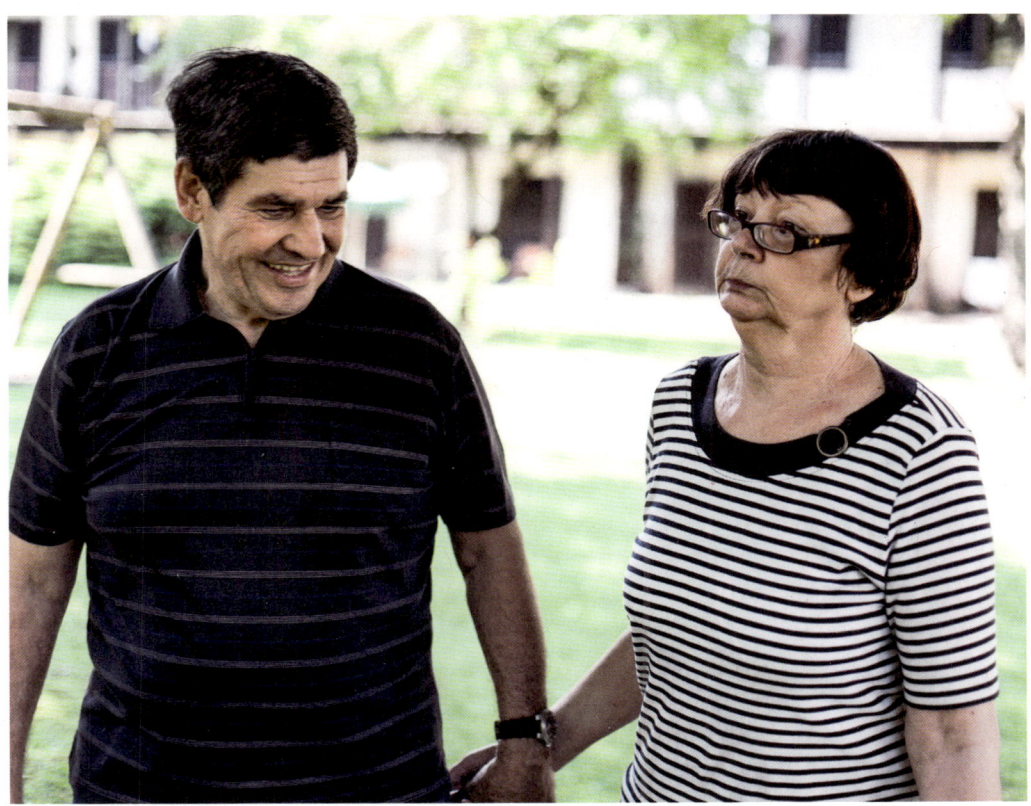

Valerie und Sophia

Sophia ist Sozialarbeiterin und arbeitet in einer Frauenberatungsstelle. Am Telefon prüft sie mich, sie weiß, wie hochsensible Beratungsgespräche geführt werden müssen. Sie beschreibt ihre Mutter als Dame der Gesellschaft, ich höre, dass sie einst als schönste Frau im Bezirk galt. Zurückgezogen habe sie sich, zur Gänze, nervös und scheu sei sie, depressiv, leidend, stressanfällig. Sie zünde sich eine Zigarette nach der anderen an. Sie wohne allein, seit Kurzem werde sie von einer 24-Stunden-Pflegerin betreut. Sophia werde die Mutter auf unser Gespräch vorbereiten und ihren Arbeitsplatz frühzeitig verlassen, um mich in Empfang zu nehmen.

Lang gezogene Dörfer, dicht an der ungarischen Grenze, Haus an Haus, geschlossen. Der Parkplatz bei der Kirche, gegenüber eine rostrote Fassade, ein blau gestrichenes Holztor mit Rundbogen. Von außen klein. Eine unscheinbare Glocke: Valerie Heller. Als ich läute, höre ich lange nichts, dann aufgeregte Stimmen, sich nähernde Schritte. Das Tor wird geöffnet, eine junge rumänische Frau steht vor mir, sie spricht deutsch, das braune Haar zusammengebunden, Leggins, Haussandalen, ein langes Shirt. Hinter ihr eine groß gewachsene, schlanke Frau, sie trägt eine edle Bluse in sanftem Aprikosenschimmer, eine schmale Hose. Das Haar blondiert und füllig, aufwendig frisiert und fixiert. Mit ihrer schmalen Nase, den zart geschminkten Lippen, den hohen Wangenknochen wirkt sie wie Catherine Deneuve. Zugleich der angstvolle Blick, die Sorge, die aufsteigende Panik, das Leid.

Hinter dem Tor ein Paradies, das lang gezogene Grundstück wird am Ende des Hofes durch einen Holzlattenzaun geteilt. Dahinter Obstbäume, Sträucher, über die Terrasse, aus dem Innen heraus, öffnet sich der Garten. Das Haus ist ein Schmuckstück mit verschiedenen Ebenen, jeweils durch ein paar Stufen miteinander verbunden, offen. Holz in unterschiedlichen Farbnuancen, Materialien gemixt, altes Geschirr. Originalwerke burgenländischer Künstler an den Wänden, dicht an dicht. Kein Bilderrahmen gleicht dem anderen. Die Bibliothek mit in Leder gebundenen Werken. Steinböden. Vor mir die Edle, fremd, als wäre sie nur Gast, starr vor Angst. Ihre Tochter sei noch nicht hier, sie könne mir nichts sagen, sie sei verwirrt, dies alles sei ihr nicht recht. Sie wisse nichts. Dann führt sie mich in die Küche an einen quadratischen Holztisch, massiv, roh. Der Aschenbecher,

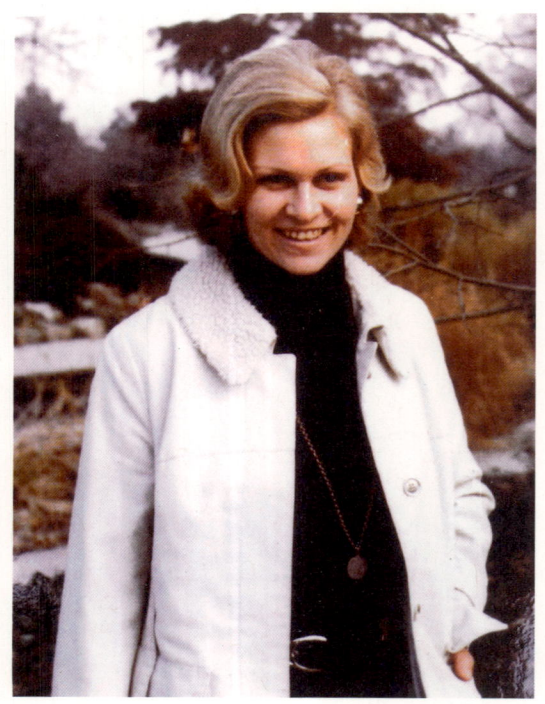

ausgefüllte Kreuzworträtsel, ein Stift. Während ich mich einrichte, wendet sie sich ab und zündet sich mit flatternden Händen eine Zigarette an. Noch kann sie sich nicht setzen, eine Aufforderung, nur halb an die Pflegerin gerichtet, an das Personal. Dann wagt sie es doch, Platz zu nehmen, mit flackerndem Blick sieht sie mich an. Sie habe keinen guten Tag, sie sei aufgeregt und verwirrt, sie möchte nicht befragt und nicht interviewt werden. Ich biete ihr an, ein wenig zu plaudern, bis ihre Tochter erscheint.

Ihr Vorname gefalle ihr nur bedingt, meint Frau Heller und lächelt zum ersten Mal. Ihre Stimme klingt belegt, ein vorwurfsvoller Ton schwingt mit, eine Klage, eine Enttäuschung. Klangfarbe und Lautstärke ein Relikt aus einer Zeit, in der sie im Mittelpunkt stand, in der ihr Wort alles galt, in der von ihr allein Glück und Leid abhingen. Sie erzählt dann doch. Dass sie im Mai 1940 in Brünn in der damaligen Tschechoslowakei als Valerie Očennšek geboren wurde und bald darauf mit den Eltern nach Wien übersiedelte. Dass sie dort ihren zukünftigen Mann kennenlernte, einen jungen Dermatologen. Dass sie mit den gemeinsamen Kindern hierherzogen, als er ins Burgenland wollte. Dass sie selbst die Handelsschule besucht und zuerst als Sekretärin in einer Werkzeugfabrik gearbeitet hatte, ja, und danach, das weiß sie nicht mehr.

Als Sophia eintritt, sich für die Verspätung entschuldigt und besorgt nach dem Befinden der Mutter fragt, atmet Frau Heller auf. »*Du kannst mir helfen, weil ich habe alles vergessen.*« Der Termin war im Kalender eingetragen, doch nun sei sie unvorbereitet. »*Ich habe nicht gewusst, was sich tut, nicht?*« Frau Heller ärgert sich, dass ihr vieles nicht mehr einfällt, dass sie Erlebtes und Geschehenes nicht einordnen kann. Es macht sie nervös, nach Jahreszahlen und Ereignissen gefragt zu werden. Wir einigen uns darauf, dass sie mit Sophias Hilfe ihr Leben erzählt.

Valerie: Es fällt mir im Moment nicht ein, aber ich könnte nachdenken. Ich habe jedenfalls eine bewegte Lebensgeschichte. Wir sind nach Wien geflüchtet, von wo Sophia?
Sophia: Aus Brünn.
Valerie: Wo?
Sophia: Aus Brünn seid ihr geflüchtet. Du bist nicht mit deinen Eltern, sondern schon früher mit der Tante Gabi geflohen, hm? Deine Eltern, du und die Tante Liesl, ihr habt in Brünn gelebt.
Valerie: Wir haben in Brünn gelebt.
Sophia: Ihr ward Sudetendeutsche und habt in Tschechien gelebt.
Valerie: Sophia, ich weiß nicht mehr.

Es beginnt ein vorsichtiger Reigen zwischen Mutter und Tochter, auf der Suche nach einer gemeinsamen Wahrheit und im Entblättern komplizierter Beziehungsgefüge wandelt er sich bald in eine mutige Rückschau. Oft eine Frage, ein Tasten, dann wieder rasches Voranschreiten, Führen und Geführtwerden, Überlegung und Korrektur. Nach einer Weile kommt es wieder, das Leben, kommt zurück in Valeries Gedanken und in ihre Erinnerung.

Als Valerie vier Jahre alt war, begann die Vertreibung der deutschsprachigen Bevölkerung Mährens. Ihre Familie wurde interniert, sie wurde von ihren Eltern und der um drei Jahre älteren Schwester Liesl getrennt. Gemeinsam mit ihrer Tante Gabi konnte sie fliehen. Sie war so zart und schwach, dass ihre Eltern Sorge hatten, sie würde die Strapazen nicht überleben. Zu Fronleichnam 1945 gipfelte die Aussiedlung im sogenannten Brünner Todesmarsch. 25 000 deutsche Frauen, Kinder und alte Menschen wurden Richtung österreichische Grenze getrieben. Es wird angenommen, dass dabei 5200 Personen ums Leben kamen. Valeries Großvater war einer von ihnen. Sein Sohn, Valeries Vater, war Prokurist einer Fabrik gewesen und hatte die Arbeiter immer wieder unterstützt, wenn sie in Notsituationen waren. Im Gegenzug schützten sie ihn nun vor Übergriffen und verhalfen ihm und seiner Familie zur Flucht. Valeries Tante Gabi war kinderlos und hatte die Mittel, die Kleine über die Grenze zu schmuggeln. Auf Grund der unterschiedlichen Haarfarben band sie Valerie ein Kopftuch um, gab sie als ihre eigene Tochter aus und brachte sie nach Windischgarsten. Das kleine Mädchen wurde dort von seiner Tante betreut, die es bis dahin nicht gekannt hatte. Monate später traf sie wieder auf ihre Eltern. Sie kann sich nicht daran erinnern, Angst gehabt zu haben. Wenn es bedrohlich wurde, floh sie in ihre eigene Wirklichkeit. So war es auch gewesen, als sie die Bomben hatte fallen sehen und mit ihrer Mama in den Luftschutzkeller gerannt war. Da hatte sie geglaubt, Ostereier fielen vom Himmel. Es war immer die Hand ihres Vaters oder ihrer Mutter da gewesen, auch im Luftschutzkeller. Dadurch hatte sie sich beschützt gefühlt. Sie kann sich auch erinnern, dass ihre Mutter zu Weihnachten aus einem Kochlöffel und einem Taschentuch eine Puppe für ihre kleinen Mädchen bastelte.

Nach der Flucht bezog Familie Očennšek eine Wohnung im sechsten Wiener Gemeindebezirk, die Großmutter, damals bereits über achtzig Jahre alt und bettlägerig, lebte bis zu ihrem Tod mit ihnen. Die Mädchen nannten sie Ominko, kämmten ihre langen Haare und flochten ihr Zöpfe. Die tschechische Sprache vergaß Valerie bald, sie konnte es nicht mehr, sie wollte es nicht, sie konnte nicht verzeihen, was ihrem geliebten Großvater angetan worden war. In das neue Leben fand sie rasch hinein, sie sagt von sich selbst, dass sie gegen Veränderungen nicht ankämpft. Das tat sie nicht, als sie die Klosterschule besuchte, nicht in der Handelsschule und auch nicht gegen die Eltern. Eine Tanzlehrerin hatte ihr Talent erkannt und ihr empfohlen, sich ausbilden zu lassen. Doch die Eltern bestanden auf die Schulausbildung, und Valerie setzte sich nicht durch. Sie habe einfach das gemacht, wohin die Eltern sie hineingeschoben hätten, denn sie war ein sehr folgsames Kind, das seinen Vater über alles liebte – auch wenn sie die Kleidung nach dem eigenen Geschmack adaptierte, wenn sie außer Sichtweite der Mutter war. In der großen Zeit des Burgkinos sah sie mit ihrem Vater dort alle Hörbiger-Filme. Dann ging sie ins Ronacher, das später ins Burgtheater übersiedelte. Als junge Frau war sie zwei Mal in der Woche im Theater und sah Meinrad, Konradi und andere Bühnengrößen vom Stehplatz aus, um drei Schilling.

Ihr Verlobter Karl, ein junger Jusstudent, erkrankte plötzlich an Krebs. Jeden Tag war sie am Krankenbett, zuletzt am Totenbett. Sein bester Freund war immer bei ihm. Am Friedhof während des Begräbnisses hielten sich Valerie und Bruno plötzlich an der Hand. Nach dem Tod ihres Verlobten saßen die beiden über viele Abende bei den Eltern des Verstorbenen. Eines Tages wurden sie von Karls Mutter aufgefordert, doch ins Kino oder einfach ein bisschen auszugehen. Doch Valerie zog es weiter fort. Sie fuhr nach London und arbeitete dort einige Monate als Sekretärin. Bis der Kaufmann, für den sie tätig war, mehr von ihr wollte. Es setzte eine Ohrfeige, und Valerie wechselte in einen Teashop. Bruno schrieb ihr sehnsuchtsvolle Briefe. Als sie zurückkehrte, besuchten sie gemeinsam unzählige Konzerte, denn ihr Freund war ein großer Musikliebhaber. Im selben Jahr wurde sie mit Sophia schwanger – die beiden heirateten. Fünfzehn Monate später kam Carolina zur Welt, drei Jahre danach Adrian.

Valerie mag sich nicht erinnern, wie viele Verehrer sie hatte. Doch ihre Tochter weiß von den Avancen der Männer zu erzählen, wie sie ihrer Mutter zu Füßen lagen. Für Valerie zählten nur die Kinder. Sie war eine glückliche Mutter, die Geburt ihrer ältesten Tochter beschreibt sie als einen der schönsten Momente in ihrem Leben. Sie fuhr mit dem Taxi in die Klinik, denn Bruno hatte als Turnusarzt im AKH Dienst. Sie war jung und tüchtig, nebenbei schrieb sie für einen Professor der Neurologie in Heimarbeit Übersetzungen. Sie war da, sie hatte Zeit, ihr Mann arbeitete die meiste Zeit im Spital. Unterstützung erhielt sie von ihrer Schwester. Das zweite Kind kam für sie zu früh, sie hatte das Gefühl, aus den Umstandskleidern nicht mehr herauszukommen, und meint heute, Carolina habe das wohl gespürt. Sophia, die älteste der drei Geschwister, fühlte sich von Mutter und Vater geliebt, ihre Kindheit war glücklich. Nur die Übersiedlung von Wien ins Burgenland vor dem Eintritt in die Volksschule empfand sie als großen Bruch. Die Distanz von den Freundinnen, die andere Sozialisation, die Sprache, die Außenseiterthematik. Ihre Mama kann sich erinnern, dass die Töchter weinend nach Hause kamen, weil sie wegen ihrer Kleidung ausgelacht wurden. Rückblickend sieht sich Sophia als freundliches, gutmütiges Kind, das diesem Kampf nicht gewachsen war. Früh übernahm sie symbolisch Verantwortung für sich und die Geschwister, später auch für die Mutter, für die Elternbeziehung, für die gesamte Familie.

Im neuen Heimatort eröffnete Dr. Heller eine Praxis, und seine Frau arbeitete von Anfang an engagiert mit. Es blieb wenig Zeit für den Kleinsten. Der Vater beteiligte sich weder an der Kindererziehung noch im Haushalt. Das trugen die Schwestern mit. Dennoch beschreibt ihn Sophia als zärtlichen, liebenden und wiedergeliebten Vater und ihre Mutter darüber hinaus als liebevoll präsente Mutter, die sich neben der vielen Arbeit sehr darum kümmerte, ihre Kinder gut zu versorgen.

Carolina starb mit 20 Jahren an den Folgen einer Anorexia nervosa (Magersucht), sie nahm sich selbst das Leben. Ihr Schicksal prägte die Familie in den Jahren des Leidens und über Carolinas Tod hinaus. Nach dieser großen familiären Krise verkauften sie ihr Haus, sie konnten dort nicht mehr bleiben. Sie suchten nach einem Neuanfang und einem Rückzugsort, sie kauften und renovierten und ließen sich nieder, nicht wissend, dass das nächste Unglück bald folgen würde. Die Ehe sei nicht leicht gewesen, meint Frau Heller, sie habe versucht, die Nervosität und die Ungeduld ihres Mannes auszugleichen. Der Tod der Tochter habe weit in die Beziehung gereicht, sie hätten den Tod mit sich und in ihre Ehe getragen. In dieser Zeit begann Valerie eine außereheliche Beziehung. Nun fragt sie ihre Tochter, ob sie das erzählen darf. Sophia findet es wichtig, darüber zu sprechen, das Interview soll ehrlich geführt werden. Die Liebesbeziehung war schmerzhaft, die Entdeckung des Betruges, die Enttäuschung einer Männerfreundschaft, die Trauer. Der Schmerz übertraf jenen über den Tod der Tochter nicht, er überdeckte, er lenkte ab, doch er konnte die Intensität nicht mindern. Mit der Entdeckung der Affäre war die Ehe zerrüttet und wurde dennoch fortgeführt. Grob zusammengesetzte Scherben, die Mühe des Zusammenlebens, eine Übersiedlung, ein Neuanfang, der Beginn des Endes. Die Eltern hätten sich gegenseitig wehgetan, meint Sophia, sie seien beide daran zerbrochen.

Es sei für sie sehr belastend, dieses Gespräch zu führen, sagt Frau Heller, denn sie habe im Moment eine starke Depression und nehme Medikamente, doch sie räumt ein: »Was ich kann, beantworte ich Ihnen.« Valerie lebt allein, schon seit Jahren, seit drei Jahren? Nein, dreizehn Jahre seien es, korrigiert Sophia, und Valerie ist verwundert: »Was, dreizehn? Mhm, schön.« Im Jahr 2000 starb Bruno vollkommen unerwartet an einem mehrfach gebrochenen Herzen. Den Infarkt konnte er selbst nicht diagnostizieren oder musste ihn verleugnen. Gegen seinen Willen wurde er ins Krankenhaus gebracht, die Notoperation überlebte er nicht. Die Jahre davor und auch zu diesem Zeitpunkt war Valerie sehr krank, sie hatte Diabetes, und auch ihr Herz war in Mitleidenschaft gezogen. Ein halbes Jahr nach dem Tod ihres Mannes entwickelte sie eine schwere Depression und verbrachte Monate in der Psychiatrie. Es ging ihr schlecht, sie war in Lebensgefahr, »ich konnte nicht mehr allein leben«, sagt Valerie. Dann der Wandel in die bipolare Erkrankung, und jetzt wieder nur – die Depression. Der Prozess bis zur Diagnose und ihrer Akzeptanz dauerte Jahre, die experimentell eingesetzten Medikationen belasteten Valerie.

»Darf ich eine Zigarette rauchen, eine?«, wendet sie sich an ihre Tochter, die nicht ablehnen und nicht zustimmen will: *»Du musst mich nicht fragen.«* Valerie konnte nicht allein leben, doch sie wollte es, immer, auch jetzt. Lieber die Isolation als fremde Leute im Haus. Auch in einem Zweihundert-Seelen-Dorf ohne Greißler. Auch unter Aufgabe der Mobilität. Doch das Auto steht noch im Hof, vielleicht kann es die Betreuerin Sanda benutzen. Da ist es gut, dass Sophia mit ihrer Familie ganz in der Nähe wohnt. *»Es wäre das Beste gewesen, in eine Wohnung zu übersiedeln, aber ich habe es nicht über mich gebracht.«* Frau Heller hält ihre Zigarette in der Hand mit dem Zeigefinger ohne Kuppe. Sie schmunzelt in sich hinein. *»Da wollte ich hilfreich sein. Mein Mann hatte Probleme mit dem Rasenmäher. Es war eine Kurzschlusshandlung, ich habe hingegriffen und die Kuppe war ab. Es ist sehr lange her.«*

Sophia erinnert sich an eine andere Zeit: *»Es war ein offenes Haus, das ihr geführt habt, der Papa und du. Viele Freunde sind ein und aus gegangen, ihr hattet immer Gäste, es gab Hausfeste und Konzerte.«* Im Wohnraum steht ein Piano, doch Valerie spielt schon lange nicht mehr. Sie fragt sich, ob die Zeit wieder kommt. Viele der Bilder stammen von demselben Künstler, den sie persönlich kannte. Sie hat sie gemeinsam mit ihrem Mann ausgesucht, auch der Maler lebt schon seit vielen Jahren nicht mehr. Damals kam er jede Woche zum Essen, und Valerie spielte für ihn Sonatinen am Klavier. Sie sei mittelmäßig gewesen, aber sie habe gespielt, es hätte ihr Freude bereitet. Auch die Kinder durften Instrumente erlernen, Violine, Klavier und Saxophon.

Die Vorstellung, dass ein Fotograf zu ihr ins Haus kommt und Fotos von ihr macht, ist Valerie unangenehm. Sie meint, dass ihr die Depression ins Gesicht geschrieben stünde, dass sie erkennbar sei, *»im Ausdruck, oh ja«*. Das sei eine Antriebslosigkeit, die sie schon am späten Nachmittag ins Bett und mit einem Schlafmittel ins Vergessen zwinge. Es sei noch viel früher, um zwei beginne sie zu zappeln, wirft ihre Tochter ein, und Valerie meint trocken: *»Vielleicht tu ich mich schönreden, ich weiß auch nicht.«*

Sanda, die junge Frau im Haushalt, absolviert ihren ersten Turnus bei Frau Heller, die sich im Gespräch überrascht zeigt, dass sich Sanda im monatlichen Rhythmus mit einer anderen Betreuerin abwechseln soll. Auch die Aufgaben der 24-Stunden-Pflegerin sind nicht klar. Welche Bilder trägt Valerie in sich? Sanda helfe ein wenig im Haushalt, im Übrigen sorge sie für sich selbst, sie koche noch, wenn auch Dinge, die rasch gingen. Sophia korrigiert ihre Mutter sanft und diese räumt ein, dass ihr nichts Spaß mache: *»Weil ich nicht so gern esse, freut mich das Kochen auch nicht. Mich freut nur wenig, auch das Spazierengehen nicht, das ist ein Jammer. Früher bin ich schwimmen gegangen, und jetzt fällt alles ins Wasser.«* Dafür lese sie, doch sie wisse den Titel des aktuellen Buches nicht. Die Literatur suche sie selbst aus. Sophia bringe Bücher, und sie entscheide dann. Mit Sanda spreche sie kaum, es werde besprochen, was gerade anliege. Sie sei auch nicht ständig da. Sophia wirft ein, dass die junge Frau nun hier wohne. *»Aha, na fein«*, meint Valerie und erzählt, dass sie nicht zum Einkaufen komme, weil sie vor den Leuten Angst habe. Und dass zu Hause meistens der Fernseher laufe, sie aber keine speziellen Vorlieben bezüglich der Programme habe. Nun sei sie müde und vom langen Gespräch durcheinander. Nur der Gedanke an Sophias Kinder bringt sie noch zum Schwärmen: *»Ich liebe meine beiden Enkelsöhne sehr, sie sind ein Trost und eine Stütze für mich!«*

Sophia erzählt, dass es schwirig sei, ihre Mama im Wachzustand anzutreffen. Wenn sie am Nachmittag von der Arbeit komme, würde Valerie meist schon schlafen. So blieben ihnen fast nur die Wochenenden, und auch da sei es schwirig, weil ihre Mutter in Besuchssituationen schnell sehr nervös werde. Kontakte im Dorf oder mit der Nachbarschaft gibt es keine. Auch alle alten Freundschaften wurden von Valerie gekappt. Es gelingt Sophia nicht, ihre Mutter zu gemeinsamen Unternehmungen zu bewegen. Nur die Demenzbetreuerin der Volkshilfe, die mag Frau Heller, sie freut sich auf den wöchentlichen Besuch und die gemeinsamen Übungen. Am Ende des Gesprächs fragt Frau Heller: *»Und was geschieht jetzt?«* Auf die Gegenfrage, ob sie damit meine, wie es nach dem Interview weitergeht, bezogen auf das geplante Buch, sagt sie: *»Ja, wie es weitergeht mit mir«*, und sie setzt nach: *»Ich weiß nicht, ich habe nicht das Gefühl, dass die Sanda bei mir bleibt.«*

Frau Heller zeigt mir noch das Haus und die Terrasse, andeutungsweise. Der Steingarten verwildert, die Rasenfläche und die Obstbäume sind gepflegt und im satten Grün. Während Sophia und Sanda den Einkauf besprechen, wird Frau Heller zunehmend nervös. Sie spricht über ihr Laster, das Rauchen. Eigentlich hat sie damit erst in späten Jahren begonnen, weil der Papa so viel rauchte, wirft die Tochter ein. Bis zu einer Packung rauche sie, sagt Frau Heller, manchmal werden es zwei, meint Sanda. Frau Heller tritt von einem Bein auf das andere, sie will ihre Ruhe. Gemeinsam mit Sanda begleitet sie uns zum blauen Tor, unsicher tritt sie einen Schritt nach vorn und wartet, bis wir unsere Autos gewendet haben und uns durch die menschenleere Straße langsam von ihr entfernen. Im Rückspiegel sehe ich die erhobene Hand, ein angedeutetes Winken. Später wird mir ihre Tochter erzählen, dass sie das schon sehr lange nicht mehr gemacht hat.

Nur wenige Häuser weiter setzen Sophia und ich das begonnene Gespräch in einer anderen Welt fort, ohne die Mutter, die es nicht länger ausgehalten hätte. Junge Leute, wenn auch gerade am Gehen, sommerlich, Flip-Flops, die Gitarre umgehängt. Eine Wand mit Fotos beklebt, im angebauten offenen Lagerraum eine Staffelei mit einem Bild, Acrylfarben, in Arbeit. Ein Junge mit langem Haar, den schwarzweißen Kimono eng um den Körper geschlungen. Wir setzen uns in die Laube und werden augenblicklich von einer Vielzahl von Stechmücken überfallen, sie taumeln auf unsere Haut und in unsere Augen. Mit Räucherstäbchen versüßen wir ihnen und uns das Gespräch, in Patschulischwaden gehüllt, erzählt Sophia:

»Meine Mutter ist normalerweise in einem viel schlechteren Zustand. Mich verblüfft, wie sehr sie sich konzentrieren kann, wie viel sie auch weiß, wie viel sie zulässt, wenn es darum geht, ein Bild nach außen zu vermitteln. Sie hat ihr Leben lang eine Rolle gespielt. Sie hat sich über ihre Weiblichkeit und Schönheit definiert. Die schönste Frau des Bezirks, hofiert bis zum Landeshauptmann hin. Ich glaube, dass es ihr guttut, in die Vergangenheit zu gehen, weil sie gesellschaftlich sehr anerkannt war. Sie war eine Dame und ist es immer noch, nur hat sie den Übergang in die Rolle, wo sie Hilfe und Unterstützung annehmen muss, nicht geschafft. Aus ihrem Stolz heraus kann sie mit ihrer Erkrankung und mit dem zunehmenden Alter nicht umgehen. Sie hat sich nie neu gefunden und systematisch alle Kontakte abgebrochen. Das ist für mich sehr schwer auszuhalten, weil ich sie liebe und weil ich sehe, wie extrem unglücklich sie ist. Sie hat einen enormen Leidensdruck, und ihre Angstzustände werden immer größer. Wenn sie so weitermacht, wird sie bald ein Pflegefall sein, weil sie den geringsten Anstrengungen nicht mehr gewachsen, weil sie körperlich zu nichts mehr in der Lage ist.

Mein Vater war ein extrem warmherziger, liebevoller Mensch. Er war auch sehr verletzt, traurig und dann oft sehr wütend. Meine Mutter hat ihn eigentlich immer abprallen lassen, immer, ein ganzes Leben lang. Sie sind einander in einer verletzlichen Lebensphase begegnet, wo viel Tiefe und Berührbarkeit möglich war. Das waren zwei junge Menschen, die beide sehr traurig und liebevoll waren. Mit Anfang zwanzig begleitet man normalerweise keinen Menschen in den Tod. Und in die Tiefe gemeinsam hineinzugehen, so wie es meine Eltern gemacht haben, das muss etwas ganz Besonderes gewesen sein. Ich glaube nicht, dass er nur Tröster war, sondern dass es eine authentische Annäherung und auch Liebe war, in der frühen Zeit. Ich glaube, dass sie sehr glücklich waren, als wir klein waren.

Später war mein Vater allein, er konnte den Schmerz über den Tod meiner Schwester, über den Suizid von Carolina, nicht ertragen. Das war 1986. Ein Kind, das sich das Leben nimmt, das kann an Eltern nicht spurlos vorübergehen. Carolina hat alle möglichen Hilfsangebote bekommen, aber Anfang der Achtzigerjahre, als die Krankheit begonnen hat, waren Essstörungen noch nicht in aller Munde. Das wurde nicht erkannt. Meinen Eltern wurde vermittelt, sie seien für das Leid ihrer Tochter verantwortlich. Damit konnten beide nicht umgehen. Sie war meine geliebte kleine Schwester, die auch ich nicht hatte retten können. Mein jüngerer Bruder war zum Zeitpunkt des Suizids meiner Schwester 16 Jahre alt. Er ist vollkommen auf der Strecke geblieben. Zu dieser Zeit begann meine Mutter eine außereheliche Affäre, die über Jahre ging. Mit der Entdeckung zerbrach mein Vater vollends. Der andere Mann war sein bester Freund gewesen, der Einzige, dem er sich anvertraut hatte. Diesen zweiten Schmerz konnte mein Vater nicht überwinden. Meine Mutter rechtfertigte sich später damit, sie wäre so traurig, so einsam gewesen, dass dies ihr einziger Lebensanker gewesen sei.

Nach dem Bruch der Liebesbeziehung zu diesem anderen Mann erkrankte sie an Diabetes, bekam Herzstörungen, hatte Herzoperationen und lebte das alles nach außen hin sichtbar und mit sehr viel Trauer. Unsere wunderschöne, glückliche Mutter verschwand immer mehr, sie magerte ab, es waren lebensbedrohliche Situationen. Und mein Vater war nicht sichtbar. Er hatte sich zurückgezogen, hatte alle Kontakte abgebrochen. Er war sehr verletzt, aber er redete nicht, mit niemandem. Zum Zeitpunkt seines Todes war meine Mutter schon lange krank, unsere Aufmerksamkeit war auf sie gerichtet. Dass unser Vater genauso krank war und zumindest so traurig wie sie, aber überhaupt keine Ressourcen hatte, das hatten wir übersehen. Er starb ungefähr sechs Jahre nach dem Bruch der Affäre meiner Mutter.

Sein Tod war dramatisch und furchtbar. Er hatte einen Herzinfarkt, danach eine Notoperation, und dann gab es diesen Anruf in der Früh, es gebe keine Hoffnung mehr. Er sei klinisch tot und werde nie wieder aufwachen. Das Traurigste für meinen Bruder und mich war wohl, im Nachhinein das Unrecht zu erkennen, das wir ihm angetan hatten.

Nach dem Tod meines Vaters funktionierte meine Mutter noch eine Zeit lang, doch sie wurde zusehends depressiver. Es gipfelte in einer schweren Depression mit einer stationären psychiatrischen Unterbringung über drei Monate. Dann wurde sie im Glauben einer Stabilisierung entlassen. Doch sie kippte in eine Manie, entwickelte eine bipolare Erkrankung in Reaktion auf den Tod meines Vaters. Die Phasen wechselten in der Folge regelmäßig, es kam zu sehr gefährlichen und bedrohlichen Situationen. Für uns als Angehörige war dies ein unerträgliches Krankheitsbild, weil in den Phasen der Depression ganz viel Bedürftigkeit, Abhängigkeit, Zuwendungsbedarf und Verantwortung von meiner Seite da war. In der Manie waren nicht nur ihre Selbstgefährdung, sondern auch die Grenzüberschreitungen und ihre Aggressionen so heftig, dass ich mir oft gedacht habe, ich kann nicht mehr, ich bin der Situation nicht mehr gewachsen. Immer auch in dem Wissen, es kommt bald die nächste Phase, und da muss ich parat sein, weil auch die gesellschaftlichen und sozialen Ressourcen nicht da sind. Ich hätte nicht gewusst, wo ich Unterstützung hätte hernehmen können. Mamas Schwester und mein Bruder unterstützten mich nach Möglichkeit, doch sie leben beide in Wien.

Die Kombination aus psychischer Krankheit, körperlicher Erkrankung und geistigem Abbau ist so schwierig zu handhaben. Ich weiß, dass radikale geistige Abbauerscheinungen da sind, die meine Mutter absolut ignoriert und negiert. Sie ist nicht mehr in der Lage, einen CD-Player zu bedienen. Sie schaltet den Fernseher ein, aber sie kann die Programme nicht wählen. Sie ist nicht mehr in der Lage, von einem Sender zum anderen zu wechseln. Sie hat die Fernbedienung neben dem Telefon liegen und bekommt Angstzustände, weil sie nicht weiß, was ist das Telefon, was ist die Fernbedienung. Sie kann auch nicht mehr kochen. Sie hat keinen Zeitbegriff. Sie steht auf, starrt auf den Kalender und versucht zu eruieren, welches Datum wir haben. Manchmal gelingt es und manchmal nicht. Sie liest viel, aber kreuz und quer. Sie weiß auch nicht, was sie liest. Ich glaube, sie lässt sich emotional berühren, aber sie weiß nicht, was sie gelesen hat oder worum es in den Büchern geht. Ab vier Uhr am Nachmittag ist der Tag für sie vorbei. Wenn ich zu ihr komme, wird sie nervös und ist nicht mehr ansprechbar. Sie springt auf, schreit herum, ist mir gegenüber aggressiv. ›Was ist jetzt und wieso bist du da? Ich mag mich niederlegen.‹ Sie raucht dann wie ein Schlot, es ist für sie eine Überforderung.

Aber ich bin froh, dass meine Mutter die Betreuerin akzeptiert hat. Seit Jahren habe ich gesagt, ich schaffe es nicht mehr, oder wir schaffen es nicht mehr. Ich kann dich nicht mehr so begleiten, wie du es brauchst, ohne in Sorge zu sein. Es gab dramatische Vorfälle, sie stürzte über die Stiege, mit dem Kopf voran, und war ohnmächtig. Sie hatte Viruserkrankungen, Magen-Darm-Erkrankungen, und lag völlig dehydriert in ihrem Zimmer, bis wir sie fanden. Ich hätte schon lange, lange davor die Entscheidung treffen müssen. Doch sie drohte immer, sich umzubringen. Sie verlasse das Haus nicht, sie wolle in kein Heim, und würde ich ihr wen schicken, dann bringe sie sich um. Sanda ist jetzt drei Wochen im Haus. Es funktioniert, aber es war eine der schwierigsten Entscheidungen meines Lebens. Für mich war es wichtig, sie darauf vorzubereiten, dass sie meine Mutter mit Respekt behandelt. Ich habe im Vorfeld mit ihr besprochen, dass sie nicht Oma zu ihr sagen darf, denn das ist anscheinend das, was die Betreuerinnen im Allgemeinen tun, dass sie die zu pflegenden Patienten als Oma und Opa titulieren. Nun hat die Mama wieder ein Stück ihrer Hoheit zurückgewonnen, es ist jemand da, dem sie etwas anschaffen darf, sie akzeptiert die Betreuerin. Sie merkt erst jetzt, wie entlastet sie dadurch ist, nicht alleine zu sein. Diese Angstzustände, das Überfordert-Sein, die Fassade, die sie aufrechterhalten hat, das war nicht mehr haltbar. Es gibt halt gewisse Arten von Dienstleistungen, die wir aus der Not anderer heraus, aber auch aus der eigenen Not in Anspruch nehmen. Die Entscheidung, eine 24-Stunden-Betreuerin in Anspruch zu nehmen, war für mich sehr schwierig. Es kann kein Zustand auf Dauer sein, andere Menschen auszubeuten, weil wir mit den Anforderungen des Alterns nicht klarkommen.

Meine Mutter ist sehr ambivalent. Immer höre ich: ›Gott, bist du arm, ich falle dir so zur Last, was bin ich für eine schreckliche Mutter, du bist so eine großartige Tochter.‹ Und wenn ich sage: ›Mama, ich kann nicht mehr‹, dann sagt sie: ›Ja, aber dann bringe ich mich um.‹ Das, was sie tut, ist ohnehin ein Selbstmord auf Raten. Sie hat zum Beispiel vor zwei Jahren aufgehört zu gehen. Sie war extrem sportlich und beweglich, es war ihr wichtig, sie fuhr mit dem Rad, ging schwimmen, sie war stundenlang mit den Hunden unterwegs, aus gesundheitlichen Gründen und aus Lebenslust. Sie hat sukzessive aufgehört zu gehen. Ich glaube, mittlerweile sind die Erschöpfung und der Muskelabbau so groß, dass sie wirklich nicht mehr kann. Wenn sie so weitermacht, wird sie sehr bald ein körperlicher Pflegefall sein. Diese Ohnmacht, dem gegenüberzustehen und zu sagen: ›Mama, du hast den Garten! Mach doch einfach, geh doch hinaus!‹

Ich glaube, dass sie sich entschieden hat, dass sie nicht mehr leben will. Sie spricht es nicht aus, sie hält diese Fassade aufrecht, aber eigentlich geht es jeden Tag um ein Stück mehr Rückzug, Abschluss, Abgabe von Verantwortung und Mobilität im geistigen und im körperlichen Sinn. Ich glaube, dass sie die Entscheidung für sich getroffen, dass sie keine Motivation mehr hat. Sie hat sich von allem, was für sie das Leben ausgemacht hat, verabschiedet. Darin ist sie sehr radikal. Ihr Standardsatz ist: ›Ich habe heute einen schlechten Tag.‹ Egal, wann ich sie kontaktiere, sagt sie: ›Nein, heute geht es mir nicht so gut, ich habe einen schlechten Tag.‹ Und weiters: ›Nein, im Moment nicht.‹ Egal, ob es um das Klavierspielen oder um das Kochen geht. Sie kocht schon über eine lange Zeit nicht mehr. Sie macht die Dinge nicht mehr, sie tut es nicht mehr. Auch zu den Angeboten, die ich ihr mache, sagt sie: ›Nein, heute nicht, vielleicht morgen.‹ Aber es ist klar, sie will einfach nicht. Sie hat für sich die Illusion, es könnte wieder besser werden, aber in Wirklichkeit glaube ich, dass sie genau spürt, dass es vorbei ist.

Eines der größten Probleme ist, mir immer mehr Verantwortung anzueignen und meine Mutter nach und nach zu entmündigen, über sie zu entscheiden. Diese Entscheidungen, was ist notwendig, und was kann ich ihr noch lassen. Es war ein jahrelanger Prozess, ihr die Betreuung angedeihen zu lassen, die sie benötigt, ich habe sie gegen ihren Willen eingesetzt. Es war auch ein wichtiger Prozess für mich, eine Grenze zu ziehen, die Verantwortung nicht mehr zur Gänze zu tragen, wie ich es von klein auf tat, das Muster zu durchbrechen. Es ist so weit ein Vertrauensverhältnis zwischen uns da, dass ich die offizielle Schiene der Sachwalterschaft nicht brauche. Das Vermögen hat sie ausgegeben, von den Ersparnissen, die da waren, ist nichts mehr da. In der Manie ist alles draufgegangen, das, wovon sie hätte zehren können, ist weg. Jetzt sagen alle nahestehenden Personen: ›Schau, dass du deine Mutter in einem Heim anmeldest. Es kann dann sehr schnell gehen, und von heute auf morgen kriegst du keinen Heimplatz.‹ Das schiebe ich vor mir her. Ich denke mir, jetzt habe ich ihr gerade gegen ihren Willen eine 24-Stunden-Betreuerin aufs Auge gedrückt. Ich mag nicht schon den nächsten Schritt in die Wege leiten, auch aus Angst, Trauer und Scheu.

Es ist ein Stück Illusion, die ich für mich noch habe, dass meine Mutter in ihrem Haus sterben könnte. Aber zur Illusion gehört auch mein Wunsch, dass sie zufrieden sterben könnte oder glücklich. Das ist die Hoffnung, die ich habe. Doch sie hat eine unheimliche Kraft, die sie in den Widerstand legt. Es ist in diesem Leben fast nicht mehr zu schaffen, dass sie ihre Situation bejaht. Ich wünsche meiner Mutter, dass sie loslassen kann und sich mit sich selbst aussöhnt, dass sie auf ihren Kern zurückkommt. Weil sie war, sie ist eine wunderbare Frau. Sie hat so viele gute Qualitäten und so viel Liebenswertes. Wenn sie das zulassen und diese Äußerlichkeiten loslassen könnte, wäre ihre Lebensqualität wesentlich besser. Ich habe meine Mutter immer als fröhlich und freundlich, als liebenswürdig und gutmütig wahrgenommen. Dieser andere Aspekt an ihr, der macht mir so zu schaffen. Die Unfreundlichkeit, manchmal auch eine reaktionäre Haltung, das ist wohl ein authentischer Teil von ihr, den sie gut überspielt hat, der sich aber jetzt ausbreitet, nach dem Jung'schen Begriff des Schattenanteils. Ich glaube, dass dieses Kultivieren des Gutseins, die Rolle der guten Königin, ihr Lebensinhalt war, den sie mit aller Konsequenz und in allen ihren Rollen durchgezogen hat. Dass jetzt aber die Kehrseite in den Vordergrund drängt, die sie immer verdeckt gehalten hat und die sie nun nicht kompensieren kann. Ich würde mir wünschen, dass sie zu ihrer Freundlichkeit und zu ihrer Ausstrahlung zurückfindet, denn sie ist eine ganz besondere Frau.«

Valerie und Sophia haben ihre Namen und die ihrer Familienmitglieder selbst gewählt. Sie wurden sorgsam und mit Liebe ausgesucht, dahinter verbergen sich besondere Begegnungen und ein persönlicher Bezug. Damit bleibt es Valeries Leben, das hier mutig und offen erzählt wird. Respektieren wir den Wunsch, ihre Identität nicht zur Gänze preiszugeben. Danke für das wunderschöne Jugendfoto.

Wolfgang und Hildegard

Eine Feriensiedlung am Esterhazysee in Trausdorf, liebevoll gepflegte Gärten, Bungalows. Manches Paar verlegt seinen Hauptwohnsitz nach der Pensionierung hierher, so auch Familie Edl. Eine weißhaarige Dame mit modischem Kurzhaarschnitt und resolutem Auftreten öffnet die Tür. Sie hat Feuer und Willen in sich. Ihr Mann schlurft durch die Wohnung, er hat ein Taschentuch dabei, schnieft und schnupft und hustet, seine Augen tränen. Frau Edl führt mich in ihr eigenes kleines Reich, ein Sofa und ein Fernseher, das große Fenster zur Straße, ein weißer Kater rekelt sich. Dort erzählt sie von ihrer Kindheit und ihrer Familie, wie sie und ihr Mann sich kennenlernten und wie sie sich das gemeinsame Altwerden vorstellten. Sie berichtet von der Erkrankung und vom Vergessen, von den Sorgen, den Ängsten und auch vom Ärger, den sie manches Mal empfindet.

Als Hildegard Edl acht Jahre alt war, starb ihr kleiner Bruder. Sie hatte in der Wohnung einer Freundin auf ihn aufgepasst. Der Vater kam, um seinen Buben mit nach Hause zu nehmen, der Kleine wollte erst nicht und dann doch. Er lief seinem Vater nach, auf die Straße hinaus. Hildegard erwischte ihn noch am Hemd, doch es war zu spät, ein Lastwagen überrollte das Kind. Die Eltern fuhren mit ihm ins Krankenhaus, und Hildegard saß stundenlang im Stiegenhaus. Sie kamen alleine wieder, und ihre ersten Worte lauteten: »*Du bist schuld, dass der Karli tot ist.*« Für das verbliebene Kind konnte die Mutter keine Wärme aufbringen. Sie ließ die Tochter für den Verlust büßen, bei jeder Gelegenheit schlug und trat sie. Dann ließen sich die Eltern scheiden, und Hildegard blieb bei der Mutter. Es änderte sich nichts. Erst als Hildegard zwölf war und die Mutter einen um dreißig Jahre älteren Mann heiratete, hörten die körperlichen Misshandlungen auf.

Als junge Frau wollte sie einfach nur weg. Mit einundzwanzig Jahren heiratete auch sie einen um vieles älteren Mann. Er war ruhig und alkoholkrank, sie bekam drei Kinder von ihm. Eines Abends lagen sie im Bett und lasen, als ihr Mann ihr mitteilte, dass er seine rechte Hand und den Fuß nicht mehr spüre, das waren seine letzten Worte. Nach acht Ehejahren starb er an einem Schlaganfall. Von nun an war Hildegard allein mit drei kleinen Kindern und ohne Einkommen. Sie wurde Hauswartin. Als ein paar Jahre später einmal ein Bautrupp im Haus war, traf sie auf einen der jungen Fernmeldemonteure, Wolfgang Edl, frischgeschieden. Im Vorbeigehen lernten sie sich kennen. Hildegard hatte gerade Kaffee gekocht, als Wolfgang anläutete und nach einem Besen fragte, das war es dann. Eine der Hausparteien klärte ihn auf: »*Hören Sie, die kommt eh nirgends hin, nehmen Sie sie doch einmal mit zum Spazierengehen.*« Das tat er. Sie gingen spazieren und blieben zusammen. Für Hildegard war es nicht gleich klar, denn sie glaubte nicht daran, jemanden zu finden, der sich nicht an ihren drei Kindern stören würde. Doch Wolfgang störte sich nicht daran. Er hatte selbst zwei Kinder, die bei ihrer Mutter lebten. Und er gefiel Hildegard, sehr sogar.

Sie heirateten und nahmen sich eine gemeinsame Wohnung in der Großfeldsiedlung. Wolfgang stieg beruflich auf und wurde Lehrlingsausbilder in der Fernmeldemonteurschule. Sie waren glücklich. Als ein Arbeitskollege eine Parzelle am Esterhazysee anmietete, besuchten sie ihn und verliebten sich in die Gegend. Sie taten es ihm gleich und pendelten von da an zwischen Wien und dem Burgenland. Dann kam der Wunsch nach noch einem Kind, doch es klappte nicht. Der jüngste Sohn Hildegards war damals zwölf Jahre alt. Petra war noch ein Baby und in schlechter körperlicher Verfassung, als sie von Hildegard und Wolfgang adoptiert wurde. 1980 zog die Familie ganz an den See. Wolfgang war mit einem kaputten Kreuz und einer entzündeten Bauchspeicheldrüse pensioniert worden, die älteren Kinder waren bereits flügge. Petra ist mittlerweile 35 Jahre alt, verheiratet, Polizistin, Mutter einer kleinen Tochter und wohnt im Ort. Der Kontakt zu den anderen Kindern ist großteils abgebrochen, nur Wolfgangs Sohn und seine Frau besuchen sie noch ab und zu. Es gibt Enkelkinder und auch Urenkel, doch die kennt Hildegard nicht. »*Aber ja, so ist das Leben*«, meint sie und seufzt.

Bis vor drei Jahren ging es ihnen eigentlich recht gut. Sie genossen ihr Seegrundstück und flogen auf Urlaub, sahen die Inseln von Kap Verde und Südafrika. Hildegard ist drei Jahre jünger als ihr Mann, vor Kurzem wurde sie 74 Jahre alt. Die Krankheit kam nicht von einem Tag auf den anderen, es ging über Monate, in denen Wolfgang immer vergesslicher wurde. Als er nicht mehr in der Lage war, Geld vom Bankomat abzuheben, wurde Hildegard stutzig. Die Zahlen, mit den Zahlen fing es an. Der Neurologe diagnostizierte Demenz in fortgeschrittenem Stadium. Solange ihr Mann gesund war, glaubte Hildegard zu wissen, was in ihm vorging, jetzt ist sie ratlos. Als sie die Diagnose erfuhren, saßen sie nebeneinander, doch Wolfgang spricht nicht darüber, nie äußert er sich über seinen Zustand. Er spinnt sich wie eine Raupe in einem Kokon ein. Hildegard räumt ein, dass sie ihm das im Zorn manchmal an den Kopf wirft. Als Angehörige geht sie durch Höhen und Tiefen, wenn sie die Tiefen besonders stark empfindet, sagt sie zu ihm: »*Du weißt ja eh, was du hast!*« Aber sie hat den Eindruck, dass alles an ihm abprallt.

Hildegard kann sich nicht erinnern, ihren Mann jemals gestresst oder verärgert erlebt zu haben. Auch als er noch aktiv im Berufsleben stand, war er stets ausgeglichen und ruhig. Er war immer ein friedfertiger, arbeitsamer Mensch. Er war auch ein guter Vater, den strengeren Part nahm Hildegard ein. Sie ist es, die schreit und tobt, während Wolfgang schweigt. Streitsituationen ist er nicht gewachsen, er will es nicht, er versteht es nicht. Auch, dass es nach dem Gewitter gleich wieder gut sein kann. Privat wie im Job war Wolfgang nie ein großer Redner, gegen Ungerechtigkeiten wehrte er sich nicht. War er einmal gekränkt, sagte er nichts mehr. So ist es auch jetzt mit der Krankheit, er spricht nicht. Was Hildegard an ihrem Mann einst als Qualität empfand, sieht sie jetzt als Manko. Sie weiß nicht, was in

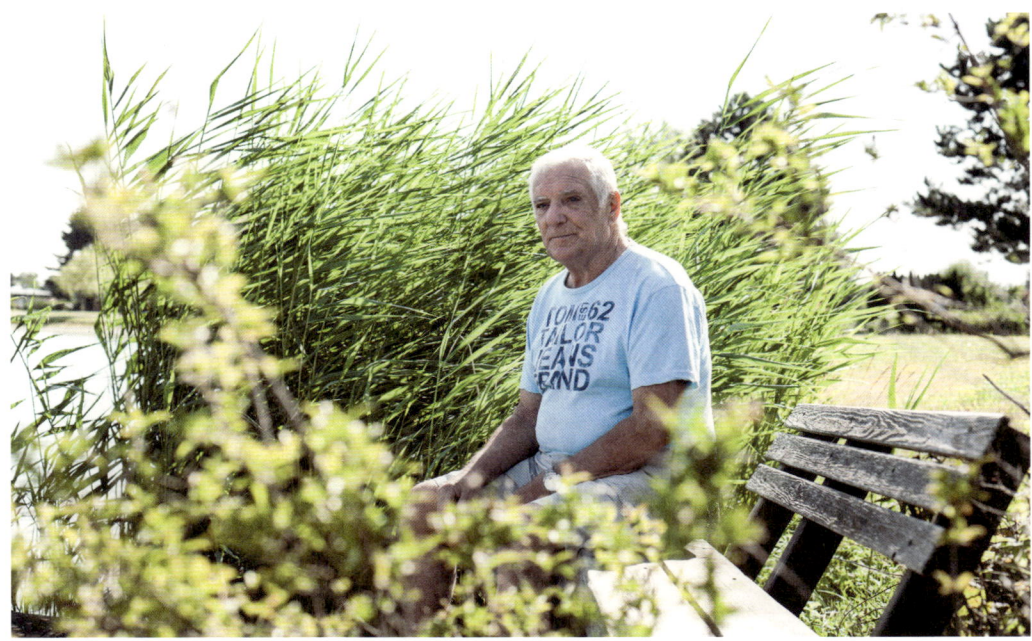

ihm vorgeht. Mit Bitterkeit in der Stimme sagt sie: »*Der Mann kann nichts mehr. Es gibt keine Diskussionen und keine Gesprächsbasis. Wenn wir dreißig nichtssagende Sätze am Tag schaffen, ist es viel.*« Auch wenn sie in der Familie zusammensitzen und reden, sagt er keine Silbe. Nur die kleine Enkeltochter kann ihn noch ein wenig aus der Reserve locken. In letzter Zeit ermüdet er auch sehr rasch, sein Herz ist nicht in Ordnung. Vor fünf Jahren hatte Wolfgang einen Herzinfarkt, seitdem hält er täglich drei Stunden Mittagsruhe. Auch sonst schläft er viel, neulich waren es achtzehn Stunden in einem fort.

Hildegard fühlt sich für alles zuständig und verantwortlich. Sie kommt sich wie ein Automat vor, der einmal eingeschaltet wurde und nie mehr abgedreht wird. Sie hat sich ein Stück weit damit abgefunden, sie weiß, dass es nicht besser wird, und hat sich vorgenommen, sich nicht wegen jeder Kleinigkeit aufzuregen. Doch in der ersten Zeit wollte sie davonlaufen, sie konnte sich nicht vorstellen, das auszuhalten. Wolfgang und Hildegard sind seit 43 Jahren zusammen und seit 40 Jahren verheiratet. Seinen Geburtstag weiß Wolfgang noch, aber an die Geburtstage seiner Frau und seiner Kinder kann er sich nicht mehr erinnern, das ist alles weg. Vor zwei Jahren hat er das Autofahren aufgegeben. Auf der Fahrt zum Einkaufszentrum wusste er nicht mehr, ob er nach links oder rechts abbiegen soll, einmal übersah er einen Lastwagen. Seitdem erledigt Hildegard die Einkäufe ohne ihn. Das sind ihre Auszeiten, denn noch kann Wolfgang für eine Stunde ohne Betreuung zu Hause bleiben. Von allen Seiten wird ihr empfohlen, sich Hilfe zu holen, auf sich selbst zu schauen. Doch sie weiß nicht, wie das gehen soll. Wer soll ihr geben, was sie braucht? Sie fühlt sich alleingelassen, die guten Ratschläge sind für sie verzichtbar. Es kränkt sie, dass sich jeder nach dem Befinden ihres Mannes erkundigt und niemand fragt, wie es ihr geht. Und dass sie niemals hört: »*Pack dich zusammen und geh für ein paar Stunden.*« Wenn die Tochter auf Besuch kommt, wäre es möglich, nach Luft zu schnappen, aber dann ist Hildegard froh, dass sie mit jemandem sprechen kann, und bleibt erst daheim. Es ist ein Teufelskreis. Einmal in der Woche kommt die Demenzbeauftragte der Volkshilfe und macht mit Wolfgang Gedächtnistraining. Doch Hildegard meint, dass es nicht mehr lange funktionieren wird. Sonst gibt es keine Hilfe. Sie meint, dass das System erst zu greifen beginnt, wenn er bettlägerig wird.

Den Ofen musste sie im letzten Jahr weggeben. Wolfgang legte ständig Holz nach, bis die Glut erstickte und es zu qualmen begann.

Das waren gefährliche Situationen. Nun heizen sie elektrisch, das ist um einiges teurer. Auch im Winter öffnet Wolfgang immer wieder die Terrassentür. Es macht wenig Sinn, Zettel mit Anweisungen anzubringen, da er sie nicht liest. Nur die Zeitung liest er den ganzen Tag. Dabei fällt ihm nicht auf, wenn er über Tage in derselben Ausgabe blättert. Über die Inhalte können sie sich schon lange nicht mehr unterhalten.

Die Körperpflege führt Wolfgang noch selbstständig durch. Hildegard sagt ihm an, was zu tun ist, passt auf und überprüft. Manchmal ist der Kanal verstopft, weil er alles Mögliche in die Toilette wirft. Oft ist Wolfgang am Suchen, er findet nicht, was seit Jahrzehnten am selben Platz liegt. Alltägliche Abläufe im Haushalt sind ihm nicht mehr klar, er weiß nicht, was wie zu tun ist. Hildegard reagiert mit Zorn. Sie will es nicht wahrhaben. Und doch reduziert sie ihre Erwartungen von Tag zu Tag. Im letzten Jahr waren sie noch in Lignano, Wolfgang ging allein schwimmen, er wollte es so. Doch er fand nicht mehr zurück. Seine Frau saß an ihrem Platz am Strand und wartete auf ihn. Er musste lange suchen, bis er sie sah. Diese Situation wiederholte sich mehrmals. Einen solchen Urlaub wird es nicht mehr geben, das hält Hildegard nicht aus. Sie versucht, auf die jeweils neuen Anforderungen zu reagieren, aber sie weiß auch, dass es noch ärger wird. Als sie neulich den Film über Demenz mit Klaus Maria Brandauer sah, war sie tagelang außer sich.

Der Hausarzt rät ihr, sich um einen Heimplatz für Wolfgang zu kümmern, doch für Hildegard ist klar, dass bis dahin noch viel passieren muss: wenn er nicht mehr isst, wenn er die Medikamente nicht mehr schluckt, wenn sie ihn nicht mehr versorgen kann, wenn es für ihn wirklich gefährlich wird. Als Wolfgang vor Kurzem den neuen Mietvertrag zu unterschreiben hatte, wurde für Hildegard erstmals die Frage nach einer Sachwalterschaft zum Thema. Wenn ihre Aggressionen ganz stark sind, stellt sich Hildegard vor, ihr Mann geht spazieren und kommt nicht mehr zurück. Das kann passieren, wenn sie einheizen und Wolfgang die Terrassentür offen lässt, damit es auch die Blumen warm haben. Da möchte Hildegard schreien. Oder sie bricht in Tränen aus. Doch dann sieht ihr Mann sie an, wie er sie vor 43 Jahren angesehen hat, und sie liebt ihn wieder. So geht es ihr in letzter Zeit oft, die Gefühle schwanken zwischen Mitleid, Liebe, Hass und Wut. Damit ist sie großteils allein. Die Freunde und Nachbarn haben hier ihren Zweitwohnsitz. Bei schlechtem

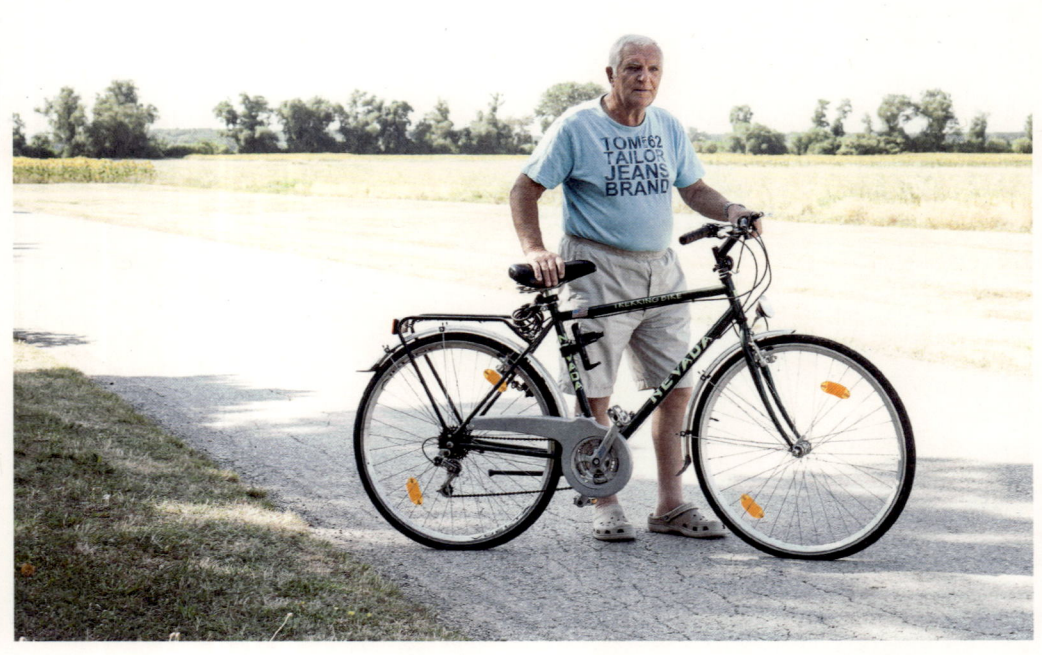

Wetter und im Winter lebt sonst niemand am See. Was Wolfgang und Hildegard früher als schön empfanden, nennt sich heute Einsamkeit.

Herr Edl und ich setzen uns an den Tisch im Wohnzimmer. Wolfgang ist ein drahtiger Mann. Man sieht, dass er sich früher viel bewegt hat. Sein weißes Haar ist nicht ganz so dicht, wie es einmal war. Gütige Augen, wissend, verzeihend, um Verzeihung bittend. Er freut sich über die Abwechslung. Regen prasselt gegen die Scheiben.

Wolfgang: Ich nehme es so, wie es ist. Wenn ich rausgehe und es wird schöner, dann freue ich mich. Wenn nicht, ist es auch gut. Man muss es nehmen, wie es kommt, und damit hat es sich.
Interviewerin: Setzen Sie sich in den Garten, wenn es schön ist?
Wolfgang: Ja, das auf alle Fälle. Abgesehen davon setze ich mich dann aufs Rad und fahre ein paar Runden.
Interviewerin: Suchen Sie die Sonne oder eher den Schatten?
Wolfgang: Ich gehe eher in den Schatten. In die Sonne gehe ich eigentlich nur, wenn ich zum Schwimmen gehe. Dann schwimme ich halt meine Runden. Schwimmen ist von Jugend auf meine Leidenschaft, ich war Wasserballspieler, Wettschwimmer, für mich war Schwimmen das Element. Ich war auch mit dem Fahrrad viel unterwegs. Ich habe zweimal die Österreichrundfahrt gemacht, mit einem selbst gebastelten Fahrrad. Ich habe die Teile zusammengesucht und daraus ein Rennrad gebastelt.
Interviewerin: Wie viele Kilometer waren das?
Wolfgang: Na, die Österreichrundfahrt.
Interviewerin: Wie alt waren Sie da, Herr Edl?
Wolfgang: Na ja, das will ich gar nicht sagen. Wie gesagt, ich war als Fußballspieler tätig, als Wasserballspieler, als Wettschwimmer. Ich war sportlich also sehr agil. Das Wasser ist noch heute mein Element.

Hildegard bringt Kaffee, setzt sich dazu und beteiligt sich am Gespräch: *»Er hätte ein Fisch sein sollen und kein Löwe.«*

Interviewerin: Basteln Sie noch an Ihrem Fahrrad herum?
Wolfgang: Basteln weniger. Ich fahre wohl meine Runden, aber sonst …
Hildegard: Wann bitte?
Wolfgang: Na ja, bitte wann?
Hildegard: Na wann?

Wolfgang: Wenn es mich freut.
Hildegard: Das ist aber nicht oft, dass es dich freut. Außer du zählst das eine Mal dazu, als du es wegen der Untersuchung machen musstest.

Wolfgang brummt unzufrieden.

Hildegard: Zur Kontrolle musste er auf den Ergometer. Seither sind wir nicht mehr oben gesessen.
Interviewerin: Haben Sie einen Heimtrainer?
Hildegard: Nein, ich kenne übrigens niemanden, der seinen Heimtrainer täglich nutzt.
Wolfgang: Vor allen Dingen, wenn das Wetter dementsprechend ist, dann setze ich mich doch lieber aufs Rad und fahre meine Runden da um den See herum.

In der Folge dreht sich das Gespräch um Nachbarschaftsprobleme, Hildegard spricht, und Wolfgang versucht, sich zu beteiligen, doch er kommt nicht durch. Er beendet die Thematik mit dem Sinnspruch: »Der nicht will, der hat schon.« An der Wand hängen afrikanische Holzmasken. Auf die Frage, ob er Afrika bereist hat, meint er: »*Ja, auch. Na ja, wie soll ich das jetzt sagen? Ich war mehr in oberen Teilen von Afrika und auch in einem Teil sehr tief unten. Irgendwo ist schon die Lust nach Afrika da.*«

Interviewerin: Waren Sie auch mit dem Rad dort?
Wolfgang: Nein, mit dem Rad nicht, aber dort war ich. Zweimal eine Österreichrundfahrt gemacht mit dem Rad. Also, ich muss nicht noch weiter fahren, Österreich hat mir genügt. Und wie gesagt, ich war ja als Jugendlicher sehr sportlich, Wasserball spielen, Wettschwimmen, und so ist das halt das ganze Leben hindurch gegangen.
Interviewerin: Haben Sie in Afrika auch fotografiert?
Wolfgang: Ja. Und wie gesagt, ich war immer so sportlich begeistert, vom Wasserballspielen, vom Wettschwimmen, vom Fußballspielen, also ich habe genug Sport getrieben.
Interviewerin: Aber Sie haben sich nicht beim Sport kennengelernt?
Wolfgang: Sicher nicht, sicher nicht.
Interviewerin: Wie würden Sie Ihr Kennenlernen beschreiben?
Wolfgang: Das ist über sieben Ecken gegangen. Über die Wohnungen im 16. Bezirk, da haben wir uns kennengelernt.

Interviewerin: Waren Sie da Nachbarn?
Wolfgang: Nein, wir haben dort ein Quartier gehabt.
Interviewerin: Herr Edl, sind Sie Wiener oder Burgenländer?
Wolfgang: Na, ich bin eigentlich ein halber Burgenländer.
Interviewerin: Wo sind Sie geboren?
Wolfgang: Das ist gut. In Wien eigentlich.
Hildegard: Geboren bist du nicht in Wien!
Wolfgang: Na ja, in Kaisersteinbrunn. In Wien haben wir gewohnt.
Interviewerin: Sie sind ja auch mehrfacher Vater, habe ich gehört?
Wolfgang: Ach so?
Interviewerin: Das würde ich gerne genauer wissen.
Wolfgang: Na, ein paar Enkerln sind schon da.
Interviewerin: Sie haben ja auch schon ältere Kinder aus erster Ehe. Wie alt sind die jetzt?
Wolfgang: Puh, wie alt sind die jetzt? Da fragen Sie mich jetzt zu schnell. Sie sind schon erwachsen.

Wir sehen uns die Fotos an der Wand an, die Enkeltochter und die Tochter werden vorgestellt, ein jüngerer Wolfgang lächelt von einem Foto.

Hildegard: Da war die Welt noch in Ordnung.

Über die gemeinsamen Aktivitäten in der Ehe findet Wolfgang zurück zum Sport.

Wolfgang: Na ja, Sport war groß. Vom Fußballspielen angefangen über Wasserball, über Wettschwimmen.
Interviewerin: Gibt es auch Fotos von der Zeit?
Wolfgang: Das Übliche, im Verborgenen.
Interviewerin: Sehen Sie sich auch viel Sport im Fernsehen an?
Wolfgang: Ja, schon.
Interviewerin: Was sehen Sie sich am liebsten an?
Wolfgang: Na, in erster Linie Fußball und, wenn es geht, Wasserballspielen oder Wettschwimmen, also das schaue ich schon gerne. Nachdem ich ja mit dem Wasser groß geworden bin und Wasser eigentlich das Element für mich ist, ist viel Sport in mir.
Interviewerin: Jetzt kommt ja die WM, da können Sie viel Fußball sehen. Wer ist denn Ihre Lieblingsmannschaft?
Wolfgang: Austria. Die ewige Rivalität zwischen Rapid und Austria.

Interviewerin: Waren Sie auch einmal live bei einem Match zwischen den beiden Mannschaften?
Wolfgang: Ja, ja. Nein, also in einem Anhängerklub war ich eigentlich nie. Ich schau mir das Match an, weil ich bin Austria-Anhänger. Ob die jetzt gegen Rapid oder gegen einen anderen Klub spielen, ist mir egal. Ich bin eben Austria-Fan.
Interviewerin: Schimpfen Sie beim Zuschauen?
Wolfgang: Nein, nein. Abgesehen davon, wie gesagt, ich war sehr sportlich. Als Wettschwimmer, als Wasserballspieler, als Fußballer beim Verein, also mehr kann man nicht.
Interviewerin: Herr Edl, haben Sie mit Ihrer Frau auch getanzt? Sind Sie ein Tänzer?
Wolfgang: Na ja, wie gesagt, für mich war Sport alles. Von Fußballspielen angefangen, zuerst einmal Wettschwimmen, also Schwimmen, Wasserballspielen, Fußballspielen beim Verein, und so ist das halt dahingegangen.
Interviewerin: Haben Sie auch auf Bällen getanzt?
Wolfgang: Na freilich.
Interviewerin: Waren Sie ein guter Tänzer?
Wolfgang: Ich weiß es nicht mehr genau, aber es kann möglich sein.

Es klopft. Die Demenzbeauftragte kommt zum wöchentlichen Gedächtnistraining. Hildegard ersucht sie, heute nichts Anstrengendes zu machen, Wolfgang sei in keinem guten Zustand. Die Psychologin der Volkshilfe erkundigt sich nach Wolfgangs gesundheitlicher Verfassung und plaudert ein wenig mit ihm, bevor sie ihre Ringmappe öffnet, ein Übungsblatt herausnimmt und es vor Wolfgang platziert. Er putzt seine Lesebrille und schiebt sie langsam über den Nasenrücken, dann ist er bereit. Es ist etwas zum Lesen. Die Psychologin erklärt, und Wolfgang hört zu. Dann entziffert er mit Mühe, Geduld und Isabels Hilfe einen Text, in dem Buchstaben vertauscht oder durch Zahlen ersetzt wurden: »*Das geht ja wirklich. Echt krass! Gemäß einer Studie einer Universität ist es nicht wichtig, in welcher Reihenfolge die Buchstaben in einem Wort sind. Das Einzige, was wichtig ist, dass der erste und der letzte Buchstabe an der richtigen Position sind. Der Rest kann ein totaler Blödsinn sein, trotzdem kann man ihn ohne Probleme lesen. Das ist so, weil wir nicht jeden Buchstaben einzeln lesen, sondern das Wort als Ganzes erkennen. Das geht wirklich, und dafür gehen wir jahrelang in die Schule. Dies zeigt, zu welchen großartigen Leistungen unser Gehirn fähig ist.*«

Herr Edl stellt sich geschickt an. Auf einem zweiten Blatt sind zusammengesetzte Hauptwörter in einzelne Teile zergliedert und müssen mittels Linien zu einem Ganzen verbunden werden. Es sieht kompliziert aus, und es braucht seine Zeit, bis sich die Wortteile nach vielen Versuchen zusammenfügen. Lob und Aufmunterung begleiten die Arbeit, bis die Mitarbeiterin der Volkshilfe ihre Unterlagen wieder zusammenpackt und einen erschöpften, aber auch mit sich zufriedenen Herrn Edl zurücklässt, an seinem Tisch in seinem Zimmer in seinem Haus, auf der Suche nach seiner Vergangenheit. Die Frage nach seinem Beruf weiß er nicht zu beantworten. Dann fällt ihm ein, dass es etwas mit Kabelarbeiten zu tun hatte, mit Energie, mit dem Verbinden von Leitungen. Er hat sich dabei gut ausgekannt, das weiß er noch, auch die elektrischen Arbeiten im Haus hat er selbst gemacht. Er meint, das wäre heute noch so. »*Das machen wir alles selbst. Da kommt keiner ins Haus.*«

Darauf angesprochen, dass er einen sehr ausgeglichenen Eindruck macht, nickt Wolfgang zustimmend. »*Ja, richtig. So ist es. So wie es kommt, so kommt es, und so wie es geht, so geht es wieder. Damit hat es sich.*

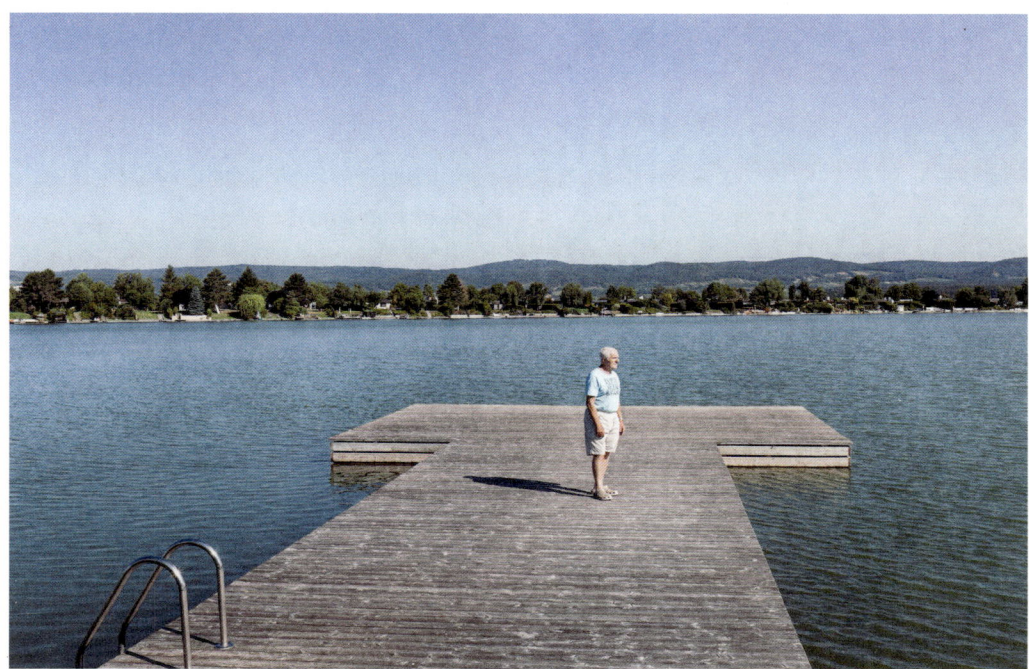

Ich mache mir da kein Kopfzerbrechen. Zum Leidwesen meiner Frau. Ich bin ein Sonderexemplar, sagen wir so. Aber ich bin zufrieden mit meinem Leben, das auf alle Fälle.« Herr Edl hadert nicht mit seinem Schicksal. Er ist viel herumgekommen, am See hat er ein wunderschönes Plätzchen gefunden, hier fühlt er sich wohl. Im Haushalt hilft er mit, Staub saugen, Betten machen, abwaschen. Auch als er noch berufstätig war, hat er diese Aufgaben erfüllt. Er bezeichnet sich selbst als hilfsbereiten Menschen, seine Frau kann das bestätigen. Nur das Kochen ist ihm fremd, das war nie notwendig. Als Hildegard einmal im Krankenhaus war, versorgte ihn eine Freundin. Wie alt seine Kinder waren, als er sich von seiner ersten Frau scheiden ließ, das weiß er nicht mehr. Aber er kann sich erinnern, dass er kein Problem hatte, Hildegards Kinder zu akzeptieren, und dass sie ein gemeinsames Kind wollten. Dass es eine gute Entscheidung war, Petra zu adoptieren.

Auf die abschließende Frage, ob ein Fotograf ein paar Bilder von Wolfgang und Hildegard machen darf, fragt Hildegard, ob sie noch ausreichend fotogen dafür wären, und Wolfgang antwortet: *»Wenn wir uns kämmen, dann ja. Sie dürfen das machen.«*

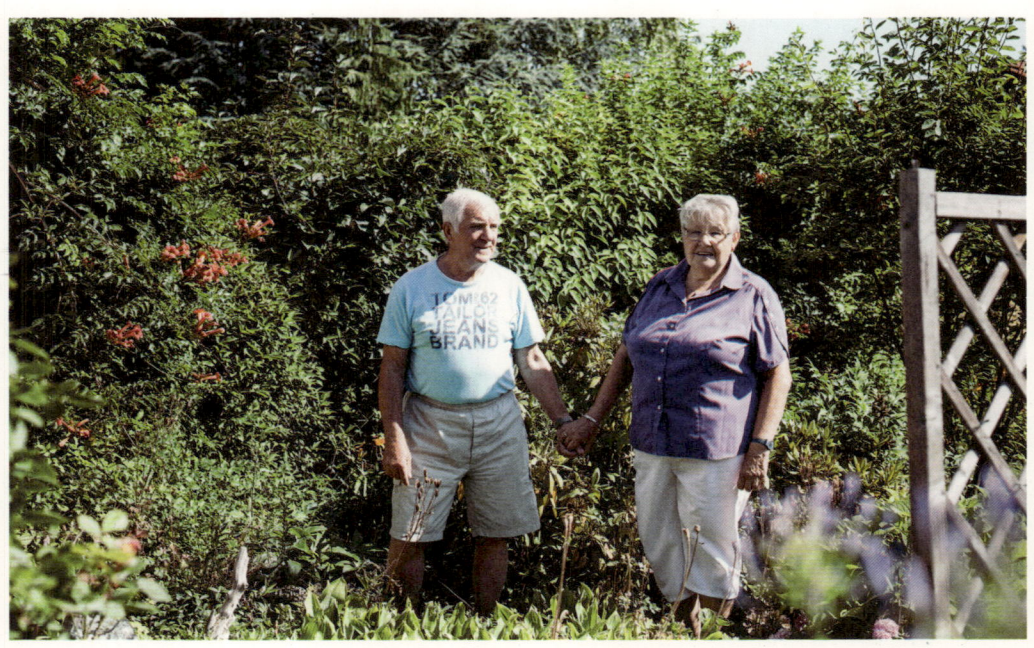

Thomas Holzer

8. 12. 1931 – 8. 1. 2013

INGEBORG, NORBERT, IRIS UND OLIVER ERZÄHLEN

Thomas Holzer war der jüngere von zwei Söhnen. Es gab auch zwei Schwestern, die beide noch im ersten Lebensjahr verstarben. An seinen Vater hatte Thomas nur wenige Erinnerungen. Dieser war Holzarbeiter und Mitglied der SPÖ gewesen. Als die Partei 1938 verboten wurde, versteckte er die Parteibücher der Mitglieder aus Reichenfels in seinem Haus – und wurde inhaftiert. Noch im selben Jahr starb er im Gefängnis in Klagenfurt. Die Parteibücher blieben zwischen den Holzstößen, wo die Buben sie fanden und damit spielten. Sie wussten nicht, was sie in Händen hielten.

Von da an wuchsen Thomas und Paul mit Mutter und Großmutter auf, während des Krieges lebten sie hart an der Existenzgrenze. Später erzählte Thomas, wie er mit der Mutter zur Caritas gefahren war. Sein Bruder Paul hatte sich geweigert, aber er fuhr immer mit und bekam das eine oder andere Bonbon zugesteckt. Die Mutter war gut im Schreiben, das konnten damals nicht viele. Für die anderen Frauen schrieb sie Briefe an die Front, las welche vor und schrieb neue. Dafür bekam sie Lebensmittel. Es war ein Kommen und Gehen, immer waren Leute im Haus. Ansonsten merkte man von der Mutter kaum etwas. Das Regiment führte die Großmutter, und die Mutter war ein Teil davon. Vor der Großmutter hatten die Buben Respekt, über die Mutter wurde bestimmt, zuerst von der Großmutter, später von den Söhnen. Als die Burschen Jugendliche waren, beschlossen sie eines Tages im Dezember, auf die Beschaffung eines Christbaumes zu verzichten. Sie hatten keine Lust dazu. Am Heiligen Abend wollten sie Weihnachtskekse essen, doch da sagte die Mutter: *»Ihr habt keinen Baum geholt, also gibt es auch keine Kekse.«* Im Jahr darauf brachten sie sehr früh einen schönen Baum.

Die Vormundschaft musste von einer männlichen Person ausgeübt werden, also übernahm der Baumeister des Ortes diese Aufgabe und sorgte dafür, dass die Brüder nicht in die Erziehungsanstalt mussten. Nach dem Krieg war er ihr erster Lehrherr. Sie wurden beide zu Maurern ausgebildet und trafen in der Berufsschule auf Kriegsheim-

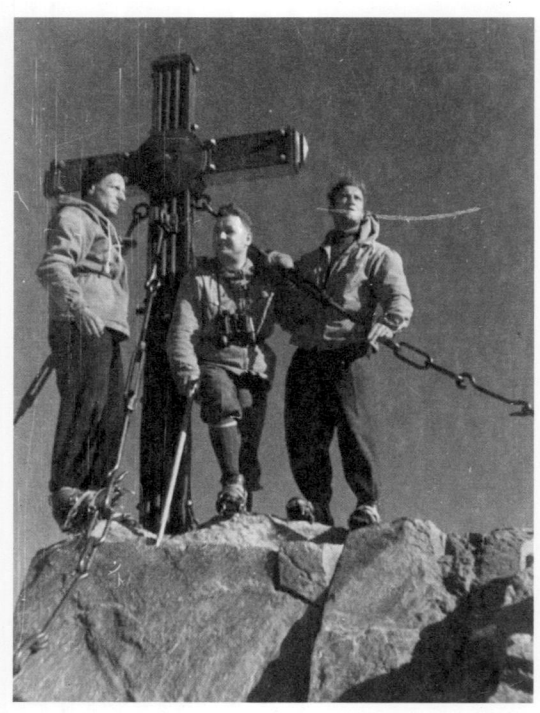

Thomas Holzer (rechts) auf dem Großglockner, 1957

kehrer. In der Lehre durften die Brüder nicht zusammen arbeiten. Darauf achtete der Vormund, sie sollten möglichst viele Eindrücke erhalten, sie sollten einander ergänzen, keine Abhängigkeit entwickeln. Danach wurden sie aufgefordert, Erfahrungen an anderen Arbeitsstellen zu sammeln und sie im Anschluss in die Firma einzubringen. Das war die Vorgabe. Paul erging es dabei nicht gut. In Salzburg wurde ihm sein Hab und Gut gestohlen, danach wollte er nicht mehr verreisen. Thomas fand sich jedoch zurecht. Ein Jahr verbrachte er in Klagenfurt, zwei weitere Jahre war er im Wildwasserverbau in Vorarlberg tätig. Von dort wollte er nach Neuseeland, doch sein Reisepass wurde nicht rechtzeitig fertig. Da erhielt er den Auftrag, zurückzukehren. Thomas folgte dem Ruf des Vormundes, der Vaterfigur. Später erzählte er gerne von dieser Zeit.

Die Brüder waren ein Team, sie waren oft zusammen, sie waren beide Maurer. Also bauten sie gemeinsam ein Haus. In dieser Zeit lernte Thomas Josefa kennen. Josefa Freigassner, die Tochter eines Großbauern, zwei Jahre älter als er. Ihre Eltern akzeptierten Thomas nicht, denn er war ein Arbeiter ohne Besitz. Als er das erste Mal bei den Eltern seiner Geliebten zu Besuch war, saß der Bauer bei der Jause, Thomas wurde nicht dazu eingeladen. Josefa und er wurden als Paar nicht anerkannt, verbrachten kaum Zeit miteinander. Und doch wurde sie bald schwanger und brachte Norbert zur Welt. Sie war damals 28 Jahre alt. Thomas war zu dem Zeitpunkt unterwegs, er stieg auf den Großglockner. Die ersten eineinhalb Jahre blieb Josefa mit dem Kind auf dem Bauernhof ihrer Eltern. Gegen deren Willen heiratete sie Thomas im Jahr 1959, kurz vor der Geburt ihres zweiten Kindes, Eleonore. Es war eine sehr kleine Hochzeit. Die Familie bezog das gerade fertig gewordene Haus in Reichenfels, wo sie außer zwei leeren Räumen nichts hatten. Dort lebten die Brüder mit ihren Frauen, den Kindern und der Mutter. Sie wohnten beengt. Die Haushalte waren strikt getrennt, nur die Toilette hatten sie gemeinsam. Nach ein paar weiteren Jahren kam Ingeborg zur Welt. Thomas, Josefa und ihre drei Kinder schliefen in einem Zimmer.

Trotz familiärer Bande und vieler gemeinsamer Erlebnisse waren die Brüder sehr unterschiedlich. Thomas lehnte jede Ideologie konsequent ab. Er war immer Weißwähler. Er wollte nicht, dass seine Kinder einem Verein beitraten und von welcher Gruppierung auch immer vereinnahmt würden. Das Leben und Sterben seines Vaters hatte ihn geprägt. Paul hingegen war leidenschaftlicher FPÖ-Anhänger. In Wahlzeiten lagerte er Werbematerial im Haus. Thomas forderte von seinem Bruder, dass nie auch nur ein Blatt dieser Papiere in den ersten Stock gelangen dürfe, wo er mit seiner Familie lebte. Vor allem war ihm wichtig, dass die Kinder nicht damit in Berührung geraten sollten. Daran hielt sich Paul.

Von Beginn an hatte Thomas die Vorstellung einer konventionell geführten Ehe. An den Sonntagen ging er nach dem Mittagessen ins Wirtshaus, und wenn Josefa fertig zusammengeräumt hatte, durfte sie ihn mit den Kindern zum gemeinsamen Spaziergang abholen. Ihr Haushaltsgeld war knapp bemessen, sie war zu hundert Prozent von ihrem Mann abhängig. Thomas legte Wert darauf, dass seine Frau nicht arbeiten musste, auch wenn sie es gewollt hätte. Doch sie fand einen Weg, sich durchzusetzen. Darin war sie konsequent. Sie führte zum Beispiel über ihre Einkäufe penibel Buch, rechnete Thomas die Ausgaben vor und forderte den Mehrbedarf ein. Mit der Strickmaschine sorgte sie für ein Zusatzeinkommen. Sie hatte eine stille Art, ihre Anliegen vorzubringen, doch sie war erfolgreich, baute das vorerst starre Rollenverständnis ihres Mannes Schritt für Schritt um. Später sollte sie sagen: *»Es war harte Arbeit, aus dem Vater einen Menschen zu machen.«* Die Kinder sind sich einig, dass sie alle drei nicht geplant waren. Doch die Eltern hatten gegen große Widerstände geheiratet und stellten ihre Entscheidung nie in Frage. Sie waren glücklich. Die Differenzen, die es da und dort gab, trugen sie nie vor den Kindern aus. Als diese noch klein waren, als sie zur Schule gingen, sahen sie ihren Vater kaum. Er arbeitete im Schichtdienst und zusätzlich als Maurer. Wenn er von der Arbeit nach Hause kam, schliefen sie meist schon. Sobald ein wenig Geld vorhanden war, baute er am eigenen Haus weiter. Später war es die Schulbildung der Kinder, für die Thomas diesen Rhythmus aufrechterhielt.

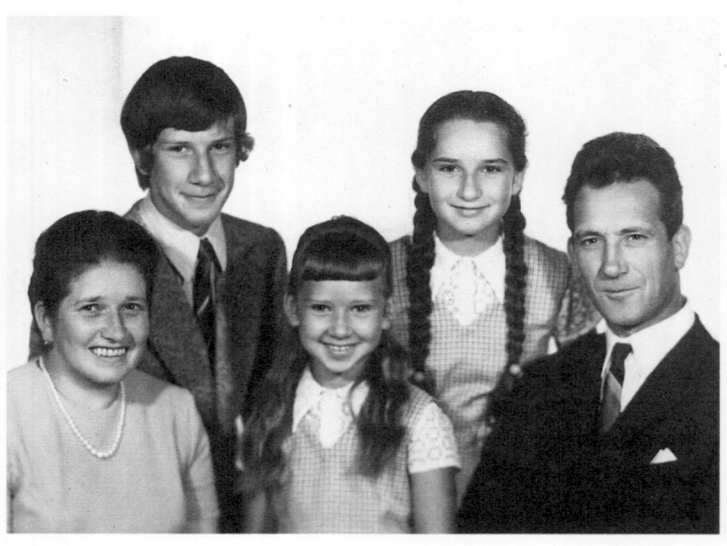

Josefa, Norbert, Ingeborg, Elli, Thomas

Nach einigen Jahren entschied Thomas, die Firma zu verlassen und in Zeltweg ein Haus zu bauen. Das war 1967. Er nahm in Judenburg eine Arbeit an und kaufte einen Grund. Über zwei Jahre fuhren Josefa und Norbert, das älteste Kind, jeden Samstag früh mit dem Zug und danach mit dem Bus nach Zeltweg, um am Haus zu bauen. Am Abend kehrten sie erschöpft nach Reichenfels zurück. Sie bauten das Haus zu dritt, Thomas, Josefa und der kleine Norbert. Danach war Josefas Rücken kaputt. Sie zogen in den Rohbau ein und hatten wieder nur zwei Zimmer zur Verfügung, die sie mit einem Ölofen heizten. Der Rest war noch im Rohzustand und zugeplankt. Die Nachbarn wussten erst nicht, dass hier schon jemand wohnte.

Die ersten Weihnachten im neuen Haus hatte Thomas Schichtdienst bei den ÖDK, den Österreichischen Draukraftwerken. Am Heiligen Abend warteten die Kinder bis elf Uhr in der Nacht auf die Bescherung. Sie erhielten jene Geschenke, die der Betrieb seinen Mitarbeitern zur Verfügung stellte. So lebten sie lange Zeit materiell an der Grenze und hatten doch das Gefühl, alles zu haben. Denn da war auch die Leidenschaft des Vaters für die Berge. Er war begeisterter Skifahrer und engagierte sich für den Bau eines der ersten Sessellifte. Er half mit, kümmerte sich um alles, noch Jahre später sollten seine Kinder den Lift in Reichenfels kostenlos benutzen dürfen. Als sie noch kein Auto hatten, brachte sie der Nachbar zum Skilift. Am Ende des Tages fuhr Thomas mit seinen Kindern auf den Skiern durch den Wald nach Hause. Er brachte ihnen das Skifahren bei und ging mit ihnen wandern, war für jede sportliche Aktivität offen. Die Rolle des bestrafenden Vaters lehnte er generell ab. Auch in seiner Abneigung gegen jede ideologische Gruppierung blieb er konsequent. Er wollte nicht akzeptieren, dass sich seine beiden älteren Kinder mit der Katholischen Jugend identifizierten, dass sie sich dort verankert fühlten. Den sonntäglichen Kirchgang musste seine Frau ohne ihn antreten. Zum Pfarrer sagte er: »*Ich zahle eh die Kirchensteuer, wir treffen uns im Gasthaus.*«

Thomas lebte nach den eigenen Ansprüchen und forderte dies auch von den Kindern ein. Er hätte gerne gesehen, dass sie handwerkliche Berufe ergriffen hätten. Für Norbert, den einzigen Sohn, war es schwierig, mit seinem Vater zu diskutieren oder einen Konflikt auszutragen. Nach zwei Monaten in der Hauptschule bestellten die Lehrer den Vater in die Schule, Norbert sollte in die AHS wechseln. Doch Thomas hielt nichts davon, sein Sohn blieb in der Hauptschule. Nach der Pflichtschule durfte der Bub selbst entscheiden und wechselte in die HTL nach Graz. Der Vater zahlte das Landesschülerheim, die für Norbert oft hoch emotionalen Vater-Sohn-Konflikte fielen großteils weg. Obwohl ihm schnell klar wurde, dass er kein Techniker werden würde, beendete er pflichtgemäß die Schule, bevor er auf die Pädagogische Hochschule wechselte. Denn die Vorgabe des Vaters lautete immer: »*Was du beginnst, bringst du auch zu Ende.*« Auch die beiden Töchter besuchten erst die Hauptschule, Elli entschied sich danach für die Handelsakademie, und Ingeborg absolvierte die Krankenpflegeschule. Das Studium an der Pädagogischen Hochschule finanzierte sich Norbert selbst, denn der Wunsch des jungen Ingenieurs, Sonderschullehrer zu werden, war für den Vater nicht nachvollziehbar. Noch Jahre später, als Norbert selbst Familienvater geworden war, wurde er mit dem Standardsatz begrüßt, dass es einfach dumm sei, Lehrer statt Ingenieur zu sein.

Trotz dieses Konflikts sei Thomas ein liebevoller Vater gewesen, auf seine Art. Er sei nie nachtragend oder beleidigt gewesen, erzählen die Kinder, auch zwischen den Eltern hätte es das nicht gegeben, obwohl sie so gegensätzlich waren. Josefa war eine leidende Frau, über lange Zeit an der Grenze zur Depression. Sie lenkte und steuerte auf der Beziehungsebene, im emotionalen Bereich. Der Vater war das Gegenteil. Immer schaute er kompromisslos nach vorne. Als die Kinder noch klein waren, hatte er lange Jahre ein schweres Magenleiden, oft konnte er vor Schmerzen nicht schlafen. Sein eigener Vater war damals im Gefängnis mit 38 Jahren an Magenkrebs gestorben. Der Hausarzt drängte auf eine Operation. Unmittelbar nach dem Eingriff

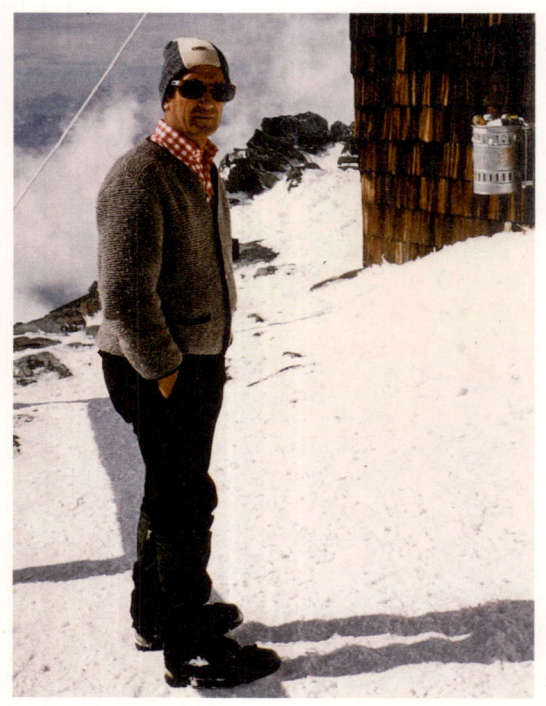

Thomas Holzer

ging Thomas stundenlang im Wald spazieren und erschien braun gebrannt zur Nachuntersuchung. So sah kein Frischoperierter aus. Der Hausarzt schrie ihn an, weil er glaubte, sein Patient hätte die dringend nötige Operation verschoben. Auch nach seinem Herzinfarkt war es nicht anders. Thomas war beschäftigt, er baute an zwei Häusern mit, für seinen Sohn Norbert und für die Tochter Elli. Nach dem Krankenstand mauerte er einen Keller, noch bevor er die Reha antrat. Dort glaubten sie, er käme aus dem Urlaub, denn wieder war er braungebrannt und schien erholt.

Im Alter, als Josefa Probleme mit den Knien hatte und auch über andere körperliche Beschwerden klagte, wurde sie von Thomas täglich gezwungen, Spaziergänge zu unternehmen. »Wir müssen so lange es geht beweglich bleiben«, das war eine seiner Aussagen. Zu dieser Zeit machte sich Thomas große Sorgen um seine Frau. Das vergaß er auch in der Demenz nicht. Als sie bettlägerig war, kümmerte er sich um Josefa und schränkte seine Wanderungen ein. Er war fürsorglich, saß an ihrem Bett und ging erst, wenn die Tochter kam, denn gehen musste er, immer.

Vor 14 Jahren, als das Vergessen bei Thomas offensichtlich wurde, schickte die Tochter Ingeborg beide Eltern zur Austestung zum Facharzt, die Mutter sollte eigentlich nur dafür sorgen, dass der Vater sich der Untersuchung unterzog. Doch sie kamen beide mit der Diagnose Demenz nach Hause. Thomas hatte angefangen, immer die gleichen Geschichten zu erzählen. Alles drehte sich um seine jungen Jahre in Vorarlberg, die ihm plötzlich wieder sehr nahe waren. Dann gab es Meinungsverschiedenheiten wegen elementarer Dinge, man konnte mit ihm auf keinen Nenner kommen, er behauptete Dinge, die unmöglich waren, und beharrte darauf. Zu dieser Zeit gab es noch ein normales, ein alltägliches Leben. Dann wussten beide immer weniger, Josefa und Thomas, es verlief parallel. Über eine kurze Phase war das witzig. Wenn Norbert seine Eltern zusammenpackte und mit ihnen nach Judenburg in die Konditorei fuhr und sie auf der Straße alten Bekannten begegneten. Wenn sich der Vater mit Komplimenten und belanglosen Allgemeinaussagen über die Situation schummelte und die Mutter nachsichtig lächelte. Wenn sie sich danach ansahen und einander gestanden, keine Ahnung zu haben, mit wem sie da gerade geplaudert hatten. Wenn sie gemeinsam darüber lachten.

Die Antidementiva nahmen sie nur kurze Zeit, dann hörten beide damit auf, es interessierte sie nicht, vielleicht waren sie sich des vollen Umfangs ihrer gemeinsamen Erkrankung nicht bewusst. Beim Autofahren ergänzten sie einander. Josefa war Kopilotin, sie hatte den Überblick, sie dirigierte. So fuhren sie zu zweit zum Einkaufen, zum Arzt, zu ihren Kindern, auf Urlaub. Doch dann gab es auch die schmerzliche Phase, in der Thomas heftig darüber trauerte, dass sein Geist nicht mehr gut funktionierte, dass er alles vergaß. Er war ein Vielleser gewesen und hörte nun ganz damit auf, »*weil ich*

Ingeborg, Oliver, Norbert, Elli

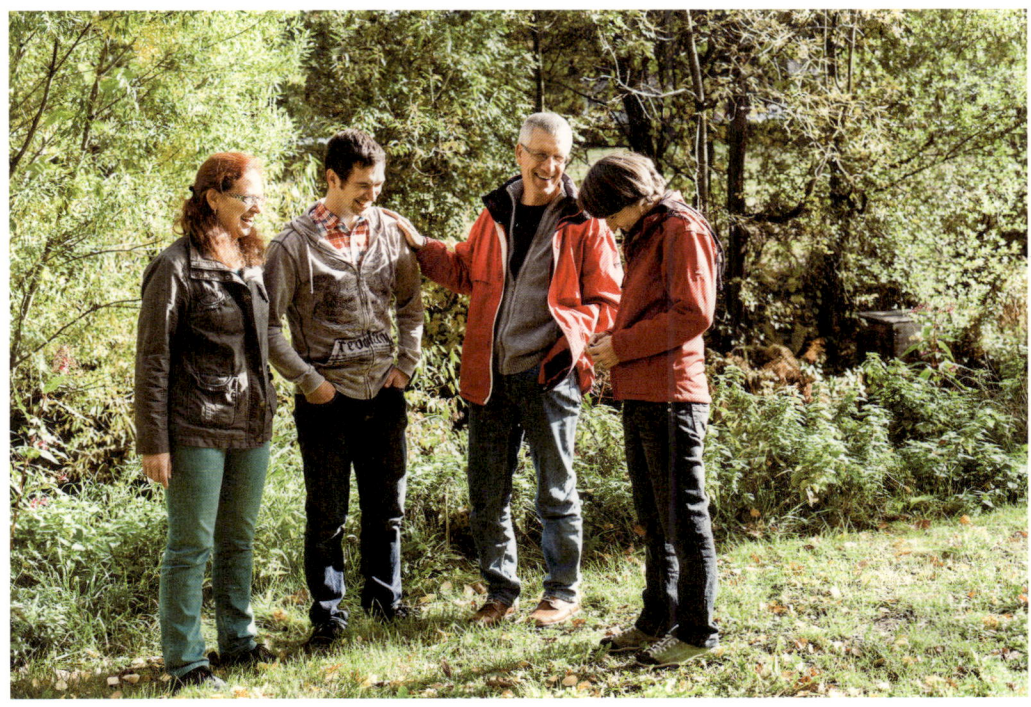

es mir eh nicht merke«. Dazu kamen Verständigungsschwierigkeiten zwischen Thomas und Josefa, sie konnten sich nicht einigen, worum es in ihren Diskussionen überhaupt ging, sie diskutierten oft endlos. Dazu kamen sein unendlicher Bewegungsdrang und der Wunsch, seine Frau zu aktivieren, auch wenn es nicht möglich war. Als sie bereits bettlägerig war, setzte er sie einmal auf den fahrbaren Toilettenstuhl, wollte mit ihr über die Stiege hinunter und hinaus.

Ingeborg lebte mit ihren beiden Kindern Oliver und Iris gemeinsam im Haus mit ihren Eltern. Sie war alleinerziehend und vollzeitbeschäftigt. Bis zu diesem Zeitpunkt waren Thomas und Josefa ihre große Stütze gewesen. Thomas war zu einem Teil Vaterersatz für ihre Kinder gewesen. Er war mit ihnen zusammen rodeln und Ski fahren, brachte ihnen das Radfahren bei, holte sie von der Schule ab. Die Großmutter kochte und wusch. Doch nun kehrte sich alles um, wandelte sich rapide. Oliver war damals in der Forstschule und im Internat, Iris ging noch zur Volksschule. Ingeborg kochte am Abend vor, doch ihre Mutter war nicht mehr in der Lage, den Herd einzuschalten. Wenn Iris von der Schule heimkam, wurde sie vom Großvater gescholten, weil das Essen noch nicht auf dem Tisch stand. Sie kümmerte sich um alles, sie wärmte das Essen auf und versorgte die Großeltern. Die Kinder wussten, worum es ging. Wenn der Opa wütend aus dem Zimmer oder aus der Küche lief, musste man einfach warten. Ein oder zwei Minuten später kam er zurück und hatte die Situation völlig vergessen. Manchmal kam Iris von der Schule heim und ihr Opa ließ sie nicht ins Haus. Was sie da will, sie soll verschwinden! Sie nahm dann den Weg durch die Garage oder ging einmal ums Haus. Dann sagte er: *»Ja, hallo!«,* und freute sich, seine Enkeltochter zu sehen.

Dann kam es zum Unfall. Thomas war allein mit dem Auto unterwegs und übersah eine Vorrangtafel. Ihm selbst passierte nichts, doch am Unfallort war er völlig desorientiert. Das Auto wurde nach Judenburg abgeschleppt. Am nächsten Tag fuhr er mit Hilfe der Nachbarin ins Autohaus und unterschrieb dort den Kaufvertrag für ein neues Auto. Keine einzige seiner Angaben war richtig. Als Ingeborg den Kauf am nächsten Morgen stornieren wollte, wurde dies trotz Vorlage der medizinischen Diagnose nicht akzeptiert. Die Autofirma klagte. Für die Verhandlung wurde Thomas vom Psychiater gerichtsfrei gestellt, es wurde ein Vergleich geschlossen. Thomas wurde zur Amtsärztin geladen und schrieb beim Uhrentest unter die Uhr: Uhrzeiger. Die Zeiger selbst konnte er nicht mehr einzeichnen. Beim Mini-Mental-Status-Test erreichte er 11 von 30 Punkten. Ein paar Jahre zuvor waren es noch 16 Punkte gewesen. Nach diesem Vorfall war der Führerschein weg, und Thomas unterschrieb nie wieder etwas. Statt des Antrags auf Sachwalterschaft ließ Ingeborg eine Angehörigenregistrierung vornehmen, die sie berechtigte, Unterschriften für die Eltern zu leisten und deren Bankkonto zu überwachen. Zuletzt übertrug sie die Vollmacht auf ihren Bruder Norbert. Ihre berufliche Ausbildung versetzte Ingeborg in die Lage, ihre Eltern hinsichtlich einer Patientenverfügung zu unterstützen. Kurz bevor Thomas starb, wäre ihm im Krankenhaus eine PEG-Sonde gelegt worden. Doch aus der Patientenverfügung ging hervor, dass das nicht seinem Willen entsprochen hätte.

Für Ingeborg und ihre Kinder wurde es zunehmend schwieriger, verständnisvoll und langmütig zu bleiben. Die verbalen Attacken, die Ein- und Übergriffe komplizierten das Zusammenleben. Josefa ertrug den Kontrollverlust ihres Mannes nicht und zog sich vollends in die Depression zurück. Mit dem Verlust des Führerscheins war ihnen beiden die letzte Autonomie geraubt worden. Die neue Abhängigkeit versetzte Josefa in die alte Zeit zurück, als sie über nichts selbst bestimmen konnte. Das setzte ihr so sehr zu, dass sie einen Schlussstrich zog. Sie sprach kaum mehr und wollte nicht mehr leben. Dagegen intervenierte Ingeborg. Sie packte ihre Eltern zusammen und fuhr mit ihnen nach Vorarlberg, zurück in die endlos zitierte Erinnerung ihres Vaters. Doch es funktionierte nicht. Die Eltern verweigerten jede Aktivität, wollten nichts sehen, kamen schon zum Frühstück mit gepackten Koffern und drängten auf die Heimfahrt. Am dritten Tag brach Ingeborg den Urlaub ab. Danach sprach ihr Vater nie wieder von seiner Zeit in Vorarlberg, auch wenn er gefragt wurde, wusste er nichts mehr.

Ingeborg lebt mit ihren Kindern im oberen Stockwerk, ihre Eltern bewohnten das Erdgeschoß. Bald konnte sie nichts mehr liegen lassen, Thomas nahm alles mit. Er stritt um die Zeitung, um Rechnungen, um die Post. Das sei alles seins, weil Holzer im Adressfeld stehe, und der Holzer sei er. Vieles musste lange gesucht werden oder tauchte nicht mehr auf. Zuletzt richtete sie ein Postfach ein, um die Rechnungen zeitgerecht begleichen zu können. Iris erinnert sich: »*Einmal hatten wir Karten für eine Vorstellung besorgt. Die Mama hat* sie in die Küche gelegt, sie hat sie eh versteckt. Am nächsten Tag hat sie der Opa gefunden und eingeheizt. Auch wenn ich meine Sachen haben wollte, die er sich genommen hatte, hat er mir gleich damit gedroht, er schmeißt mich hinaus. Er war in diesen Momenten unberechenbar und das war eigentlich das Schlimme. Das hat mir Angst gemacht. Ich hatte ja immer zu ihm aufgeblickt.« Die Gespräche mit ihrer Mutter halfen Iris, zu verstehen, warum sich der Opa so verändert hatte.

Oliver erzählt, dass sich die Großeltern über lange Zeit gut ergänzten. Das war zum Beispiel in Bezug auf seine Freundin so. »*Die Oma hat gewusst, das ist die Niki, und der Opa hat gewusst, sie gehört zu mir. So sind sie oft gemeinsam zu einer befriedigenden Lösung gekommen.*« Doch die Desorientiertheit nahm zu. Es ging so weit, dass sich Josefa einmal nicht in den Garten traute, da dort für sie lauter Fremde waren. Doch es waren nur Oliver, seine Freundin und ein paar befreundete Burschen da. Oliver war einmal sein Onkel Norbert, dann wieder sein Cousin Ludwig, bis sie zu einer Person verschmolzen. Iris war Inge. Zuletzt war Inge für ihren Vater die Mama. Sie glaubt, dass er damit seine eigene Mutter meinte.

Im August 2009 stürzte Josefa und erlitt einen Schlüsselbeinbruch, von da an war sie bettlägerig. Oliver und Iris versorgten die Großeltern, wenn Ingeborg nicht zu Hause war. Über ihre Mobiltelefone koordinierten sich Kinder und Enkelkinder, im Notfall half auch einmal die Nachbarin. Sie war es auch, mit der sich Thomas regelmäßig um die Zeitung stritt. Meist war er vor ihr an ihrem Postkasten. Die Zeitung legte er auf den Küchentisch oder in die Garage, von dort holte sie die Nachbarin später. Auf Grund ihrer beruflichen Erfahrung konnte Ingeborg vieles zulassen. Als ihr Vater mit dem Rasenmäher nicht mehr umgehen konnte, mähte er die Wiese mit der Sense. Er kam seiner Tochter zuvor. Er verbrachte auch Tage damit, die Hecke mit einer kleinen Sichel zu trimmen, die Heckenschere benützte er nicht mehr. Die Nachbarn verstanden das erst nicht und äußerten sich vorwurfsvoll, dass der alte Mann so hart arbeiten müsse. Bis sie einsahen, wie wichtig diese Beschäftigung für ihn war. Er hatte immer gearbeitet, das tat er auch jetzt. Seine Leidenschaft war, Holz zu sammeln und zu schneiden. Von seinen Wanderungen brachte er riesige Holzprügel nach Hause und schnitt sie zusammen. Es kam vor, dass er mitten in der Nacht in die Werkstatt ging und arbeitete. Waren die Sägen oder Sägeblätter kaputt, so schlug er das Holz mit der Hacke auf den Beton, bis es sprang. Eines Nachts rief sogar die Nachbarin an, weil der Lärm das ganze Haus aufgeweckt hatte. Sie sagte: »*Inge, bitte, unser Haus bebt.*«

Thomas konnte sein Werkzeug nicht mehr sachgerecht verwenden, er probierte es mit allem, zuletzt wollte er das Holz mit der Brotmaschine schneiden. An den Hausmauern und an der Gartenhütte baute er riesige Holzstöße, schlichtete sie penibel, stundenlang. Thomas orientierte sich am Bach. Er ging am Wasser entlang und entwurzelte dürre Bäume. Er marschierte permanent und trug Kubikmeter um Kubikmeter Holz nach Hause. Als seine Frau bettlägerig wurde, kehrte er im Stundentakt zurück, gab ihr zu trinken, fütterte sie ein wenig. Dann brach er wieder auf. Er war verlässlich, er ging nie weiter fort. Es war überblickbar. Wenn Norbert seine Eltern besuchte, setzte er 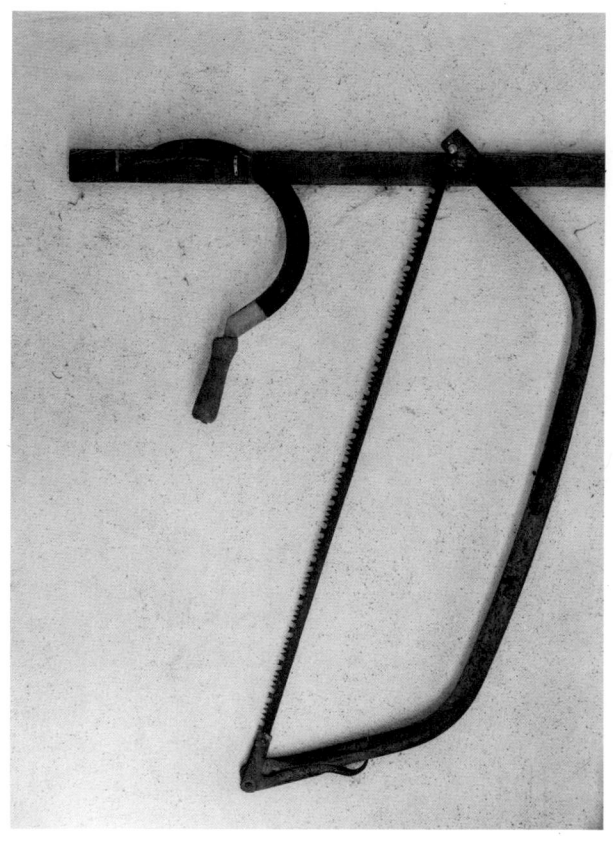 sich zu seiner Mutter ans Bett und wartete. Er wusste, dass sein Vater bald kommen würde. Später, nach dem Tod der Mutter, war das nicht mehr so einfach. Wenn Thomas nicht zu Hause war, durfte man nicht damit rechnen, dass er in den nächsten zwei Stunden vorbeikäme. Da konnte es auch sein, dass er nach Kärnten unterwegs war.

Josefa hatte zu essen aufgehört, sie hatte mit dem Darm Probleme. Ingeborg arbeitete mit dem mobilen Palliativteam und traf gemeinsam mit dem Arzt die Entscheidung, ihre Mutter weiterhin zu Hause zu pflegen. Für Thomas war das ein Vorteil, denn er kam nicht zur Ruhe, wenn seine Frau nicht daheim war. Wenn er nachts seine Runde machte und jemanden nicht antraf, weckte er die anderen Familienmitglieder und wollte Auskunft. In solchen Situationen wurde Thomas auch manchmal angeschrien. Dann war er außer sich und schrie zurück. Doch am nächsten Tag wusste er nichts mehr davon. Das war das Gute daran.

Am 1. Dezember 2009 starb Josefa daheim in ihrem Bett. Die Erinnerung an die Reaktion ihres Mannes ruft heute noch Bestürzung innerhalb der Familie hervor. Als Inge wie jeden Morgen nach ihren Eltern sah, lag Josefa tot im Bett. Thomas schlief neben ihr. Mit dem Arzt, der den Totenschein ausstellte, witzelte er noch. Zu diesem Zeitpunkt hatte er noch nicht realisiert, dass seine Frau gestorben war. Erst als die Bestatter sie im Sarg aus dem Haus trugen, fragte er nach: Wohin sie mit ihr wollten und was sie vorhätten? Da wollte er mit und musste mit Gewalt zurückgehalten werden. Als sie später gemeinsam in der Aufbahrungshalle standen, schaute Thomas den Partezettel an und sagte: »*Ich kann nicht mehr lesen.*«

Norbert glaubt, dass das Verstehen bei Thomas zu diesem Zeitpunkt auf der emotionalen Ebene stattfand. »*Er ist weiter seine Wege gegangen und wollte gefühlsmäßig nicht ins Haus. Er hat gesagt: ›Geh du zuerst hinein.‹ Aber er hätte nicht artikulieren können, warum er nicht ins Haus hineinwollte.*« Wochen und Monate suchte Thomas nach Josefa. Seinen Enkelsohn Oliver weckte er fünf bis sechs Mal in der Nacht, er schüttelte ihn und fragte, wo die Oma sei. War die Tür verschlossen, so trat er sie fast ein. An Schlaf war nicht zu denken. Auch ein halbes Jahr später begab sich Thomas noch ein oder zwei Mal pro Nacht auf die Suche nach seiner Frau. Untertags fragte er oft, wo sie unterwegs sei und wie es ihr ginge. Wenn er kurzfristig realisierte, dass sie gestorben war, traf ihn der ganze Schmerz. Bis er es vergaß, und bis er es wieder erfuhr, immer wieder aufs Neue. Damals, sagt Norbert, habe sein Vater wie ein Tier gelitten, täglich. Diesen Schmerz konnte auch die Familie nicht ertragen. Sie wollten ihm nicht hundert Mal am Tag die Botschaft überbringen, dass seine Frau gestorben war. Also erzählten sie Thomas, Josefa wäre spazieren oder einkaufen, sie käme gleich wieder. Damit gab er sich zufrieden und ging wieder seine Runden. In dieser Zeit war er am Zerbrechen. Der Gedanke war naheliegend, dass er es ohne seine Frau nicht schaffen würde. Doch irgendwann vergaß er, dass Josefa gestorben war, und lebte weiter.

Thomas hatte unheimliche Kraft und war sehr geschickt. Er trug vier Meter lange Bäume nach Hause, da brauchte es zwei Mann, um sie wegzuschaffen. Wenn sein Sohn Norbert mit ihm unterwegs war, hatte dieser Mühe, ihm zu folgen, und er konnte ihn auch nicht davon abhalten, bei jeder offenen Tür hineinzuschauen. Einmal schob ihn sein Vater zur Seite, um auf einen gefährlich hohen Turm zu steigen. Auch als er später im Heim war, kletterte er über jeden Zaun, um auf die Straße zu gelangen. Seinen Willen setzte er immer durch, und seine Konfliktlösungsstrategie war es, zu gehen. *»Wer nicht da ist, kann nicht streiten.«* Nach Josefas Tod wurden die Wegstrecken zusehends länger. Den letzten Halt verlor Thomas, als sein älterer Bruder Paul im Oktober 2010 an Demenz starb. Die Brüder hatten immer miteinander Schach gespielt, zuletzt mit sehr eigenwilligen Regeln. Während des Begräbnisses wunderte sich Thomas, warum Pauli nicht da sei. Er war da, er lag im Sarg.

Norbert und Elli gingen mit ihrem Vater auf den Berg. Richtig wandern konnte man nicht mehr, weil Thomas nicht zurückwollte. Er wählte seine eigene Route. Man musste Strategien entwickeln. Sie ließen ihn gehen und schnitten ihm den Weg ab, taten überrascht, begrüßten einander aufs Neue und gingen ein Stück gemeinsam. Machten Vorschläge, die einmal angenommen wurden und ein anderes Mal nicht. Es war grenzwertig, aber schön, manchmal auch gefährlich. Thomas und Norbert hatten eine Hausstrecke, kehrten in einem Gasthaus ein, aßen Gulasch und tranken Bier, schnapsten eine Runde. Norbert nahm sich Halbtage frei, es waren langsame Tage. Nebenbei schaute sich Thomas im Wald um, auf der Suche nach einem Baum zum Umreißen. Den nahm er dann mit. Er konnte die eigene Kraft gut einschätzen, taxierte die Bäume, und wenn er es sich zutraute, riss er mit voller Kraft. Das dauerte oft eine Viertelstunde. Norbert sah seinem Vater zu, wartete oder ging ein Stück voraus. Zum Teil war noch Wurzelwerk an den Bäumen. Thomas benötigte kein Werkzeug. Er nahm einen Ast und schlug fein säuberlich das Astwerk ab, bis er einen geraden Stamm hatte, den er gut tragen konnte. Meist bearbeitete er einen zweiten Baum für seinen Sohn. *»Er fragte zwar: ›Magst du den?‹ Doch wenn ich ihn nicht mochte, bekam ich ihn trotzdem.«* Oder er nahm ein Stück Holz und warf es, so weit er konnte. Er hob es auf und warf es wieder. Das ging den ganzen Weg so. Norbert musste aufpassen, wenn er vor seinem Vater war, denn plötzlich flog ein Aststück an ihm vorbei. Da wusste er, es wäre besser, neben seinem Vater zu gehen. Als Kind war Thomas gemeinsam mit seinem Bruder Paul in den Wald geschickt worden, um Holz heimzutragen. Sonst wäre es kalt gewesen. Nach seinem Tod musste Inge viele Kubikmeter Holz abholen lassen, die ihr Vater im Laufe der letzten Jahre gesammelt hatte. Sie füllten zwei große Anhänger.

An diese Zeit erinnert sich Norbert gerne. »*Es war sehr schön, mit ihm unterwegs zu sein. Wir trafen oft auf Arbeitskollegen, die er nicht mehr kannte. In der Phase passten mehrere Orte auf ihn auf. Er konnte sich frei bewegen. Die Leute sahen ihn und ließen alles zu. Ungefragt arbeitete er auf den Grundstücken der Nachbarschaft. Es konnte vorkommen, dass er einen Zaun abmontierte. Er nahm auch Äpfel aus fremden Gärten. Da hatte er wirklich große Freiheiten.*« Beinahe in jedem Haus hatte Thomas einmal Maurerarbeiten erledigt. Jeder kannte und unterstützte ihn. Die Familie wurde auf dem Laufenden gehalten, wo er sich gerade befand. Oft wurde er nach Hause chauffiert. Selbst als Oliver in Wien studierte, wurde er von seinen Freunden angerufen: »*Du, dein Opa geht dort und da.*« Es gab bestimmte Stellen, die Thomas passieren musste. In Weißkirchen war es eine Trafik, in Obdach Richtung Kärnten passte die Schulwartin der Volksschule auf. Wenn er dort vorbeikam, 15 Kilometer von seinem Wohnort entfernt, bat sie ihn hinein und bot ihm Kaffee an. Dann rief sie zu Hause an, dass er abzuholen sei. Oft frühstückte Thomas mit seiner Familie, trank noch einen Kaffee und war dann weg. Um elf Uhr am Vormittag kamen die ersten Anrufe. Es gab eine Fülle von Menschen, die ihn nach Hause brachten. Dazu die Polizei, der Schulbus. Doch wenn seine Holztrümmer keinen Platz fanden, stieg er nicht ein. Die Demenz des Herrn Holzer war zum Gesprächsthema über ganze Ortschaften geworden. Schnitt der Eisstockverein des Nachbarortes einen Baum für den Platz um, so blieben die dicken Äste für Thomas liegen. Sie wussten, er würde sie abholen. Viele stellten auch fest, dass das Gelände um den Bach noch nie so gepflegt gewesen war.

In der letzten Zeit mit Thomas beschäftigte seine Tochter Inge eine Frau, die mehrmals in der Woche ins Haus kam. Ihr Auftrag galt hauptsächlich Thomas. Die restlichen Tage teilten sich die Geschwister. Doch man wusste nie, ob Thomas anzutreffen war oder wie lange er dableiben würde. Für 15 Kilometer brauchte Thomas keine zwei Stunden. Wenn Elli ihren Vater abholen wollte, rief sie zuerst an, ob er da wäre. Dann musste sie schnell sein, während die anderen versuchten, ihn ein paar Minuten lang zum Bleiben zu bewegen. Man konnte seinen Wandertrieb nicht aufhalten. Auch Zusperren wäre keine Option gewesen, Thomas hätte immer Wege gefunden, um aus dem Haus zu gelangen. Er hielt seine Strecken ein und ging untertags. Als er das nicht mehr tat und eines Nachts im April 2012 auf der Bundesstraße saß, da wusste die Familie, dass diese Phase der Freiheit zu Ende ging, dass es gefährlich geworden war, dass Thomas nicht mehr zu Hause bleiben konnte. In den Wochen davor waren Ingeborg und ihr Sohn zehn Mal am Tag ausgerückt, um den Vater zu holen. Kaum war er zu Hause, machte er sich erneut auf den Weg. Zu diesem Zeitpunkt benutzte er auch den Keller oder Nachbars Garten als Toilette. Rückblickend war es für Ingeborg ab dem Tod ihrer Mutter grenzwertig. Doch sie ließen Thomas von da an noch zwei Jahre lang gehen. Denn sie wussten auch, dass es nur eine Alternative dazu gab: Thomas musste institutionell betreut und mit Medikamenten ruhiggestellt werden. Das wollten sie ihm so lange wie möglich ersparen.

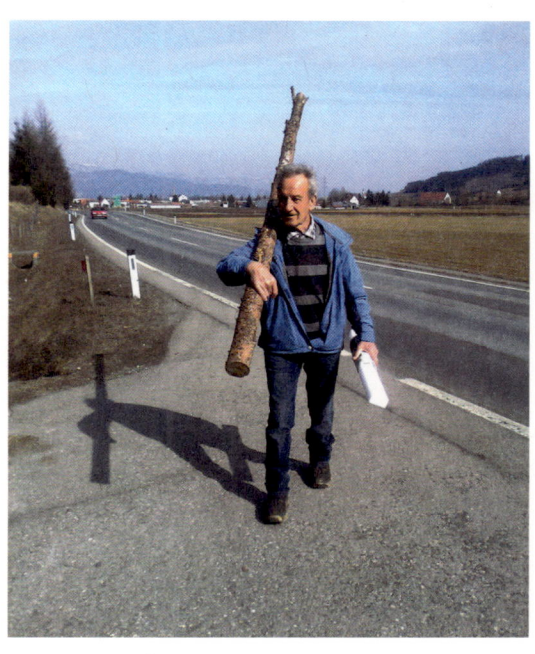

Thomas Holzer, Mai 2012

Kaum war Thomas im Heim, baute er rapide ab, er wurde aggressiv, war nicht umgänglich, ließ sich nichts sagen. Ingeborg war am Ende, sie zog sich ein Stück weit zurück, teilte die Verantwortung mit Norbert und Elli. Sie meint, sie hätten zu lange gewartet. Doch ihr Bruder ist anderer Meinung. Der Vater hatte ein Leben, er hatte sein Leben. Als es darum ging, ihn zu schützen, sei es schwierig gewesen, einen stimmigen Platz zu finden. Das Gelände rund um das erste Heim war ungünstig gelegen, es gab keinen Zaun, daneben fuhr der Zug. Thomas floh immer wieder. Norbert versuchte dem vorzubeugen, indem er mit seinem Vater stundenlang spazieren ging. Auf dem Nachhauseweg wollte Thomas auf den Bahngleisen gehen, sein Sohn ließ es nicht zu. Es war nicht einfach. Sie sprangen vor dem Bahngleis hin und her, Thomas ließ sich über den Abhang rollen und landete auf der Straße. Er kletterte die Böschung Richtung Gleise wieder hinauf. Norbert immer hinterher. Die Leute aus den Einfamilienhäusern sahen ihnen zu. Dann ging es in die Siedlung, Thomas räumte die Gärten auf, lief in Wohnblöcke und die Stockwerke hinauf. Zuletzt schnappte ihn Norbert in einer Art Polizeigriff und brachte ihn zurück. Thomas ließ sich führen, weil er es in diesem Moment so wollte, denn immer noch war er stärker als sein Sohn.

Der geistige Abbau erfolgte in immensem Tempo, Thomas wusste die Namen seiner Kinder nicht mehr und erkannte sie nur noch gefühlsmäßig. Er war eingesperrt und wurde gewalttätig, ging mit dem Besen auf eine Pflegerin los, einmal auch mit einem Messer, weil er gehen wollte, weil er nicht verstand, warum er das nicht durfte. Er wurde in die geschlossene Abteilung der Gerontopsychiatrie eingewiesen, um die Medikation auszuloten. Dort besuchte ihn Norbert. Kurz zuvor war er mit seinem Vater noch auf den Berg marschiert, und nun sah er ihn zusammengesackt im Rollstuhl, nicht ansprechbar. Es gab keine Alternative dazu, es gab nichts dazwischen.

An der Grenze zu Slowenien fand Norbert eine geeignete Einrichtung. Thomas konnte sich im großen Gartenbereich rund um das Haus frei bewegen und tat es auch. Einmal stieg er über den 1,8 Meter hohen Zaun und war wieder auf der Straße unterwegs. Im Juni 2012 wurde Thomas von einem Insekt in den Kopf gestochen. Die Stelle entzündete sich und wurde schließlich nekrotisch. Durch eine Operation sollte ein Übergreifen auf den Schädelknochen verhindert werden. Nach zwei Wochen, als es beinahe verheilt war, riss sich Thomas den Verband und damit den frisch angenähten Hautlappen ab und legte die eigene Schädeldecke frei. Ein neuerlicher Eingriff und die Vernetzung zwischen plastischer Chirurgie und Psychiatrie wurden notwendig. Die vielen notwendigen Transporte mit dem Rettungswagen überforderten Thomas. Er schlug einer Sanitäterin ins Gesicht und landete wieder im Sonderkrankenhaus. Nach der zweiten Operation musste er zwei Wochen auf der Psychiatrie verbringen, fixiert mit einem Fünf-Punkte-Gurt. Er versuchte sich zu befreien, doch erkannte schnell, dass seine Bemühungen sinnlos waren. Er gewöhnte sich daran, fixiert zu werden. Am Abend der Überstellung ins Pflegeheim fragte er die Pflegerin, ob sie ihn nicht anbinden wolle.

Diese intensive letzte Phase bis zu seinem Tod dauerte ein Dreivierteljahr. Zuletzt ging es ausschließlich um einfache Grundbedürfnisse. Er sprach ein wenig, bruchstückhaft. Er erkannte niemanden mehr. Doch bis zum Schluss konnte Thomas gehen, auch als er nicht mehr essen wollte. Einen Monat vor seinem Tod hatte sich die Familie zu seinem Geburtstag versammelt. Thomas stand vom Essen auf und ging zwei Runden um den Tisch. Für seine Enkelin schrieb er seinen Namen und ein paar Zahlen auf ein Blatt Papier.

Norbert äußert sich positiv über das Pflegeheim, über das Verständnis der Pflegefachkräfte. Die künstlichen Grenzen sind weiter gesteckt als die natürlichen Handlungsspielräume der Patienten und Patientinnen. Oft findet man sie zu zweit in einem Bett, so wie sie es als Kinder gewohnt waren. Eines Abends sagte Thomas zur Pflegerin: »*Leg du dich zuerst hinein.*« Sie tat es. Er legte sich dazu und schlief innerhalb von Sekunden ein. Danach musste das Bett von der Wand abgerückt werden, damit sie aufstehen konnte. Dem Wandertrieb vieler Patienten und Patientinnen wird mit einem großen Tor am Außengelände Rechnung getragen. Die Polizei bringt die Leute zum Tor, es wird aufgesperrt und sie spazieren in den Park. Gegenwehr und Widerstand sind somit ein Thema der Vergangenheit. Ein Patient hasste es, gewaschen oder gebadet zu werden. Einmal beobachtete er, wie ein großer Bottich mit Wasser gefüllt wurde. Das erinnerte ihn an seine Kindheit, an das Baden im Waschzuber, nachdem die Mutter die Wäsche gewaschen hatte. Er fragte die Pflegerin, die nun die Mutter war, und sie ließ es zu. Von da an badete er mit Freude und Hingabe im Bottich. Auch die Bedienung und der Sinn einer Toilette sind oft nicht mehr bekannt. Vieles wird im Garten erledigt, er wird regelmäßig gereinigt. Auch Thomas hatte zuletzt das Bedürfnis, sich auf der Wiese zu erleichtern, doch inkontinent wurde er bis zum Schluss nicht.

Ingeborg, Norbert und Elli wissen, dass der Prozess des Sterbens ohne Magensonde und künstliche Ernährung milder verläuft. Als Thomas zu Silvester mit dem Essen aufhörte, wurde er nicht zwangsernährt. Drei Tage vor seinem Tod umrundete er noch das Bett und kostete vom Brei, den ihm seine Tochter anbot. Dann sagte er: »*Du kannst gehen. Es reicht.*« In den Morgenstunden des 8. Jänner 2013 wurde Thomas in seinem Bett tot aufgefunden. Seine Familie hatte Gelegenheit gehabt, sich von ihm zu verabschieden.

Ingeborg ist Demenzkoordinatorin der Volkshilfe Steiermark. Sie versuchte immer, ihr fachliches Wissen mit den persönlichen Erfahrungen in Einklang zu bringen. Auch ein halbes Jahr später sitzt ihr das Sterben ihres Vaters noch in den Gliedern. »*Aber ich denke mir, es ist okay so, wie es war. Er hat bis zum Schluss das Leben gehabt, das er wollte. Es gab auch in der Demenz viele Tage, an denen er in sich ruhte und zufrieden war. Er konnte erledigen, was er erledigen wollte. Er hat den Zeitpunkt des Gehens bestimmt, immer.*«

Norbert hat noch nicht das Gefühl, dass es vorbei ist. Er verspürt den Drang, etwas zu tun, er ist unruhig. Die Spaziergänge mit dem Vater gehen ihm ab. Doch zu Hause geht es weiter, da ist die Mutter seiner Frau, die schon sehr desorientiert ist.

Iris und Oliver stellen fest, dass es daheim jetzt anders ist. Wenn man etwas auf den Küchentisch legt, verschwindet es nicht. Sie können auf Urlaub fahren. Doch es war oft lustig mit dem Opa. Er hat ihnen vieles beigebracht, hat sich um alles gekümmert. Er war ihr Vaterersatz.

Es gibt unendlich viele Geschichten um Thomas, Erinnerungen an ihn. Wie er den Kindern heimlich die Schokolade wegaß. Wie er die kleinen Kätzchen täglich verschenkte und die Nachbarin jeden Abend mit der Schachtel am Gartenzaun stand, um sie zurückzugeben. Wie er abends alle Glühbirnen im Haus herausdrehte, als er nicht mehr wusste, wie der Lichtschalter funktioniert. Wie er mit den Frauen schäkerte, die ihn nach Hause brachten. Wie er das Holz mit bloßen Händen bearbeitete. Wie stark und autonom er war. Er ist nicht mehr.

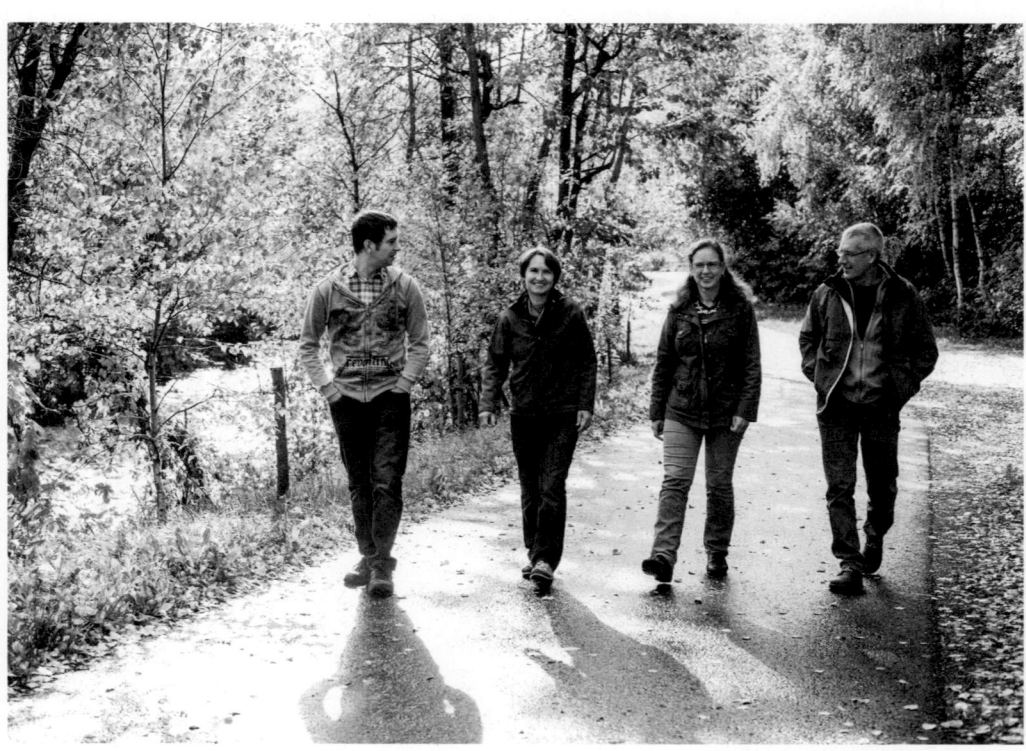

Oliver, Elli, Ingeborg, Norbert

Respekt

Mathilde und Helmut Faninger
Isolde und Dr. Alois Krenn
Sandrine und Jean-Jacques Wauthy
Renate und Gottfried Thom
Hannah Gruber (Name gewählt)
Waltraud und Ernst Nitsch
Valerie und Sophia Heller (Namen gewählt)
Hildegard und Wolfgang Edl
Ingeborg, Norbert, Iris und Oliver Holzer

Das sind die Menschen, die uns den Weg gezeigt haben. Offenherzig und mutig begegnen sie dem Leben, auch wenn sie manchmal verzagt sind. Sie tragen Verantwortung, sie betreuen und pflegen oder nehmen selbst Hilfe in Anspruch. Sie sind wertschätzend und zugleich kritisch, sie trauern und bewahren doch ihren Humor. Mit Kraft und Engagement nehmen sie jede Herausforderung an. Danke, dass sie uns an ihren Lebenswegen teilhaben lassen, sie sind unendlich bereichernd.

Sabine Wögerbauer
Diplomsozialbetreuerin und Leiterin des Tageszentrums Regenbogen Linz, Volkshilfe Oberösterreich
Mag.ª Isabel Bernhardt
Demenzkoordinatorin der Volkshilfe Burgenland
DGKS Ingeborg Holzer
Einsatzleiterin mobile Pflege- und Betreuungsdienste Volkshilfe Steiermark

Mit Kompetenz, Engagement und Herzenswärme arbeiten sie mit dementierenden Menschen und ihren Angehörigen. Sie ermöglichen den Kontakt zu unseren InterviewpartnerInnen und damit die Veröffentlichung dieser außergewöhnlichen Porträts.

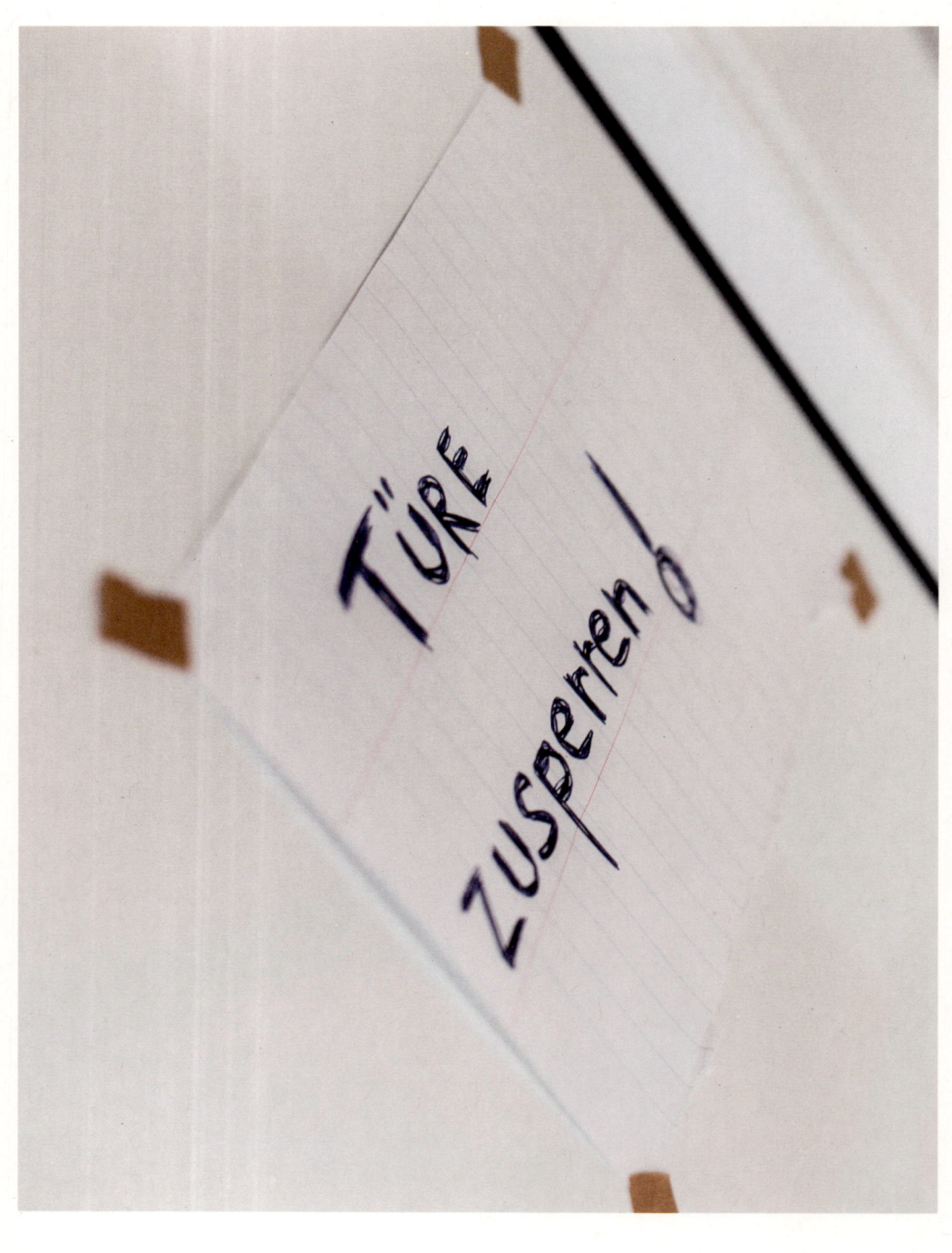

Teresa Millner-Kurzbauer

Serviceteil

Unter Mitarbeit von
Erich Fenninger

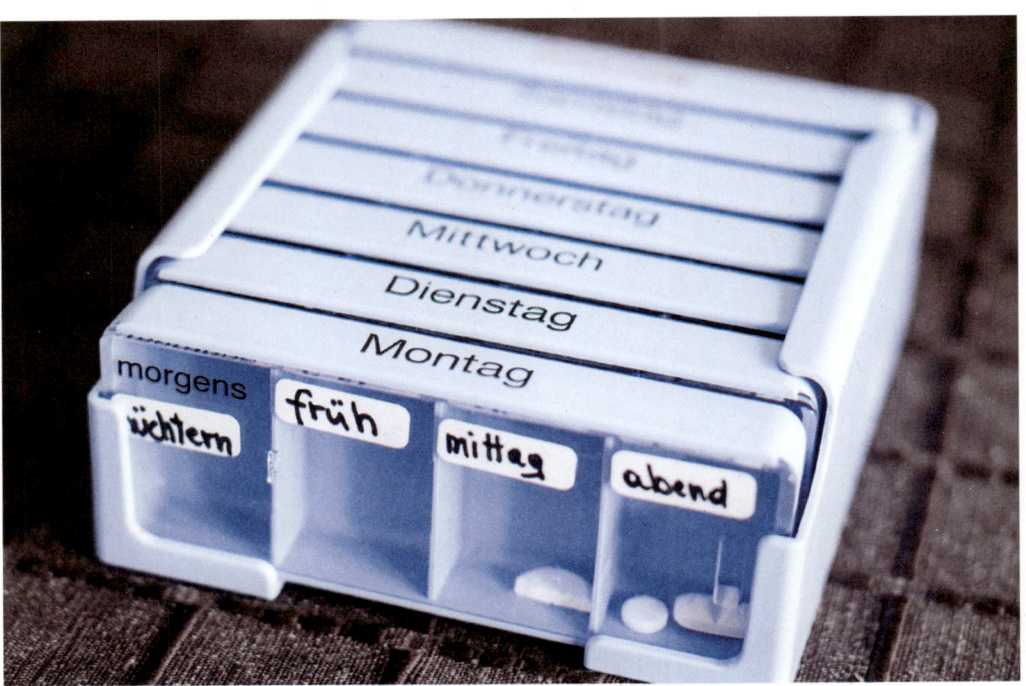

PRÄVENTION UND ABKLÄRUNG

Eine demenzielle Erkrankung kann auch durch eine sehr bedachte Lebensführung nicht ausgeschlossen werden. Wir sind jedoch in der Lage, das Erkrankungsrisiko durch einen achtsamen Lebensstil in den Bereichen Ernährung, geistige Aktivität, Bewegung und Teilhabe an einem gesellschaftlichen Leben zu minimieren.

Gesunde Ernährung
Bestimmte Nährstoffe regen die Gehirnaktivität an und sind somit ein gutes Vorbeugemittel gegen Demenz. Dazu gehören Vitamin E (Folsäure), das vor allem in Pflanzenölen, Nüssen, Hülsenfrüchten und grünem Gemüse enthalten ist, und Vitamin B6, das in zahlreichen tierischen und pflanzlichen Produkten vorkommt. Zudem wird empfohlen, mindestens zwei Liter Flüssigkeit pro Tag zu sich zu nehmen. Eine ausgewogene Ernährung trägt zum Wohlbefinden und zur Gesundheit bei.

Regelmäßige Bewegung
Regelmäßige Bewegung und Sport sind gesundheitsfördernd. Vor allem die Aktivitäten des täglichen Lebens, wie Gartenarbeit, tägliche Spaziergänge und Treppensteigen, sind bis ins hohe Alter aufrechtzuerhalten. Es ist nie zu spät, mit regelmäßiger Bewegung zu beginnen.

Geistige Aktivität
Das Interesse an der Umgebung hält uns geistig fit. Damit ist gemeint, Bücher und Zeitungen zu lesen, die Nachrichten zu verfolgen, sich mit Neuem und Gegenwärtigem auseinanderzusetzen, zu diskutieren, sich auszutauschen und am Familiengeschehen teilzunehmen. Die Merkfähigkeit lässt sich auch durch eigene Gedächtnisübungen und Spiele sowie durch Kreuzworträtsel, Sudokus und andere Rätselarten trainieren.

Aktives soziales Leben
Soziales Leben bringt Freude. Kommunikation mit anderen ist dafür die Voraussetzung. Mit zunehmendem Alter gehen Freundschaften verloren, das soziale Umfeld schränkt sich ein. Daher ist es wichtig, den Freundes- und Bekanntenkreis zu pflegen, Anteil am Leben anderer zu nehmen und sich für seine Umwelt zu interessieren. Begegnungen bereichern uns und wirken gegen Isolation und Rückzug.

Abklärung
Der zeitliche Aspekt der Diagnose nimmt Einfluss auf den Verlauf einer Erkrankung. Durch eine rasche medizinische Abklärung kann rechtzeitig mit medikamentösen und therapeutischen Maßnahmen begonnen werden. Dementsprechend wirksamer sind die verschiedenen Behandlungen, sie können das Voranschreiten der Erkrankung verlangsamen, Irritationen verringern und positiv auf das Allgemeinbefinden wirken. Familienangehörige erhalten frühzeitig Informationen über den Umgang mit der Erkrankung und werden so in die Lage versetzt, der erkrankten Person besser und adäquat zu begegnen. Die Hausärztin oder der Hausarzt ist die erste Anlaufstelle für eine medizinische Abklärung. Im Rahmen dieses Vertrauensverhältnisses können Sorgen und Ängste leichter angesprochen und kognitive Leistungsstörungen verifiziert werden. Idealerweise werden Familienmitglieder oder Vertrauenspersonen in den Prozess der Abklärung miteinbezogen. Betroffene sind manchmal nicht in der Lage, ihre Symptome ausreichend zu formulieren und darzustellen. Es kann hilfreich sein, sich vorzubereiten und Notizen über auffällige Veränderungen anzufertigen. Das nimmt Druck aus der Gesprächssituation und garantiert die vollständige Auflistung der beobachteten Symptome. Die Diagnose selbst wird im Fachbereich der Geriatrie, Neurologie oder Psychiatrie gestellt.

Zur Frühdiagnostik werden standardisierte Tests zur Untersuchung aller Hirnleistungsbereiche eingesetzt. Zudem wird eine gründliche körperliche Untersuchung durchgeführt, um beispielsweise eine Schilddrüsenerkrankung ausschließen zu können. Mittels Computer-Tomografie (CT) oder Magnet-Resonanz-Tomografie (MRT) des Gehirns erfolgen der Ausschluss von Tumoren und die Beurteilung des Hirnvolumens. Weiters werden Laboruntersuchungen der Standardparameter Blutbild, Blutzucker, Elektrolyte und Schilddrüsenhormone (THS) zur Überprüfung von etwaigen Hormon- oder Vitaminmangelzuständen angeordnet. Im Gegensatz zu vielen anderen Erkrankungen ist Demenz nicht in Form eines einzelnen Tests feststellbar, daher sind die Untersuchungen so vielschichtig. Im Rahmen der sogenannten Differenzialdiagnose können SpezialistInnen die Art der Demenzerkrankung und das Stadium, in dem sich die erkrankte Person befindet, mit hoher Wahrscheinlichkeit feststellen.

Uhrentest
Mit dem Uhrentest lassen sich die kognitiven Fähigkeiten eines Menschen auf einfache Art und Weise überprüfen: Auf ein Blatt Papier soll ein kreisförmiges Ziffernblatt mit einer konkreten Uhrzeit gezeichnet werden. Anhand eventueller Abweichungen in der Darstellung gegenüber einer tatsächlichen Uhr – verschobenes Ziffernblatt, unklares Schriftbild, falsche Anordnung oder Fehlen einzelner Ziffern oder Zeiger – lassen sich Rückschlüsse auf den Grad einer Hirnfunktionsstörung ziehen. Der Schweregrad der Demenzerkrankung lässt sich dadurch jedoch nicht diagnostizieren.

Score	Beschreibung	Beispiel
1	Die Ziffern eins bis zwölf sind richtig eingezeichnet.	
2	**Leichte visuell-räumliche Probleme** · Die Abstände zwischen den Ziffern sind nicht gleichmäßig. · Die Ziffern sind außerhalb des Kreises. · Die Person verwendet Linien zur Orientierung.	
3	**Falsche Uhrzeit bei erhaltener visuell-räumlicher Darstellung der Uhr** (ab dieser Stufe Hinweis auf Demenzerkrankung) · Nur ein Zeiger wird eingezeichnet. · Keine Uhrzeit wird eingezeichnet.	
4	**Mittelgradige visuell-räumliche Desorganisation, ein korrektes Einzeichnen der Uhrzeit ist unmöglich** · Unregelmäßige Zwischenräume. · Ziffern werden vergessen. · Rechts-Links-Umkehr der Ziffern. · Keine lesbare Darstellung der Ziffern.	
5	**Schwergradige visuell-räumliche Desorganisation** Stärker ausgeprägt als Stufe 4.	
6	Keine Darstellung einer Uhr möglich.	

(modifiziert nach Shulman 1993)

INFORMATIONEN ZUR PFLEGE

Pflege ist mehr als körperliche Hilfe. Sie gehört zum Alltag jedes Menschen und ist nicht nur für kranke oder gesundheitlich beeinträchtigte Personen von Bedeutung. Man pflegt sich selbst, Beziehungen, Gegenstände, Gärten. Die gesundheitsbezogene Pflege richtet sich hauptsächlich auf die Unterstützung der zwölf Aktivitäten des täglichen Lebens: für Sicherheit sorgen, atmen, wach sein und schlafen, sich waschen und kleiden, sich bewegen, essen und trinken, Körpertemperatur regulieren, ausscheiden, kommunizieren, sich als Mann oder Frau fühlen und verhalten, sich beschäftigen, Sinn finden (Quelle: »Die zwölf Aktivitäten des Lebens«, nach Liliane Juchli).

Vor allem pflegebedürftige Menschen sind mit der Frage konfrontiert, welche Aktivitäten des täglichen Lebens selbst bewerkstelligt werden können. Ein Aspekt der Demenz ist, dass die erkrankte Person zunächst noch in der Lage ist, viele Dinge selbstständig erledigen zu können, und dass sie nur wenig Hilfestellung benötigt. Das Ziel sollte immer sein, so lange wie möglich autonom zu bleiben. Im Lauf der Jahre werden Betreuung und Pflege intensiver. Professionelle Hilfe kann und soll hier unterstützend begleiten und steht mit ambulanten, stationären und teilstationären Angeboten zur Verfügung. Ein klarer Tagesablauf und das Bewahren der Alltagsroutine vermitteln den Betroffenen Halt und Struktur. Aufstehen, Körperpflege, sich ankleiden, fixe Mahlzeiten, Freizeitaktivitäten und Entspannungsphasen geben Orientierung und Sicherheit.

Tägliche Körperpflege und sich ankleiden

Es kann vorkommen, dass dementierende Menschen wenig auf sich achten und die Körperpflege vernachlässigen. Die Inanspruchnahme fremder Hilfe kann mit dem Empfinden von Scham verbunden sein. Es gilt, respektvoll und flexibel zu bleiben und beispielsweise die Alternative zwischen Vollbad und Dusche anzubieten. Zwischendurch kann auch ein Waschlappen verwendet werden. Falls jemand Angst vor Wasser entwickelt oder das eigene Badezimmer nicht mehr erkennt, führt das zu großer Verunsicherung. Zudem geht in der fortgeschrittenen Demenz das Wissen über die Funktion von Gebrauchsartikeln und Einrichtungsgegenständen, wie Seife, Zahnbürste, Wasserhähne oder Toilette, verloren, auch die Koordination klappt nicht wie gewünscht.

Wie kann eine angenehme und angstfreie Atmosphäre hergestellt werden?

- Jeweils eine fixe Zeit für die Körperpflege einplanen, das schafft Routine.
- Alle notwendigen Utensilien (Seife, Handtuch, Kleidung etc.) vorbereiten.
- Gefährliche (Rasierklingen etc.) und scharfkantige Gegenstände wegräumen.
- Ein Handtuch über den Schultern mindert das Gefühl von Nacktheit.
- Zeit und Ruhe geben ein Gefühl der Sicherheit und steigern das Wohlbefinden.
- Ein freundliches Gespräch, verbunden mit einer Beschreibung dessen, was gerade getan wird und was als Nächstes kommt, schafft eine entspannte Atmosphäre.

Die Auswahl der Kleidung und das Ankleiden sind sehr persönliche Vorgänge. Die pflegebedürftige Person soll dabei unterstützt werden, selbstständig zu handeln. In der fortgeschrittenen Demenz helfen oft kleine Vorbereitungen, um einen Eingriff in die Privatsphäre zu vermeiden:

- Ordnung im Kleiderschrank und der schriftliche Hinweis, welche Kleidungsstücke sich in welchen Laden befinden, schaffen Klarheit und Orientierung.
- Es können auch Vorschläge zur Wahl der Kleidung gemacht oder bestimmte Kleidungsstücke attraktiv positioniert werden.
- Ist dies nicht mehr möglich, können die einzelnen Kleidungsstücke in der Reihenfolge des Anziehens hingelegt werden.
- Komplizierte Verschlüsse können unruhig machen. Reißverschlüsse und Klettverschlüsse sind einfach handzuhaben, Jacken mit Zippverschluss sind leichter anzuziehen als Pullover.
- Die Kleidung sollte bequem sein und keinesfalls einengen.
- Der Stil der betroffenen Person ist zu respektieren.
- Wie bei allen anderen Tätigkeiten helfen Ruhe und Geduld sowie freundliche und motivierende Worte.

Essenszeiten
Mahlzeiten zählen zu den positiven Ereignissen des Tages und bieten Gesprächsstoff. Eine freundliche, kommunikative Atmosphäre erhält Lust und Freude am Essen aufrecht. Durch den veränderten Geschmackssinn kommt es häufig vor, dass an Demenz erkrankte Personen zu süßen Speisen tendieren.

- Es ist wichtig zu wissen, wie und in welcher Reihenfolge gegessen werden soll. Daher macht es Sinn, nicht zu viele verschiedene Speisen zugleich aufzutragen.
- In der fortgeschrittenen Demenz fällt es unter Umständen leichter, aus einer Schüssel als vom Teller zu essen, ähnlich verhält es sich mit Löffel und Gabel.
- Leicht zu schneidende Gerichte sollten bevorzugt werden. Gelingt der Umgang mit Messer und Gabel nicht mehr, so können mundgerechte Portionen vorgeschnitten werden. Es empfiehlt sich, dies bereits beim Anrichten und nicht erst auf dem Tisch neben anderen zu tun.
- Isst jemand sehr schnell und verschluckt sich dabei leicht, kann es nützlich sein, kleinere Bissen vorzubereiten oder einen kleineren Löffel zu verwenden.
- Im Fall von Schluckproblemen kann zum Pürierstab gegriffen werden.
- Lieblingsspeisen und Variationen dazu regen natürlich den Appetit an.

Zuweilen kommt es vor, dass jemand vergisst, dass soeben gegessen wurde. Es kann erfolgreicher sein, die Aufmerksamkeit auf ein anderes Thema zu lenken, als dagegen zu argumentieren.

Schlafprobleme
Ein typisches Symptom der Demenz ist ein verändertes Schlafverhalten und das Verlieren des Tag-Nacht-Rhythmus. Diese Unruhe hält auch die anderen Familienmitglieder vom Schlaf ab und verursacht zusätzlichen Stress. Vor allem gegen Abend kann große Rastlosigkeit (»Sundowning«) entstehen. Folgende Richtlinien können helfen:

- einen aktiven Tag mit Ruhezeiten planen, keine Schlafzeiten untertags

- Koffein vermeiden
- frühes Abendessen
- anstrengende Aktivitäten am Nachmittag durchführen
- Toilettengang vor dem Zubettgehen

Toilettengang
Es muss nicht immer ein medizinisches Problem vorliegen, wenn jemand nicht rechtzeitig zur Toilette kommt. Demenz lässt manche Menschen vergessen, was bei Harndrang zu tun ist oder wo sich die Toilette befindet.

- Achten Sie auf das regelmäßige Aufsuchen der Toilette. Phasenweise müssen die Intervalle neu angepasst werden.
- Durchgehend eingeschaltetes Licht auf der Toilette und die geöffnete Tür machen es leichter, sie in der Nacht zu finden.
- Die Badezimmertür kann durch ein verständliches und gut sichtbares Symbol gekennzeichnet werden.

Umgang mit Aggression
Aufgrund von Überforderung sind aggressives und verletzendes Verhalten typische Veränderungen im Zuge der Demenz. Die von Naomi Feil entwickelte *Validation* ist eine gute Form, um Aggressionen adäquat zu begegnen.

- Auch im Fall persönlicher Kränkung oder Verletzung macht es Sinn, ruhig zu bleiben und die Situation zu entschärfen, Wege aus der Aggression zu zeigen.
- Hinterfragen Sie die Auslöser aggressiver Reaktionen. Handelt es sich um wiederkehrende Situationen?
- Liebevolle und aufmunternde Gesten sind zielführender als Diskussionen und der Versuch, etwas zu beweisen.
- Manchmal stehen eine akute Erkrankung oder Schmerzen hinter aggressivem Verhalten. Diese Frage ist medizinisch abzuklären.

Umgang mit Unruhe und Umherwandern
In Zusammenhang mit steigender Desorientierung kann rastloses Umherwandern zur Gefahr werden, wenn das vertraute Umfeld verlassen wird. In den eigenen Räumlichkeiten lassen sich Gefahren-

quellen weitgehend reduzieren, im Straßenverkehr ist es anders. Es kann dazu kommen, dass eine dementierende Person als abgängig gilt. Um einer länger dauernden Suche und damit einer anhaltend gefährlichen Situation vorzubeugen, kann es nützlich sein, dem oder der Betroffenen einmal zu folgen, wenn das Weggehen rechtzeitig bemerkt wird. So kann er oder sie geschützt werden, und es wird nachvollziehbar, ob es Gewohnheiten und fixe Wege gibt. Auch hier sind gewisse Fragen abzuklären:

- Werden vertraute Wege benutzt?
- Ist die betroffene Person auf der Suche nach etwas?
- Folgt das Umherwandern einem bestimmten Rhythmus?
- Reagiert er/sie damit auf eine Stresssituation?
- Ist Angst oder Sorge ein möglicher Grund für die Rastlosigkeit?
- Ist die Einnahme eines neuen Medikamentes oder eine veränderte Dosierung dafür verantwortlich?

Das Bedürfnis umherzuwandern ist mitunter so stark, dass es weder unterdrückt noch verhindert werden kann. Aktive und gezielte Bewegung (Sport, Spazierengehen) reduzieren die Rastlosigkeit. Zum Schutz der dementierenden Person kann Folgendes angedacht werden:

- das Tragen eines Armbandes mit persönlichen Daten und einer zu kontaktierenden Telefonnummer
- Information und Einbezug der Nachbarschaft
- Personenortungsgeräte ermöglichen, dass im Notfall der Aufenthaltsort bestimmt wird.
- Anbringen eines reflektierenden Klebebandes an der Jacke (wie bei RadfahrerInnen)
- Platzieren von Wanderutensilien wie Gehhilfe, Hut oder Ähnlichem an einer auffälligen Stelle, sodass rechtzeitig auffällt, wenn der oder die Betroffene sich auf den Weg macht
- Falls die dementierende Person vermisst wird, sollten Sie umgehend die Polizei verständigen. Es ist von Nutzen, über ein aktuelles Foto zu verfügen und die Kleidung beschreiben zu können.

- Kehrt die Person nach Hause zurück, sollte man sie freundlich und liebevoll begrüßen und Freude darüber zeigen, dass sie heimgekommen ist.

Gedächtnistraining
Spezielles Gedächtnistraining fördert jene Bereiche, in denen dementierende Menschen noch über Kompetenzen verfügen. Es soll helfen, diese Fähigkeiten möglichst lange zu erhalten. Die Betroffenen sollen in ihrem Tun bestärkt werden, dazu ist es wesentlich, dass die Übungen Spaß und Freude bereiten. Aufgaben, die überfordern, Stress und Frustration auslösen, sind kontraproduktiv und zu vermeiden. Im Training geht es nicht um Leistung, sondern um spielerische Übungen der verschiedenen intakten Gehirnfunktionen. Vor allem im frühen Stadium können noch sehr viele Trainingsangebote genutzt werden. Es gibt dazu eine breite Angebotspalette an Arbeitsmaterialien, darunter auch Programme für den PC oder Tablet-Computer. Manche Menschen möchten diese Übungen nicht alleine durchführen oder benötigen Begleitung und Unterstützung. Einfache Merkübungen funktionieren ohne Aufwand und Hilfsmittel.

Beispiel 1:
Prägen Sie sich fünf Begriffe ein, die Sie nach zwei oder drei Minuten wiedergeben.
    Hundehütte
    Fotoapparat
    Blume
    Hausschuhe
    Steckdose

Beispiel 2:
Lesen Sie Ihre Einkaufsliste mindestens zwei Mal durch und versuchen Sie danach, sie aus dem Kopf wiederzugeben.
    Zwiebel
    Salat
    Zahnpasta
    Marmelade
    Mischbrot

INFORMATIONEN ZU FINANZIELLEN UND RECHTLICHEN FRAGEN

Pflegegeld

Das Pflegegeld ist in Österreich eine zweckgebundene Leistung, um den durch Pflegebedürftigkeit entstehenden Mehraufwand teilweise abzudecken. Mit 1. 1. 2012 wurde die Zuständigkeit von den Bundesländern auf den Bund übertragen. Pflegegeld kann bezogen werden, wenn folgende Voraussetzungen gegeben sind: ständiger Betreuungs- und Hilfsbedarf auf Grund einer körperlichen, geistigen oder psychischen Behinderung bzw. einer Sinnesbehinderung, der voraussichtlich mindestens sechs Monate andauern wird oder würde und mehr als 60 Stunden im Monat in Anspruch nimmt. Der gewöhnliche Aufenthalt der pflegebedürftigen Person muss in Österreich liegen, wobei die Gewährung von Pflegegeld unter bestimmten Voraussetzungen auch im EWR-Raum möglich ist. Die Höhe des Pflegegeldes wird – je nach Ausmaß des erforderlichen Pflegebedarfs und unabhängig von der Ursache der Pflegebedürftigkeit – in sieben Stufen festgelegt. Jede Stufe repräsentiert einen bestimmten Pflegebedarf. Zwölf Mal jährlich wird ein gesetzlich festgelegter Geldbetrag überwiesen (siehe Tabelle):

Stufe	Pflegebedarf	Euro
1	mehr als 60 h/Monat	154,20
2	mehr als 85 h/Monat	284,30
3	mehr als 120 h/Monat	442,90
4	mehr als 160 h/Monat	664,30
5	mehr als 180 h/Monat, wenn ein außergewöhnlicher Pflegeaufwand erforderlich ist	902,30
6	mehr als 180 h/Monat und zeitlich unkoordinierbare Betreuungsmaßnahmen oder dauernde Anwesenheit einer Pflegeperson notwendig	1.260,00
7	mehr als 180 h/Monat und keine zielgerichtete Bewegung der vier Extremitäten mit funktioneller Umsetzung mehr möglich	1.655,80

https://www.help.gv.at/Portal.Node/hlpd/public/content/36/Seite.360516.html (Stand 1. 1. 2013)

Pflegebedarf im Sinne des Pflegegeldgesetzes liegt vor, wenn sowohl bei Betreuungsmaßnahmen wie auch bei Hilfsverrichtungen Unterstützung nötig ist. Betreuungsmaßnahmen betreffen den persönlichen Bereich, wie z. B. Kochen, Essen, Medikamenteneinnahme, An- und Auskleiden, Körperpflege, Gang zur Toilette oder Fortbewegung innerhalb der Wohnung. Hilfsverrichtungen betreffen den sachlichen Lebensbereich. Dabei können ausschließlich die folgenden fünf Hilfsverrichtungen berücksichtigt werden:

- Herbeischaffen von Nahrungsmitteln, Medikamenten und Bedarfsgütern des täglichen Lebens
- Reinigung der Wohnung und der persönlichen Gebrauchsgegenstände
- Pflege der Leib- und Bettwäsche
- Beheizung des Wohnraumes einschließlich der Herbeischaffung des Heizmaterials
- Mobilitätshilfe im weiteren Sinn (z. B. Begleitung bei Amtswegen oder Arztbesuchen)

Bei der Beurteilung des Pflegebedarfs werden Zeitwerte für die erforderlichen Betreuungsmaßnahmen und Hilfsverrichtungen berücksichtigt und zu einer Gesamtbeurteilung zusammengefasst. Der Beginn der Leistung hängt vom Antragsdatum ab. Das Pflegegeld bzw. eine Erhöhung wird ab dem auf die Antragstellung folgenden Monatsersten gewährt. Pflegegeld kann auch befristet zuerkannt werden, wenn eine Besserung des Gesundheitszustandes zu erwarten ist. Bei Fortbestand der Pflegebedürftigkeit ist jedoch auch in diesem Fall eine Weitergewährung des Pflegegeldes nach rechtzeitiger Antragstellung möglich. Für die Zeit eines Krankenhausaufenthaltes wird ab dem zweiten Tag kein Pflegegeld ausbezahlt.

Schritte zum Erhalt des Pflegegeldes
- Ein Antrag auf Gewährung oder Erhöhung von Pflegegeld kann von der betroffenen Person selbst, von Angehörigen, einer gesetzlichen Vertretung oder einem Sachwalter gestellt werden. Der Antrag wird beim zuständigen Versicherungsträger eingebracht, dies kann auch formlos erfolgen.
- Ärztliche oder Krankenhausbefunde über den aktuellen Gesundheitszustand sollten dem Antrag beigelegt werden.

- Sie bekommen ein Formular zugeschickt, worin alle pflegerischen Tätigkeiten eingetragen werden. Auch bereits vorhandene pflegebezogene Leistungen müssen angegeben werden.
- Nachfolgend erhalten Sie einen Termin für die Begutachtung durch einen Sachverständigen/eine Sachverständige. Pflegende Angehörige dürfen dabei anwesend sein.

Finanzielle Unterstützung bei Urlaub oder Verhinderung
Pflegende Angehörige können zur Bewältigung der Pflegeaufgaben zusätzliche finanzielle Hilfen in Anspruch nehmen. Bei Verhinderung, Urlaub oder aus anderen Gründen kann eine Zuwendung aus dem Unterstützungsfonds für Menschen mit Behinderung beantragt werden. Die pflegebedürftige Person muss dafür zumindest auf Pflegestufe 3 eingestuft sein; bei der Pflege von nachweislich demenziell erkrankten Angehörigen oder Minderjährigen reicht bereits ein Anspruch auf Pflegegeld der Stufe 1. Die finanzielle Unterstützung bezieht sich auf Ersatzpflegezeiten, die für einen begrenzten Zeitraum von jeweils sieben Tagen bzw. vier Tagen bei demenziell erkrankten und minderjährigen Angehörigen und jährlich bis zu vier Wochen gesamt organisiert werden können. Es werden auch Mischformen aus professioneller und privat organisierter Pflege akzeptiert und finanziell gefördert.

- Die/der pflegende Angehörige stellt einen Antrag beim Bundessozialamt.
- Die betroffene Person muss mindestens in Pflegestufe 3 eingestuft sein und seit einem Jahr ununterbrochen gepflegt werden. Im Fall einer Demenzerkrankung ab Pflegestufe 1 möglich, allerdings wird dafür ein Nachweis einer neurologischen/psychiatrischen Fachabteilung eines Krankenhauses, einer gerontopsychiatrischen Tagesklinik/Ambulanz oder eines Facharztes für Psychiatrie bzw. Neurologie benötigt.
- Im Antrag wird die Art der Verhinderung der Pflegeleistung (Krankheit, Urlaub etc.) angegeben
- Weiters wird eine Bestätigung über die Ersatzpflege benötigt. Die dafür entstehenden Kosten müssen nachgewiesen werden.

Nähere Informationen erhalten Sie bei den Landesstellen des Bundessozialamtes.

Pensionsversicherung
Für die Zeit, in der ein nahestehendes Familienmitglied gepflegt wird, kann die pflegende Person eine begünstigte Selbstversicherung oder eine Weiterversicherung bei der Pensionsversicherung abschließen.

Begünstigte Selbstversicherung: Pflegende Angehörige, die in häuslicher Umgebung einen nahen Angehörigen/eine nahe Angehörige mit Anspruch auf Pflegegeld (mindestens Pflegestufe 3) pflegen und betreuen, können sich auch neben einer auf Grund einer Erwerbstätigkeit bestehenden Pflichtversicherung kostenlos bei der Pensionsversicherung versichern lassen, wenn die Arbeitskraft durch die häusliche Pflege erheblich in Anspruch genommen wird. Der Bund übernimmt unbefristet alle Pensionsbeiträge für die selbstversicherte Person, sie selbst muss keinen finanziellen Beitrag leisten.

Begünstigte Weiterversicherung: Wurde auf Grund der Pflegetätigkeit die Pflichtversicherung beendet, oder ist die Selbstversicherung für die Pflege eines behinderten Kindes ausgelaufen, so besteht die Möglichkeit einer kostenlosen Weiterversicherung in der Pensionsversicherung. Auch in diesem Fall übernimmt der Bund unbefristet die Pensionsbeiträge für die weiterversicherte Person. Diese Leistung kann nur von einer Person in Anspruch genommen werden. Voraussetzung ist, dass die pflegebedürftige Person ein naher Angehöriger/eine nahe Angehörige ist und mindestens Pflegestufe 3 bezieht. Weiters muss die Pflege in häuslicher Umgebung stattfinden und die Arbeitskraft der Pflegeperson zur Gänze für die Pflege und Betreuung beansprucht werden. Nähere Auskünfte erhalten Sie bei der jeweiligen Pensionsversicherungsanstalt.

Das Familienhospiz
Für im selben Haushalt lebende schwersterkrankte Kinder oder sterbende Familienmitglieder kann die sogenannte Familienhospizkarenz in Anspruch genommen werden. Dies gilt für ArbeitnehmerInnen sowie Arbeitslose und für einen begrenzten Zeitraum, in dem zwischen einer Herabsetzung der Arbeitszeit, einer Änderung der Arbeitszeit oder einer gänzlichen Freistellung gewählt werden

kann. Die gänzliche Freistellung führt zu einem Entfall des Entgelts, Kranken- und Pensionsversicherung bleiben allerdings bestehen. Zudem besteht ab dem Tag der Bekanntgabe bis vier Wochen nach Ablauf der Familienhospizkarenz Kündigungs- sowie Entlassungsschutz. Die Dauer der Sterbebegleitung kann bis zu drei Monate betragen. Eine Verlängerung auf maximal sechs Monate ist möglich. Die Begleitung eines schwerst erkrankten Kindes kann zunächst für längstens fünf Monate verlangt werden; eine Verlängerung auf insgesamt neun Monate pro Anlassfall kann vorgenommen werden.

Für die Dauer der Familienhospizkarenz und Familienhospizteilzeit gebührt ein Pflegekarenzgeld; zusätzlich kann unter gewissen Voraussetzungen ein Zuschuss aus dem Familienhospizkarenz-Härteausgleich geleistet werden.

Nähere Informationen erhalten Sie beim Bundesministerium für Arbeit, Soziales und Konsumentenschutz (www.bmask.gv.at) bzw. zum Familienhärteausgleich beim Bundesministerium für Wirtschaft, Familie und Jugend (www.bmwfj.gv.at).

Patientenverfügung
Die Patientenverfügung ist eine schriftliche Willenserklärung, nach der die betroffene Person bestimmte medizinische Behandlungen ablehnt. Die Patientenverfügung kommt zum Tragen, wenn die Person zum Zeitpunkt der medizinischen Behandlung nicht mehr einsichts- und urteilsfähig ist oder sich nicht mehr dazu äußern kann. Eine Patientenverfügung kann von der betroffenen Person jederzeit widerrufen oder geändert werden. Es gibt zwei Arten einer Patientenverfügung:

1. *Beachtliche Patientenverfügung:* Hier wird den behandelnden MedizinerInnen für den Fall, dass der eigene Wille nicht mehr geäußert werden kann, eine Entscheidungshilfe gegeben. ÄrztInnen sind nicht streng an die Inhalte dieser Patientenverfügung gebunden, sie muss jedoch beachtet und der Patientenwillen schriftlich dokumentiert werden. Bei künftigen Behandlungsschritten besteht ein gewisser Interpretationsspielraum.

2. *Verbindliche Patientenverfügung:* Im Unterschied zur beachtlichen Patientenverfügung bindet die verbindliche Patientenverfügung die behandelnde Ärzteschaft, es besteht kein Interpretationsspielraum.

Jede der medizinischen Behandlungen, die vom Patienten/von der Patientin abgelehnt werden, muss genau beschrieben und dokumentiert werden. Die verbindliche Patientenverfügung hat ab Errichtung eine Gültigkeit von fünf Jahren und muss unter Einhaltung spezifischer Formerfordernisse erneuert werden. Vor der Erstellung muss aus medizinischer Sicht ausführliche Aufklärung und Information über die wesentlichen Folgen der Patientenverfügung erfolgen und dokumentiert werden. Erst danach darf die verbindliche Patientenverfügung rechtsanwaltschaftlich oder notariell erstellt und beglaubigt werden. Auch dieses Dokument kann jederzeit widerrufen oder geändert werden.

Pflegekarenz und Pflegeteilzeit
In Österreich können ArbeitnehmerInnen und Arbeitslose seit 1.1.2014 Pflegekarenz (gegen gänzlichen Entfall des Arbeitsentgeltes) oder Pflegeteilzeit (gegen aliquoten Entfall des Arbeitsentgeltes) in Anspruch nehmen. In dieser Zeit bestehen ein Motivkündigungsschutz und eine sozialversicherungsrechtliche Absicherung in Form einer beitragsfreien Kranken- und Pensionsversicherung. Voraussetzung für Pflegekarenz oder Pflegeteilzeit ist, dass die pflegebedürftige Person zumindest Pflegestufe 3 bezieht und ein nahestehendes Familienmitglied ist. Im Fall einer Demenzerkrankung oder bei Minderjährigen kann Pflegekarenz oder Pflegeteilzeit bereits ab Pflegestufe 1 beansprucht werden. Ziel ist, insbesondere im Falle eines plötzlich auftretenden Pflegebedarfs innerhalb der Familie oder zur Entlastung einer pflegenden Person für eine bestimmte Zeit, den betroffenen ArbeitnehmerInnen die Möglichkeit einzuräumen, die Pflegesituation (neu) zu organisieren.

Tritt ein akuter Pflegebedarf ein, so sind die Pflegegeld-Entscheidungsträger bei Erklärung der beabsichtigten Inanspruchnahme einer Pflegekarenz/Pflegeteilzeit dazu angehalten, das Verfahren auf Gewährung oder Erhöhung des Pflegegeldes grundsätzlich binnen zwei Wochen abzuschließen (beschleunigtes Verfahren). Eine weitere Voraussetzung für den Antritt einer Pflegekarenz oder einer Pflegeteilzeit ist eine schriftliche Vereinbarung mit dem Arbeitgeber/der Arbeitgeberin, wenn das Arbeitsverhältnis seit zumindest 3 Monaten durchgehend besteht. Pflegekarenz oder Pflegeteilzeit kann für einen Zeitraum von ein bis drei Monaten fixiert werden. Im Rahmen der Pflegeteilzeit darf die herabgesetzte wöchentliche Normalarbeitszeit nicht unter zehn Stunden betragen. Wird die Pflegegeldstufe der zu pflegenden/betreuenden Person angehoben, so ist eine neuerliche Vereinbarung der Pflegekarenz oder Pflegeteilzeit einmalig zulässig. Es ist auch möglich, dass mehrere ArbeitnehmerInnen aus einer Familie für dieselbe pflegebedürftige Person Pflegekarenz oder Pflegeteilzeit für unterschiedliche Zeiträume im Ausmaß von jeweils ein bis drei Monaten vereinbaren.

Pflegekarenzgeld
Personen, die eine Pflegekarenz oder Pflegeteilzeit vereinbart haben, und Personen, die zum Zwecke der Sterbebegleitung eines nahen Angehörigen oder der Begleitung von schwersterkrankten Kindern eine Familienhospizkarenz in Anspruch nehmen, haben einen Rechtsanspruch auf ein Pflegekarenzgeld.

Ein naher Angehöriger kann bei einer Pflegekarenz oder Pflegeteilzeit – je nach vereinbarter Dauer mit der Arbeitgeberin/dem Arbeitgeber – zwischen ein und drei Monaten ein Pflegekarenzgeld beziehen. Bei einer Pflegekarenz oder Pflegeteilzeit kann pro pflegebedürftiger Angehöriger/pflegebedürftigem Angehörigen das Pflegekarenzgeld grundsätzlich für bis zu 6 Monate bezogen werden (Voraussetzung ist, dass zumindest zwei nahe Angehörige in Pflegekarenz/Pflegeteilzeit gehen). Im Falle der Erhöhung des Pflegebedarfs um mindestens eine Pflegegeldstufe ist nach einer erneuten Vereinbarung der Pflegekarenz oder Pflegeteilzeit für dieselbe Angehörige/denselben Angehörigen der erneute Bezug eines Pflegekarenzgeldes möglich. Die Gesamtdauer des Bezuges des Pflegekarenzgeldes darf für dieselbe/denselben zu pflegenden/betreuenden Angehörige/Angehörigen 12 Monate nicht überschreiten. Bei einer Familienhospizkarenz gebührt Pflegekarenzgeld für die Dauer der Maßnahme (Sterbebegleitung max. 6 Monate, bei Begleitung von schwersterkrankten Kindern max. 9 Monate).

Der Grundbetrag des Pflegekarenzgeldes ist einkommensabhängig und gebührt bei Pflegekarenz und Familienhospizkarenz in derselben Höhe wie das Arbeitslosengeld (55vH des täglichen Nettoeinkommens, Berechnung anhand des durchschnittlichen Bruttoentgelts), zumindest jedoch in Höhe der monatlichen Geringfügigkeitsgrenze (2014: mtl. € 395,31). Bei Pflegeteilzeit und Familienhospizteilzeit gebührt das Pflegekarenzgeld aliquot. Der Grundbetrag errechnet sich bei der Pflegeteilzeit grundsätzlich aus der

Differenz zwischen dem analog zum Arbeitslosengeld errechneten durchschnittlichen Bruttoentgelt vor der Pflegeteilzeit und dem während der Pflegeteilzeit bezogenen Arbeitsentgelt exklusive Sonderzahlungen. Der Grundbetrag soll auch in diesem Fall 55vH der so berechneten Differenz ausmachen. Zuzüglich gebühren für unterhaltsberechtigte Kinder Kinderzuschläge.

Weitere Informationen erhalten Sie seitens des Bundessozialamtes (www.bundessozialamt.gv.at).

WAS BIETET PROFESSIONELLE PFLEGE?

Ambulante Pflege

Die ambulante Pflege findet im Haushalt der zu pflegenden und/oder der betreuenden Person statt. Sie wird von pflegenden Angehörigen oder von professionellen Pflegepersonen durchgeführt. Mobile Pflege und Betreuung erfolgen durch folgende Berufsgruppen: diplomiertes Gesundheits- und Krankenpflegepersonal, SozialfachbetreuerInnen, PflegehelferInnen und HeimhelferInnen. Welche Berufsgruppe im Einzelfall in welchem Ausmaß zum Einsatz kommt, ermitteln eine diplomierte Gesundheits- und Krankenpflegefachkraft, die betroffene Person und die nächsten Angehörigen gemeinsam.

Hauskrankenpflege kann von Personen in Anspruch genommen werden, die anlässlich einer Erkrankung oder geistigen Beeinträchtigung nicht in der Lage sind, ohne pflegerische Betreuung ein selbstständiges Leben in den eigenen vier Wänden zu führen, oder von Menschen, die angesichts einer akuten oder psychischen Erkrankung Pflege und Betreuung benötigen. Folglich kann jede Person mit jeder Erkrankungsart und in jedem Lebensalter in die Situation kommen, Hauskrankenpflege zu beanspruchen. Die Kosten sind von Bundesland zu Bundesland verschieden und hängen meist vom Einkommen (Pension und Pflegegeldstufe) ab. Wird die Betreuung und Pflege seitens der Hauskrankenpflege übernommen, zählen verschiedene Tätigkeiten zu ihrem Aufgabengebiet. Je nach Pflegebedarf kann dies beispielsweise die Zubereitung (Dispensierung) von Medikamenten, Vorbereitung und Verabreichung von Injektionen, Körperpflege, Wundversorgung durch Verbandwechsel oder Beratung zur Erkrankung etc. sein. Die Pflegetätigkeit ist immer von der Schwere der Pflegebedürftigkeit und der Frage abhängig, welche Aktivitäten des Lebens noch selbstständig durchgeführt werden können.

Diplomiertes Gesundheits- und Krankenpflegepersonal in der mobilen Pflege

Die pflegebedürftige Person wird von einem mobilen Betreuungsteam zu Hause versorgt. Das diplomierte Gesundheits- und Krankenpflegepersonal ist für die Planung und Durchführung der Pflege sowie für die Koordination und Aufsicht der anderen Berufsgruppen verantwortlich. Das Aufgabengebiet ist klar definiert:

- Erhebung des Pflegebedürfnisses des erkrankten Menschen
- Pflegeplanung, Organisation, Durchführung und Bewertung aller pflegerischen Maßnahmen sowie Pflegedokumentation
- Anleitung und Einschulung pflegebedürftiger Menschen und deren Angehöriger
- fachliche Beratung

Zudem ist die Mitarbeit bei medizinisch-diagnostischen und therapeutischen Interventionen Teil der pflegerischen Aufgabe. Das inkludiert die enge Zusammenarbeit mit den betreuenden ÄrztInnen und die gemeinsame Verantwortung für die folgenden Aufgaben:

- Verabreichung von Arzneimitteln
- Vorbereitung und Verabreichung von Injektionen (subkutan, intramuskulär und intravenös)
- Vorbereitung und Verabreichung von Infusionen bei liegendem Gefäßzugang
- Blutabnahme aus der Vene oder aus den Kapillaren
- Legen von Magensonden
- Setzen von transurethralen Blasenkathetern
- fachliche Beratung

Fachsozialbetreuung mit Schwerpunkt Altenarbeit, Pflegehilfe und Heimhilfe

Die Hauptaufgabe dieser Berufsgruppen ist die Organisation und Durchführung der Tagesstruktur von an Demenz erkrankten Personen. Der eigenverantwortliche Tätigkeitsbereich dieser drei Berufsgruppen bezieht sich im Wesentlichen auf die folgenden Aufgaben:

- präventive, unterstützende, aktivierende, beratende, organisatorische und administrative Maßnahmen zur täglichen Lebensbewältigung
- Beachtung und Pflege von körperlichen, psychosozialen Bedürfnissen und Ressourcen
- Unterstützung und Begleitung in allen Fragen der Daseinsgestaltung
- individuelle Begleitung
- Unterstützung bei der Haushaltsführung
- Anwendung von Grundtechniken in Pflege und Mobilisation
- Unterstützung und Durchführung der Körperpflege
- Zubereitung und Hilfe bei der Einnahme von Mahlzeiten
- Pflege, Reinigung und Desinfektion von Behelfen
- Hilfe bei Besorgungen außerhalb des Wohnbereichs (Einkauf, Apotheke etc.)
- Unterstützung der Pflegepersonen

Teilstationäre Pflege

Die teilstationäre Pflege kann ein Angebot in einer Tageseinrichtung für Menschen sein, die zu Hause wohnen und tagsüber betreut werden möchten. Konkret bieten Tageseinrichtungen professionelle Betreuung und Begleitung während des Tages an und sind eine gute Alternative zum Heimaufenthalt. Mithilfe der teilstationären Pflege können erkrankte Menschen über einen langen Zeitraum ein selbstbestimmtes Leben in der vertrauten Umgebung führen.

Das Angebot einer Tageseinrichtung:
- tageweise professionelle Pflege und Betreuung älterer oder erkrankter Personen durch qualifiziertes Personal
- kreative Beschäftigungsangebote, z. B. Bastelnachmittage, Gedächtnistraining
- flexible Betreuungszeiten
- tägliche Mahlzeiten

Je nach Einrichtung können zusätzliche Leistungen, wie Hol- und Bringdienste oder medizinisch/pflegerische Betreuung, angeboten werden. Zudem gibt es Tageseinrichtungen, die sich auf die Erkrankung Demenz spezialisiert haben.

Stationäre Pflege
Falls der Pflegebedarf der zu pflegenden Person für das Leben zu Hause zu zeitintensiv und fordernd geworden ist oder andere Gründe vorliegen, warum die Pflege in den eigenen vier Wänden nicht mehr möglich ist, kann eine betreute Wohnform, eine Wohngemeinschaft oder ein Pflegeheim in Betracht gezogen werden. Die stationäre Pflege hat sich in den letzten Jahren sehr positiv entwickelt. Das gilt für die Beziehungsarbeit mit den pflegebedürftigen Menschen ebenso wie für eine freundliche und bedürfnisorientierte architektonische Gestaltung. Angehörige können in die Gestaltung der Betreuung eingebunden werden. Durch eine langsame Eingewöhnung sollte der Weg in eine stationäre Betreuung im Sinne der betroffenen Person gestaltet werden. Die Aufnahme in ein Pflegeheim ist abhängig von Pflegestufe und Kostenübernahme, die von Bundesland zu Bundesland unterschiedlich bestimmt werden. Meist richten sich die Kosten nach dem Einkommen der zu pflegenden Person.

Wer sich erkundigen möchte, kann sich ein Pflegeheim zunächst ansehen, mit der Heimleitung sowie mit einzelnen PflegerInnen sprechen und sich selbst mit dem Tagesablauf vertraut machen.

DAS PFLEGEANGEBOT DER VOLKSHILFE

Der Wunsch vieler älterer oder erkrankter Menschen ist, zu Hause alt zu werden und ein weitgehend selbstbestimmtes Leben führen zu können, auch wenn Unterstützung und Pflege notwendig werden. Die Volkshilfe hat österreichweit eine Palette an Dienstleistungsangeboten entwickelt, die pflegebedürftige Menschen und ihre Angehörigen dabei unterstützt, dieses Ziel zu verwirklichen.

Mobile Pflege und Betreuung
Unter anderem können die folgenden unterschiedlichen Angebote auf die individuellen Bedürfnisse abgestimmt werden:

- Hauskrankenpflege
- Fachsozialbetreuung »Altenarbeit«
- Heimhilfe

- Essen zu Hause
- Vermittlung von Notruftelefonen
- Reinigungsdienst
- Besuchsdienst

Hauskrankenpflege

Im Rahmen der Hauskrankenpflege werden Menschen jeden Lebensalters und bei Erkrankungen jeder Art zu Hause in vertrauter Umgebung betreut. Es werden ausschließlich diplomierte Gesundheits- und KrankenpflegerInnen sowie geprüfte PflegehelferInnen eingesetzt. Das Ziel der Hauskrankenpflege besteht darin, Krankenhausaufenthalte zu verkürzen oder zu vermeiden. In Abstimmung mit den zu pflegenden Menschen, deren Angehörigen und ÄrztInnen bzw. Spitälern wird eine fachgerechte, kompetente und persönliche Pflege zu Hause organisiert, wodurch die Übersiedelung in ein Pflegeheim häufig vermieden oder zumindest verzögert werden kann. Neben den pflegerischen Tätigkeiten werden PatientInnen und deren Angehörige über gesundheitsfördernde Maßnahmen informiert und psychosozial beraten.

Vorgehensweise zur Inanspruchnahme von Hauskrankenpflege

Nimmt ein Familienmitglied oder eine Vertrauensperson Kontakt zu einer Pflegeorganisation ihrer Wahl auf, wird ein Termin für ein Beratungsgespräch zu Hause vereinbart. Im Bundesland Wien erfolgt die Erstkontaktaufnahme nicht durch eine Organisation, sondern durch den Fonds Soziales Wien. In diesem ersten Setting wird seitens der diplomierten Fachkraft der Pflegebedarf erhoben. Es folgt ein Gespräch über die Belastungssituation, die Wünsche und Bedürfnisse der pflegebedürftigen Person und ihrer Angehörigen. Erst danach kann das genaue Pflegesetting gemeinsam festgelegt werden. Es umfasst zumindest die folgenden Eckpfeiler:

- Einteilung der Berufsgruppen
- voraussichtliche Dauer der Betreuung und Pflege
- Festlegung der Wochentage und Tageszeiten
- Besprechung der Tätigkeiten der pflegenden Angehörigen
- Erhebung, ob Beratung bzw. Anleitung nötig ist

Die Ergebnisse des Gesprächs werden in Form einer schriftlichen Vereinbarung festgehalten. Im Haushalt wird eine Betreuungsmappe aufgelegt, in der die Pflegedokumentation geführt wird und somit seitens der erkrankten Person wie auch der Angehörigen jederzeit nachgelesen oder überprüft werden kann.

Mobile Pflege und Betreuung
Sie unterstützt Menschen und deren Familien, wenn im Alltag oder in schwierigen Lebenssituationen Hilfe zu Hause benötigt wird. Es geht darum, in der vertrauten Wohnumgebung ein lebenswertes soziales Umfeld zu erhalten und ein weitgehend selbstständiges Leben zu ermöglichen.

24-Stunden-Personenbetreuung
Die Volkshilfe vermittelt in mehreren Bundesländern die Arbeit von selbstständigen PersonenbetreuerInnen. Genaue Informationen erhalten Sie im Internet unter www.pflegen.at.

Pflegeheime und Seniorenzentren
Sollte eine Betreuung daheim nicht mehr möglich sein, kann eine auf die Bedürfnisse älterer oder kranker Menschen abgestimmte Betreuung und Pflege in Pflegeeinrichtungen oder Seniorenzentren der Volkshilfe in Anspruch genommen werden.

Kurzzeitpflegeeinrichtungen
Wenn pflegende Angehörige selbst krank werden, Erholung benötigen oder aus anderen Gründen die Pflege über einen bestimmten Zeitraum hinweg nicht übernehmen können, ist ein temporärer stationärer Aufenthalt in einer der Volkshilfe-Kurzzeitpflegeeinrichtungen möglich.

Betreutes Wohnen
Relativ neu ist das betreute Wohnen für demenzkranke Menschen. Die Volkshilfe entwickelt seit einigen Jahren unterschiedliche Wohnmodelle, in denen individuell auf die Bedürfnisse älterer Menschen und ihrer pflegenden Angehörigen eingegangen wird. Die erkrankten Personen sind die MieterInnen und können Betreuungs- sowie Pflegeleistungen von der Volkshilfe zukaufen.

Tageszentren
Ein ideales Modell für all jene, die zu Hause wohnen können, aber tagsüber zusätzliche Betreuung in Anspruch nehmen wollen, ist die Betreuung in den Volkshilfe-Tageszentren. In diesen Einrichtungen werden verschiedene Pflegemodelle, Gedächtnistrainings und Betreuungsarten angeboten, sodass auch hier individuell auf die erkrankte Person eingegangen werden kann.

Unterstützung, Entlastung und Begleitung pflegender Angehöriger
Die Unterstützung für (pflegende) Angehörige und die Ermöglichung von Austausch und Gesprächen sind ein wesentliches Anliegen der Volkshilfe. Beratung und Stammtische für pflegende Angehörige sollen helfen, den Alltag zu bewältigen, Lösungsstrategien zu entwickeln, Anregungen und Entlastung zu erhalten.

Das Pflegeverständnis der Volkshilfe
Die Volkshilfe ist eine der größten Pflegeorganisationen Österreichs. Wir betreuen und pflegen Menschen in besonderen Lebenslagen entsprechend den drei folgenden Leitsätzen:

Selbstbestimmung – Jeder Mensch hat das Recht, seinen körperlichen und geistigen Fähigkeiten entsprechend ein weitgehend selbstbestimmtes Leben zu führen.
Mitgestaltung – Jeder Mensch soll die Möglichkeit haben, Entscheidungen und Rahmenbedingungen, die ihn unmittelbar betreffen, weitgehend mitzugestalten.
Solidarisierung – Jeder Mensch, unabhängig von seinem Einkommen und sozialem Status, muss das Recht auf eine menschenwürdige Pflege und Betreuung haben. Eine Mehrklassengesellschaft für Pflegeleistungen ist abzulehnen.

Wir stärken und bevormunden nicht
Die Intention der Volkshilfe in der Pflege- und Betreuungstätigkeit ist, Menschen zu stärken und nicht zu bevormunden. In den Pflegealltag sind die erkrankte Person, die pflegenden Angehörigen, das diplomierte Gesundheits- und Krankenpflegepersonal und zudem oft Pflege- oder Heimhilfe, MedizinerInnen, TherapeutInnen, PsychologInnen oder SozialarbeiterInnen involviert.

Wir beraten und informieren
Die Beratung soll Betroffene und ihre Angehörigen in die Lage versetzen, die für sie richtigen Entscheidungen zu treffen. Da sich die Bedürfnisse einer erkrankten Person im Laufe der Zeit verändern, sollten Beratungsgespräche kontinuierlich erfolgen und die Betreuung laufend angepasst werden. Ziel ist, dass sich die erkrankte Person sowie deren Familienmitglieder ein soziales Netz aufbauen. In der Folge können betroffene Personen einen selbstbestimmten Alltag führen und wissen im Fall besonderer Belastungen, an wen sie sich wenden können. Je früher professionelle Pflege engagiert wird, desto umfassender kann die Betreuung zu Hause stattfinden.

Betroffene entscheiden, wir respektieren
Die professionellen Pflegepersonen und das interdisziplinäre Team versuchen die Grundlagen für die anstehenden Entscheidungen zu liefern. Sie bringen sich ein, zeigen Möglichkeiten und Alternativen sowie Gefahren auf und respektieren die Entscheidungen der Betroffenen, auch wenn diese manchmal von der professionellen Empfehlung abweichen.

Solidarität heißt, nicht wegzuschauen
In der Pflegearbeit der Volkshilfe bedeutet Solidarität auch, auf die Probleme der Betroffenen und deren Angehöriger zu achten und diese mit ihnen und für sie zu artikulieren. Als Nichtregierungsorganisation sehen wir uns als Sprachrohr gegenüber der Politik. Solidarität heißt aber auch, dass unser Adressat die Gesellschaft im Gesamten ist. Jeder Mensch ist Teil unserer Gemeinschaft. Wir versuchen mit unseren Aktivitäten die Menschen zu erreichen und sie für ein solidarisches und soziales Bewusstsein zu sensibilisieren. Erkrankte Menschen und ihre Familienmitglieder dürfen nicht alleingelassen werden. Solidarität steht für Engagement.

Ermächtigen, nicht besser wissen
Ermächtigung (oder auch »Empowerment«) ist eng mit Selbstverantwortung und Selbstbestimmung verknüpft. Pflege und Betreuung haben beides zum Ziel. Die professionelle Pflege stärkt die Selbstbestimmung und richtet sich nach den Bedürfnissen der gepflegten Person. Einen Menschen zu ermächtigen, bedeutet Bewusstseinsbildung:

- Bewusstsein über die eigenen Stärken sowie Grenzen
- Bewusstsein über das Recht, die eigenen Bedürfnisse und Wünsche in den Pflegeprozess einzubringen
- Wissen über den aktuellen Stand der sozialen wie auch politischen Voraussetzungen der gesundheitlichen Versorgung

Organisationen wie die Volkshilfe können dabei unterstützen, mit den Betroffenen gemeinsam und frühzeitig ein engmaschiges soziales Netz aufzubauen, das auch dann hält, wenn die Belastung groß wird. Das bedeutet, dass Menschen aus dem näheren familiären und freundschaftlichen Netzwerk in die Pflege- und Betreuungsarbeit eingebunden werden.

KONTAKTADRESSEN DER VOLKSHILFE

Volkshilfe Österreich
Bundesgeschäftsstelle
Vorsitzender: Univ. Prof. Dr. Josef Weidenholzer
Geschäftsführer: Mag. (FH) Erich Fenninger DSA
Fachbereich Pflege und Betreuung:
Mag.ª Teresa Millner-Kurzbauer, DGKS
Auerspergstraße 4
1010 Wien
Tel.: 01/402 62 09
Fax: 01/408 58 01
office@volkshilfe.at
www.volkshilfe.at oder
www.demenz-hilfe.at

Volkshilfe Burgenland
Vorsitzende: LR[in] Verena Dunst
Geschäftsführer: Mag. Thomas Eminger
Pflegedienstleitung: DGKS Petra Sperl
Johann-Permayer-Straße 2/1
7000 Eisenstadt
Tel.: 02682/61 569
Fax: 02682/61 569-30
center@volkshilfe-bgld.at
www.volkshilfe-bgld.at

Volkshilfe Kärnten
Vorsitzender: Ewald Wiedenbauer
Geschäftsführer: Hermann Riepl
Pflegedienstleiterinnen: Eva Saxer, MA, DGKS, Rosemarie Kollmitzer, DGKS
Platzgasse 18
9020 Klagenfurt
Tel.: 0463/32 495
Fax: 0463/32 495-8
office@vhktn.at
www.volkshilfe.at

Volkshilfe Niederösterreich
SERVICE MENSCH GmbH
Vorsitzender: Prof. Ewald Sacher
Geschäftsführer: Mag. (FH) Gregor Tomschizek
Pflegedienstleitung:
DGKS Silvia Gramang-Haring, BSc
Grazer Straße 49–51
2700 Wiener Neustadt
Service-Hotline: 0676/8676
Tel.: 02622/82200-0
Fax: 02622/82200-12
center@noe-volkshilfe.at
www.noe-volkshilfe.at

Volkshilfe Oberösterreich
Vorsitzender: Univ. Prof. Dr. Josef Weidenholzer
Geschäftsführer: Mag. Karl Osterberger
Pflegedienstleitung: Mag.ª Waltraud Schwarz, DGKS
Glimpfingerstraße 48
4020 Linz
Tel.: 0732/3405-0
Fax: 0732/3405-199
lgst@volkshilfe-ooe.at
www.volkshilfe-ooe.at

Volkshilfe Salzburg
Vorsitzende: Annemarie Reitsamer
Geschäftsführer: LAbg. Othmar Schneglberger
Pflegedienstleitung: Zijad Dizdarevic
Innsbrucker Bundesstraße 37
5020 Salzburg
Tel.: 0662/42 39 39
Fax: 0662/42 39 39-5
office@volkshilfe-salzburg.at
www.volkshilfe-salzburg.at

Volkshilfe Steiermark
Vorsitzende: Barbara Gross
Geschäftsführer: Franz Ferner
Pflegedienstleitung: Regina Thakur ppa
und Mag.ª Brigitte Schafarik ppa
Sackstraße 20
8010 Graz
Tel.: 0316/8960
Fax: 0316/8960-22
office@stmk.volkshilfe.at
www.stmk.volkshilfe.at

Volkshilfe Tirol
Vorsitzender: Willi Egger
Geschäftsführerin: Kerstin
Egger Msc MBA
Pflegedienstleitung: DGKS Manuela Pfohl
Salurnerstraße 2/4
6020 Innsbruck
Tel.: 0512/58 74 75
Fax: 0512/58 08 03-14
tiroler@volkshilfe.net
www.volkshilfe.net

Volkshilfe Vorarlberg
Vorsitzende: Annegret Senn
Anton-Schneider-Straße 19
6900 Bregenz
Tel. und Fax: 05574/48 853
volkshilfe-vlbg@aon.at
www.volkshilfe-vlbg.at

Volkshilfe Wien
Vorsitzende: Prof.ⁱⁿ Erika Stubenvoll
Geschäftsführer: DSA Walter Kiss und
Dr. Herbert P. Kornfeld
Pflegedienstleitung: Sonja Kriz
Weinberggasse 77
1190 Wien
Tel.: 01/360 64-0
Fax: 01/360 64-61
betreuung@volkshilfe-wien.at
www.volkshilfe-wien.at

WEITERE ADRESSEN

Alzheimer Austria
Obere Augartenstr. 26–28
1020 Wien
Tel.: 01/332 51 66
alzheimeraustria@aon.at
www.alzheimer-selbsthilfe.at

Hospiz Österreich
Argentinierstraße 2/3
1040 Wien
Tel.: 01/803 98 68
dachverband@hospiz.at
www.hospiz.at

Interessengemeinschaft pflegender Angehöriger
Wiedner Hauptstraße 32
1040 Wien
Tel.: 01/58 900 328
office@ig-pflege.at
www.ig-pflege.at

Pflegetelefon / Bundesministerium für Arbeit, Soziales und Konsumentenschutz
Stubenring 1
1010 Wien
Tel.: 0800/20 16 22
pflegetelefon@bmask.gv.at
www.bmask.gv.at

Plattform für pflegende Angehörige
Information zur 24-Stunden-Betreuung
unter der Tel.: 0800/22 03 03
post@bmask.gv.at
www.pflegedaheim.at

GLOSSAR

Agnosie: Dabei handelt es sich um eine neuropsychologische Störung des Erkennens, beispielsweise werden vertraute Personen nicht wiedererkannt.

Alzheimer: Morbus Alzheimer ist eine primäre und eigenständige Form der Demenz. Die Ursachen liegen in einer bestimmten Schädigung des Gehirns oder der Gehirnzellen.

Apraxie: Eine Bewegungsstörung, die zielgerichtete und geordnete Bewegungen erschwert oder verunmöglicht, obwohl die motorische Funktion intakt ist.

Basale Stimulation: Eine pflegerische Maßnahme, die sich mit der Bedeutung und Förderung von Wahrnehmung, Bewegung und Kommunikation bei körperlich und geistig beeinträchtigten Menschen befasst.

Craniale Computertomographie (CCT): Eine radiologische Untersuchungsform, durch die verschiedene pathologische Veränderungen bildlich dargestellt werden können. Die CCT visualisiert das Gehirn, Gefäße, knöcherne Anteile, Hirnflüssigkeit etc. mittels scheibenartiger Schnittbilder.

Dekubitus: Unter einem Dekubitus oder Druckgeschwür versteht man eine Schädigung der Haut und des darunter liegenden Gewebes durch länger andauernden, konstanten Druck. Betroffen sind pflegebedürftige und bettlägerige Menschen. An der Aufliegestelle entwickelt sich eine Wunde (»Wundliegen«). Die Schädigung kann sich in tiefere Gewebeschichten ausbreiten und sogar lebensbedrohlich werden.

Demenz: Demenz (lat. *Dementia*, von *de mente:* »ohne Geist«, »von Sinnen«) ist eine krankheitsbedingte Störung der Leistungsfähigkeit des Gehirns, die sich im Abbau der sogenannten kognitiven Fähigkeiten wie Gedächtnis und Denkfähigkeit zeigt.

Depressive Episode: Eine Phase von durchgehend mindestens zwei Wochen, in der die Stimmungslage gesenkt ist. Angstzustände und/oder eine Minderung der körperlichen und psychischen Aktivitäten können diesen Prozess begleiten.

Empathie: Beschreibt die Fähigkeit, Gedanken, Emotionen, Absichten und Persönlichkeitsmerkmale anderer Lebewesen zu erkennen und zu verstehen oder aus der Einfühlung in Emotionen anderer Gefühle wie Mitleid, Trauer, Schmerz oder einen Hilfsimplus zu entwickeln.

Frontotemporale Demenz: Die frontotemporale Demenz (FTD) ist eine eher seltene Form der Demenz, die durch einen Nervenzellenuntergang in den Stirnlappen (Frontallappen) und Schläfenlappen (Temporallappen) des Gehirns verursacht wird. Im Vordergrund der Symptomatik stehen Veränderungen der Persönlichkeit und des Verhaltens.

Gedächtnisstörung: Eine Störung der Merkfähigkeit, der Orientierung und der Abrufbarkeit von Details aus dem Gedächtnis.

Inkontinenz: Im medizinischen Kontext bedeutet Inkontinenz das Unvermögen, Harn oder Stuhl zurückzuhalten.

Kinästhetik: Kinästhetik ist die Lehre von Bewegungsempfindungen. In der Pflege ist es ein Handlungskonzept, das die Bewegung von Patienten schonend unterstützt (z. B. ohne Heben und Tragen).

Magnetresonanztomographie (MRT): Ein Verfahren, bei dem Organe und Gewebe durch zahlreiche Schnittbilder des menschlichen Körpers detailliert dargestellt werden können. Dadurch lassen sich etwaige krankhafte Veränderungen beurteilen.

Mini-Mental-Status-Test (MMST): Der MMST wurde 1975 als Screening-Verfahren zur Feststellung kognitiver Defizite entwickelt. Seit Einführung in den klinischen Alltag hat er sich als zuverlässiges Hilfsmittel zur Erstbeurteilung wie auch zur Verlaufskontrolle erwiesen.

Neuropsychologische Tests: Sie sind Teil der Demenz-Diagnostik und umfassen Tests der geistigen Leistungsfähigkeit und der funktionalen Leistungsfähigkeit (selbstständige Durchführung von Alltagstätigkeiten). Sie liefern einen Überblick über das prinzipielle Vorhandensein und den Schweregrad von Gedächtnisstörungen.

PEG-Sonde: Die Perkutane endoskopische Gastrostomie (PEG) ist ein künstlicher Zugang von außen zum Magen und ermöglicht dadurch die künstliche Ernährung mit Sondennahrung. Sie verläuft durch die Haut, die Bauchwand und die Magenwand.

Pflegeanamnese: Einschätzung des Allgemeinzustands des Patienten/der Patientin und Sammlung von Informationen über pflegerelevante Ressourcen und Probleme. Sie steht am Anfang des Pflegeprozesses und ist Bedingung für die Planung der Pflege.

Pflegebedarf: Gesamtheit der Hilfen nach Art, Umfang und Dauer, die eine Person aufgrund von Krankheit oder Behinderung und unter Berücksichtigung ihrer vorhandenen Ressourcen für die Verrichtungen des täglichen Lebens benötigt. Daraus ergeben sich die notwendigen Leistungen, um qualitativ hochwertige Pflege zu gewährleisten.

Pflegebedürftigkeit: Ein Zustand, in dem eine Person auf Grund von Krankheit oder Behinderung auf Pflege oder Hilfe durch andere angewiesen ist.

Pflegetagebuch: Die Aufzeichnung des täglichen Pflegeaufwands hilft, den Verlauf der Erkrankung und des sich ändernden Pflegebedarfs zu verfolgen.

Prävention: So werden vorbeugende Maßnahmen, Programme und Projekte bezeichnet, die ein unerwünschtes Ereignis oder eine unerwünschte Entwicklung vermeiden sollen.

Validation: Eine Methode der verbalen und nonverbalen Kommunikation von Naomi Feil, die auf einer wertschätzenden Haltung basiert und für die Begleitung von Menschen mit Demenz entwickelt wurde. Sie hat zum Ziel, das Verhalten der Menschen als für sie gültig zu akzeptieren (zu »validieren«), ohne sie analysieren, bewerten oder korrigieren zu wollen.

Vaskuläre Demenz: Nach Alzheimer die häufigste Form der Demenz. Die Ursache liegt in Durchblutungsstörungen und darauf basierenden kleinen Schlaganfällen, also krankhaften Veränderungen der Gefäße.

EMPFEHLUNGEN

Bücher

Danneberg, Bärbel (2008): Alter Vogel, flieg! Tagebuch einer pflegenden Tochter. Promedia

Detta, Ursula (1990): Ein langer Abschied. Tagebuch. Verlag Die Feder

Franzen, Jonathan (2010): Die Korrekturen. Roman. Rowohlt

Geiger, Arno (2010): Der alte König in seinem Exil. Roman. Hanser

Genova, Lisa (2011): Mein Leben ohne Gestern. Bastei Lübbe

Gröning, K./Kunstmann, A. C./Rensing, E./Röwekamp, B. (2004): Pflegegeschichten. Pflegende Angehörige schildern ihre Erfahrungen. Mabuse

Jürgs, Michael (2011): Spurensuche im Niemandsland. List

Klie, Thomas (2014): Wen kümmern die Alten? Auf dem Weg in eine sorgende Gesellschaft. Pattloch

Seidl, Elisabeth/Labenbacher, Sigrid (2007): Pflegende Angehörige im Mittelpunkt: Studien und Konzepte zur Unterstützung pflegender Angehöriger demenzkranker Menschen. Böhlau

Sieveking, David (2012): Vergiss mein nicht. Wie meine Mutter ihr Gedächtnis verlor und ich meine Eltern neu entdeckte. Herder

Suter, Martin (1999): Small World. Diogenes

Filme

Die Auslöschung (DE 2013, Regie: Nikolaus Leytner, 90 Min.)

Die Geschwister Savage (USA 2007, Regie: Tamara Jenkins, 113 Min.)

Eines Tages … (DE 2010, Regie: Iain Dilthey, 97 Min.)

Liebe (Originaltitel: Amour; FR/DE/AT 2012, Regie: Michael Haneke, 125 Min.)

Mein Vater – Coming Home (DE 2002, Regie: Andreas Kleinert/Sonja Goslicki, 89 Min.)

Vergiss dein Ende (DE 2011, Regie: Andreas Kannengießer, 94 Min.)

Vergiss mein nicht (DE 2012, Regie: David Sieveking, 88 Min.)

Wie ein einziger Tag (USA 2004, Regie: Nick Cassavetes, 123 Min.)

Broschüren

Zu Hause pflegen: Rat und Hilfe für pflegende Angehörige, Volkshilfe 2013

Demenz: Rat und Hilfe für pflegende Angehörige, Volkshilfe 2012

Frauen und Männer mit Demenz, Handlungsempfehlungen zur personzentrierten und gendersensiblen Kommunikation für Menschen in Gesundheits- und Sozialberufen, Bundesministerium für Gesundheit 2011

Demenz Ratgeber für den Alltag, Fonds Soziales Wien, 2011

Demenz-Report: Wie sich die Regionen in Deutschland, Österreich und der Schweiz auf die Alterung der Gesellschaft vorbereiten können, 2011

Diagnose Alzheimer, Ehrliche Antworten für Patienten, Alzheimer Forschung Initiative Düsseldorf, 2008

Demenzhandbuch: Bundesministerium für Arbeit, Soziales und Konsumentenschutz 2008

Webseiten

www.aktion-demenz.at
www.alzheimer-forschung.de
www.alzheimer-selbsthilfe.at
www.bundessozialamt.gv.at
www.bmask.gv.at
www.bmg.gv.at
www.bmwfj.gv.at
www.demenz-hilfe.at
www.demenzhilfe-tirol.at
www.deutsche-alzheimer.de
www.gesundheit.gv.at
www.goeg.at
www.help.gv.at
www.pflegedaheim.at

BEZUGSQUELLEN

Alt sein 2030 in Österreich. Wege zu einem kreativen selbstbestimmten und sinnerfüllten Leben. ÖKSA, Wien

Badelt, Christoph/Holzmann-Jenkins, Andrea/Matul, Christian/Österle, August (1997): Analyse der Auswirkungen des Pflegevorsorgesystems. Forschungsbericht im Auftrag des Bundesministeriums für Altenarbeit, Gesundheit und Soziales. Wien

Barkhold, Corinna (2006): Vereinbarkeit von Beruf und Pflege, Positionen und Hintergründe. In: Positionen und Hintergründe, DGB-Bundesvorstand Printwork PN GMBH, Berlin

de Beauvoir, Simone (2011): Das andere Geschlecht. Sitte und Sexus der Frau. rororo Reinbek bei Hamburg

Beck, Ulrich (2007): Schöne neue Arbeitswelt. Suhrkamp, Frankfurt/Main

Bergmann, Frithjof (2004): Neue Arbeit, neue Kultur. Freiamt im Schwarzwald

Bergmann, Frithjof/Friedland, Stella (2007): Neue Arbeit kompakt. Vision einer selbstbestimmten Gesellschaft. Freiamt im Schwarzwald

Bericht über die soziale Lage 2003-2004 (2004): Ressortaktivitäten und Analysen. Bundesministerium für soziale Sicherheit, Generationen und Konsumentenschutz. Wien

Blenecker, M. (1965): Social work and family relationships in later life. In: Shanas, E./Streib, G. F. (Hrsg.): Social Structure and the Family: Generational Relations, New York

Blom, Marco/Duijnstee, Mia (1999): Wie soll ich das nur aushalten? Mit dem Pflegekompaß die Belastung pflegender Angehöriger einschätzen. Hrsg. v. Schnepp, Wilfried. Bern

Budnik, Brigit (2009): Pflegeplanung leicht gemacht; Für die Gesundheits- und Krankenpflege. Verlag Urban und Fischer. München

Bundesministerium für Soziales und Konsumentenschutz (Hrsg.): Bericht des Arbeitskreises für Pflegevorsorge 2006, 2007, 2008, 2009, 2010, 2011. Wien

Butler, Judith (2001): Psyche der Macht. Das Subjekt der Unterwerfung. Edition Suhrkamp SV

Conzelmann, Angela/Manz, Peter (2003): Schlaganfall, Pflege in der Akutphase. Verlag Kohlhammer. Stuttgart

Doenges, Marilynn E./Moorhouse, Mary Frances/Geissler-Murr, Alice C. (2002): Pflegediagnosen und Maßnahmen

Elbe, Carmen; Fritzer, Carina (2011): Möglichkeiten und Grenzen sozialer Diagnostik im Kontext der ambulanten Altenpflege. Masterthese FH St. Pölten

Ewers, Michael (2006): Case Management in der Pflege – Versuch einer Bestandsaufnahme. In: Wendt, Wolf Rainer/Löcherbach, Peter (Hrsg.) (2006): Casemanagement in der Entwicklung, Stand und Perspektiven in der Praxis. Heidelberg

Feil, Naomi (2005): Validation. Ein Weg zum Verständnis verwirrter alter Menschen. Reinhardts Gerontologische Reihe Bd. 16

Fenninger, Erich (2008): Carers Career Maßnahmen zur Vereinbarkeit von Pflege und Beruf. Diplomarbeit

Frey, Cornelia (2005): »Respekt vor der Kreativität des Menschen.« Ilse Arlt: Werk und Wirkung. Frauen- und Genderforschung in der Erziehungswissenschaft. Opladen

Fritz, Oliver/Huemer, Ulrike/ Kratena, Kurt/Mahringer, Helmut/Peran, Nora/Streicher, Gerhard (2007): Mittelfristige Beschäftigungsprognose für Österreich und die Bundesländer – Berufliche und sektorale Veränderungen 2006–2012. Im Auftrag des AMS Österreich, Abt. Arbeitsmarktforschung und Berufsinformationen. WIFO Wien

Frohn, Birgit/Staack, Swen (2012): Demenz. Leben mit dem Vergessen. Diagnose, Betreuung, Pflege – Ein Ratgeber für Angehörige und Betroffene. Mankau Verlag. Murnau

Gastpar, Markus T./Kasper, Siegfried/Linden, Michael (2003): Psychiatrie und Psychotherapie, Verlag Springer: Wien/New York

Großhans, Lore (2003): Und wo bleibt mein eigenes Leben? Hilfe für pflegende Angehörige. Stuttgart

Haug, Frigga (2008): Die Vier-in-einem-Perspektive. Politik von Frauen für eine neue Linke. Argument Verlag

Hinte, Wolfgang/Treeß, Helga (2007): Sozialraumorientierung in der Jugendhilfe. Theoretische Grundlagen, Handlungsprinzipien und Praxisbeispiele einer kooperativ-integrativen Pädagogik. Weinheim und München

Hoesel, van Elisabeth (1987): Liebesmüh mit alten Eltern. Aus dem Tagebuch einer guten Tochter. Stuttgart

Hummel, Konrad/Steiner-Hummel, Irene (1986): Wege aus der Zitadelle. Gemeinwesenorientierte Konzepte in der Altenpflege. Hannover

Hummel, Konrad (1991): Freiheit statt Fürsorge. Vernetzung als Instrument zur Reform kommunaler Altenhilfe. Hannover

Hüper, Christa/Hellige, Barbara (2007): Professionelle Pflegeberatung und Gesundheitsförderung für chronisch Kranke: Rahmenbedingungen – Grundlagen – Konzepte – Methoden. Mabuse Verlag. Frankfurt am Main

IGSW, Organisationsberatung GmbH; MW online, Managementwissen online, 2006: Beruf und Pflege von Angehörigen, Ergebnisse der Umfrage, Köln

Jasper, G. (2006): Vereinbarkeit von Erwerbsarbeit und Pflege – ein Thema mit vielen Facetten. In: Vereinbarkeit von Erwerbsarbeit und Pflegeaufgaben in der Familie. Dokumentation der Fachtagung vom 16. November 2006. Potsdam

Kastner, Ulrich/Löbach, Rita (2010): Handbuch Demenz, Verlag Urban und Fischer. München

Kleve, Heiko (2000): Die Sozialarbeit ohne Eigenschaften. Fragmente einer postmodernen Professions- und Wissenschaftstheorie Sozialer Arbeit. Freiburg

Koch-Straube, Ursula (2008): Beratung in der Pflege. 2. vollständig überarbeitete Auflage, Verlag Hans Huber. Bern

Kühne-Ponesch, Silvia (2004): Modelle und Theorien in der Pflege, Verlag Facultas. Wien

Laag, Michael/Meyer, Joachim: Stroke Unit (2000): Akuteinheit für Schlaganfallpatienten: Diagnostik, Therapie und pflegerische Maßnahmen, Verlag Huber. Bern

Leoni-Scheiber, Claudia (2004): Der angewandte Pflegeprozess, Verlag Facultas. Wien

Luhmann, Niklas (2008): Die Moral der Gesellschaft. Frankfurt/Main

Majce, Gerhard (2000): Generationenbeziehung und Generationenverhältnisse. In: Bundesministerium für Soziale Sicherheit und Generationen. Ältere Menschen – neue Perspektiven. Seniorenbericht 2000. Zur Lebenssituation älterer Menschen in Österreich. Wien

Majce, Gerhard (2008): Gegenwart und Zukunft des Generationenverhältnisses in Österreich. In: Alt sein 2030 in Österreich. Wege zu einem kreativen selbstbestimmten und sinnerfüllten Leben. ÖKSA, Wien

Menche, Nicole et al. (2007): Pflege Heute, 4. Auflage, Urban und Fischer. München

Neuffer, Manfred (2006): Casemanagement in der Sozialen Arbeit. In: Wendt, Löcherbach (Hrsg.): Case Management in der Entwicklung. Stand und Perspektiven in der Praxis. Heidelberg

Pantucek, Peter (2009): Soziale Diagnostik. Verfahren für die Praxis sozialer Arbeit. Böhlau Studien Bücher

Peters, Meinolf (2004): Klinische Entwicklungspsychologie des Alters, Grundlagen für psychosoziale Beratung und Psychotherapie. Göttingen

Pochobradsky, Elisabeth/Bergmann, Franz/Brix-Samoylenko/Erfkamp, Henning (2005): Situation pflegebedürftiger Angehöriger, Österreichisches Bundesinstitut für Gesundheitswesen, im Auftrag des Bundesministeriums für soziale Sicherheit, Generationen und Konsumentenschutz. Wien

Reuschenbach, Bernd/Mahler, Cornelia (2011): Pflegebezogene Assessmentinstrumente. Internationales Handbuch für Pflegeforschung und -praxis. Huber

Rosch-Inglehart, Marita (1988): Kritische Lebensereignisse – Eine sozialpsychologische Analyse. Stuttgart, Köln, Mainz

Rumann, Andrea (2002): Feministische Theorie. Frauenbewegung und weibliche Subjektbildung im Spätkapitalismus. Schmetterling Verlag

Rürup, Bert/Schroeter, Ingo (1997): Perspektiven der Pensionsversicherung in Österreich. Gutachten im Auftrag des Bundesministeriums für Arbeit, Gesundheit und Soziales. Darmstadt

Salomon, Jutta (2005): Häusliche Pflege zwischen Zuwendung und Abgrenzung. Wie lösen pflegende Angehörige ihre Probleme? Eine Studie mit Leitfaden zur Angehörigenberatung, «thema». Kuratorium Deutscher Altenhilfe. Köln

Schmid, Elmar/Weatherly, John/Meyer-Lutterloh, Klaus/Seiler, Rainer/Lägel, Ralph (2008): Patientencoaching Gesundheitscoaching Case Management. Methoden im Gesundheitsmanagement von morgen, Medizinisch Wissenschaftliche Verlagsgesellschaft. Berlin

Schmidbauer, Wolfgang (1992): Hilflose Helfer. Über die seelische Problematik der helfenden Berufe. Reinbek bei Stuttgart, Erstauflage 1977

Schneider, Norbert/Häuser, Julia/Ruppenthal, Silvia/Stengel, Stephan (2006): Familienpflege und Erwerbstätigkeit. Eine explorative Studie zur betrieblichen Unterstützung von Beschäftigten mit pflegebedürftigen Familienangehörigen. Kurzfassung der Ergebnisse und Handlungsleitfaden. Mainz

Schnepp, Wilfried (1998): Vorwort. Osnabrück/Utrecht. In: Blom, Marco/Duijnstee, Mia (1999): Wie soll ich das nur aushalten? Mit dem Pflegekompaß die Belastung pflegender Angehöriger einschätzen. Hrsg. v. Schnepp, Wilfried. Bern

Schrems, Berta (2013): Fallarbeit in der Pflege, Grundlagen, Formen und Anwendungsbereiche. Facultas Verlag. Wien

Schwarzer, Alice (2007): Simone de Beauvoir. Ein Lesebuch mit Bildern. Rororo. Reinbek bei Hamburg

Schwarzer, Alice (2008): Simone de Beauvoir. Weggefährtinnen im Gespräch. KiWi Paperback

Seidl, Elisabeth/Labenbacher, Sigrid (2007): Pflegende Angehörige im Mittelpunkt: Studien und Konzepte zur Unterstützung pflegender Angehöriger demenzkranker Menschen. Wien.

Seidl, Elisabeth/Walter, Ilsemarie/Ladenbacher, Sigrid (2007): Studie I – Belastungen und Entlastungsstrategien pflegender Angehöriger. In: Seidl, Elisabeth/Ladenbacher, Sigrid (Hrsg.): Pflegende Angehörige im Mittelpunkt. Studien und Konzepte zur Unterstützung pflegender Angehöriger demenzerkrankter Menschen. Wien

Stelzer-Orthofer, Christine/Jenner, Elisabeth (2004): Informelle Pflegeleistungen und Erwerbsarbeit. Eine empirische Erhebung von erwerbstätigen pflegenden Angehörigen. Institut für Sozial- und Wirtschaftswissenschaften, Auszug aus WISO 4/2004. Linz

Talos, Emmerich/Vobruba, Georg (1983): Arbeitspolitik – Der Kampf um die Arbeitszeit. In: Perspektiven der Arbeitszeit. Wien, S. 3–22

Thiersch, Hans (2002): Positionsbestimmungen der Sozialen Arbeit. Gesellschaftspolitik, Theorie und Ausbildung. Weinheim und München

Wendt, Rainer Werner (2001): Casemanagement im Sozial- und Gesundheitswesen. Eine Einführung. Freiburg im Breisgau

GRAUE LITERATUR

BAG, Bundesarbeitsgemeinschaft der freien Wohlfahrtsorganisationen (2007): Pflegepositionspapier, Wien (BAG Paper)

DGB Bundesvorstand Pflegeposition (2006)

Fenninger, Erich (2008): Case und Caremangement – eine Methode für die mobile Pflege in der Volkshilfe Wien (Volkshilfe-Paper)

Hansen, Eckhard (2005): Das Case/Care Management. Anmerkungen zu einer importierten Methode. In: Neue Praxis, Nr. 2, S. 107–126

Leitfaden zum Pflegeprozess und dessen Dokumentation, Volkshilfe Steiermark (2005): Volkshilfe-Paper Graz

Pflegedokumentation Volkshilfe (2007): Wien (Volkshilfe-Paper)

Pflegeleitbild Volkshilfe Österreich (2005): erstellt von Fenninger, Erich; beschlossen vom Bundesvorstand der Volkshilfe Österreich 2005. Wien (Volkshilfe-Paper)

Volkshilfe Niederösterreich (2001): Marketingstudie im Auftrag der Volkshilfe NÖ. Wiener Neustadt (Volkshilfe-Paper)

Volkshilfe Österreich (2002): Leitbild. Wien (Volkshilfe-Paper)

DANKSAGUNG

Mein großer Dank gilt allen pflegenden Angehörigen.
Ohne sie wären ältere, pflegebedürftige Menschen schutz- und hilflos. Sie ermöglichen ihren erkrankten und zu betreuenden Familienmitgliedern ein Leben in Würde und Autonomie. Durch sie erfahren ihre demenzerkrankten Angehörigen unmittelbare Solidarität. Pflegende Angehörige machen die Welt jeden Tag um ein Stück reicher. Dafür gebührt ihnen Anerkennung und Respekt.

Danke an alle professionellen HelferInnen und KollegInnen in der Pflege und Sozialen Arbeit.
Pflege und Betreuung sind ein schwieriges, komplexes und forderndes Arbeitsfeld. Sie werden noch immer zu wenig anerkannt und wertgeschätzt. Soziale Arbeit bringt einen großen Mehrwert für den Einzelnen wie auch für die gesamte Gesellschaft. Sie sollte daher auch uns mehr wert sein.

Danke an alle VolkshelferInnen.
Sie leisten jeden Tag wertvolle Arbeit für die Gesellschaft. Sie unterstützen und begleiten pflegebedürftige Menschen, sie entlasten pflegende Angehörige. VolkshelferInnen ermöglichen durch ihren Einsatz, dass pflegende und zu pflegende Menschen in die Lage versetzt werden, ihre Lebenswelt erfolgreich bewältigen zu können. Sie werden damit gemeinsam mit den Betroffenen zu »ErvolkshelferInnen«.

Erich Fenninger

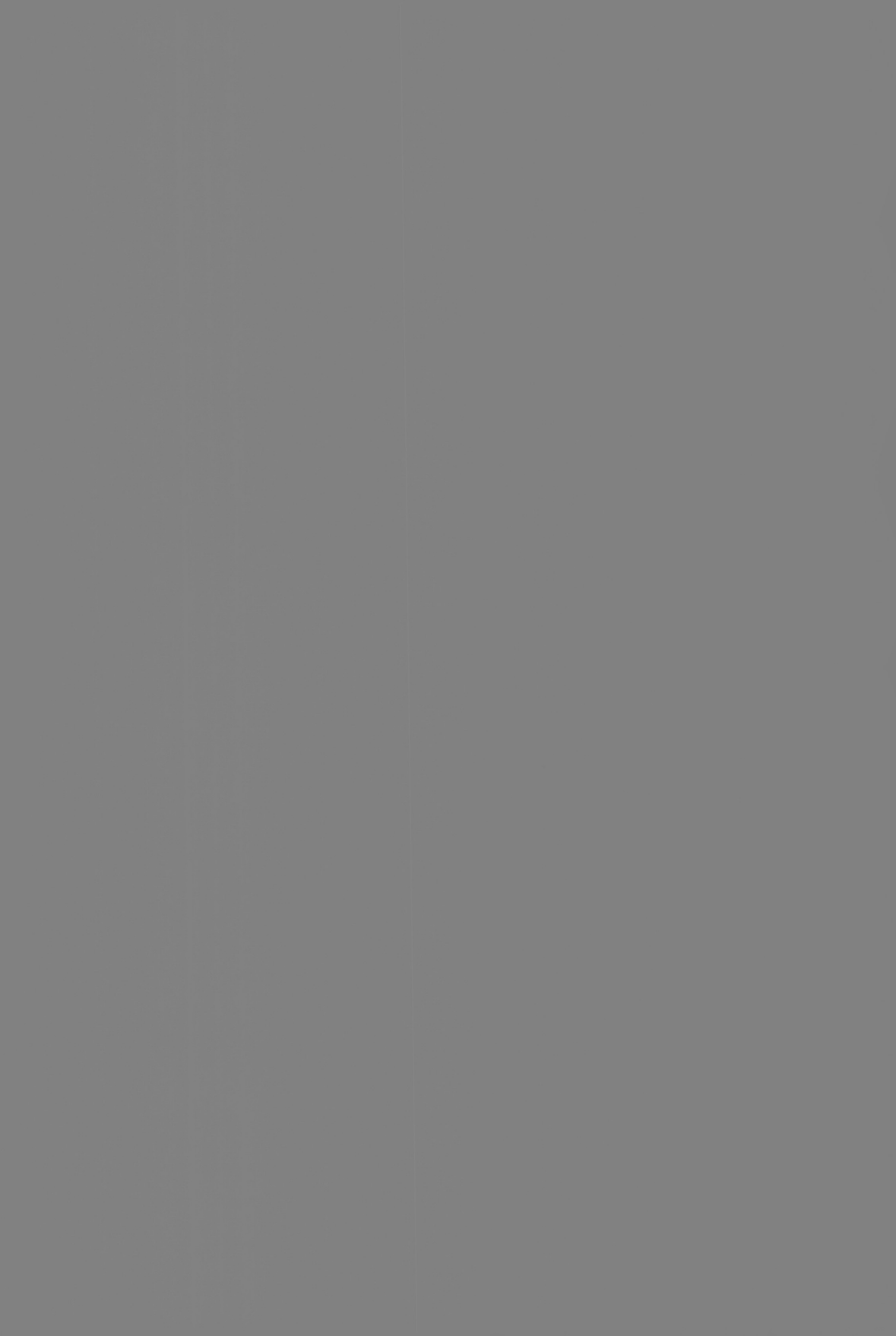